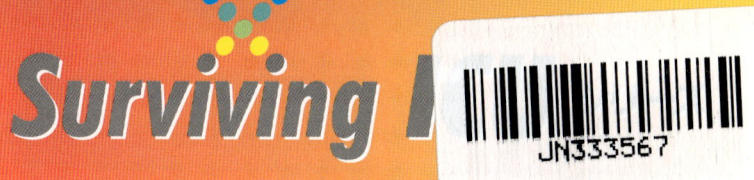

外傷の術後管理の スタンダードはこれだ！

損傷別管理の 申し送りからICU退室まで

清水敬樹／編

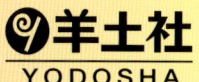

謹告
　本書に記載されている診断法・治療法に関しては，発行時点における最新の情報に基づき，正確を期するよう，著者ならびに出版社はそれぞれ最善の努力を払っております．しかし，医学，医療の進歩により，記載された内容が正確かつ完全ではなくなる場合もございます．
　したがって，実際の診断法・治療法で，熟知していない，あるいは汎用されていない新薬をはじめとする医薬品の使用，検査の実施および判読にあたっては，まず医薬品添付文書や機器および試薬の説明書で確認され，また診療技術に関しては十分考慮されたうえで，常に細心の注意を払われるようお願いいたします．
　本書記載の診断法・治療法・医薬品・検査法・疾患への適応などが，その後の医学研究ならびに医療の進歩により本書発行後に変更された場合，その診断法・治療法・医薬品・検査法・疾患への適応などによる不測の事故に対して，著者ならびに出版社はその責を負いかねますのでご了承ください．

序

　近年，わが国では年間40万人が重症外傷でICUに入室するとのデータがあります．現在，多数の医学書が発刊されており，外傷に関しては「初期診療」や「手術手技」の本は見かけますが，「術後管理」に特化した医学書はあまり見かけません．外傷の術後管理は，執刀した外科医および手術チームだけではなく多くの集中治療医も管理に参加しています．集中治療医は呼吸・循環管理のスペシャリストではありますが，外傷に関しては外傷ならではの治療法や管理法が存在します．JATEC™やJETECで足りない分を膨らませ，実用的な内容の医学書の作成を，言うならば「外傷の術後管理の方法とコツが具体的にわかる，はじめての実用書」の作成を目指すというコンセプトで本書の作成に至りました．

　上述のように，術者や外科系医師は当然ながら外傷の術後管理に関与します．それだけでなく，多くの非外科系の集中治療医も外傷の術後管理に関与しています．私も多くの頭部外傷や胸部外傷，腹部外傷の執刀医の経験がありますが，やはり自分が執刀医であるか否かでは術後管理に対する緊張感や思い入れなどは全く異なります．それはそれで当然のことではありますが，そのような執刀医と同様のメンタリティーをもって執刀医以外の術後管理に携わるスタッフ（主に集中治療医が対象になりますが）にもチームとして同じ立ち位置で管理に参加して欲しいと考えます．

　術後管理に集中治療医が携わるケースとして呼吸，循環管理は主導的に行いますが，ドレーンや創部に関しては「外科に聞いてください」とのスタンスの医師も多くみられます．餅は餅屋という考えもありますが，そのような場合にはどうしても重症外傷の際の治療戦略としては後手を踏みがちになります．外傷患者の管理を60日間行ったとしても，そのうち59日以上は術後管理になるわけです．外傷術後の再手術のタイミングの見極めや合併症の早期発見，適切な次の一手への戦術眼を集中治療医も身につけるべきであり，創部やドレーンの所見などの局所を把握できなければ全身管理は十分に遂行できないと考えます．集中治療医の強みである生理学的異常の察知や対処だけでなく解剖学的異常に対しても興味，知識をもつことで医師として，集中治療医として一段ステップアップできると思います．

本書の執筆者としては外傷に関する各分野のスペシャリストに依頼させていただきました．外傷の世界では高名な先生方ばかりです．執筆内容も術後管理にフォーカスを当てて，各項目においても冒頭には「執刀医から管理チームへの申し送り」として術後管理チームに「伝えたい，伝えるべき内容」の記載をmustとしました．

　本書を傍らに実際には集中治療医の先生方にはどんどん積極的に執刀医と話をして欲しいと思います．日頃から情報の共有を行っているとは思いますが根掘り葉掘り質問したり，時間があれば手術自体を積極的に見に行くこと，場合によっては手洗いをして第2第3助手として手術に参加することさえも必要ではないか，と感じています．

　JATEC™などの外傷診療の標準化によりPTD（preventable trauma death：防ぎ得た外傷死），や外傷による死亡者数は近年低下傾向にあります．今後は外傷術後の管理のさらなる向上を図り外傷診療をより強固なものにするお手伝いの役割を本書が果たせるように切に願っています．

　最後になりますが本書の作成にあたり，われわれを叱咤激励していただき，企画から刊行にまで導いてくださった羊土社編集部の保坂早苗氏，野々村万有氏，編集部スタッフの皆様，および各執筆担当の先生方には心から感謝を申し上げたいと思います．また，私の師匠であり，自分の外傷診療の礎を築いていただいた昭和大学医学部・救急医学講座の三宅康史教授には厚く御礼を申し上げます．

2016年2月

清水敬樹

Surviving ICU シリーズ

外傷の術後管理のスタンダードはこれだ！
損傷別管理の申し送りからICU退室まで

Contents

序	清水敬樹	3
Color Atlas		8

第1章　外傷ごとの術後管理

《A．頭部》
1. 頭部外傷のNOMでの管理 ……………………… 森川健太郎, 清水敬樹　16
2. ICP＋脳低温療法の術後管理 …………………………………… 恩田秀賢　21

《B．頸髄》
1. 脊髄損傷の術後管理（胸腰髄も含む） …………………………… 速水宏樹　30

《C．胸部》
1. 心損傷の術後管理 ………………………………… 関谷宏祐, 加地正人　40
2. 血気胸の術後管理 ……………………………………………… 平　泰彦　45
3. 胸部大動脈損傷の管理 Pro/Con ………………… 栗本義彦, 伊庭　裕　54
4. 多発肋骨骨折・フレイルチェストの術後管理 Pro/Con … 森本　健, 宮市功典　67
5. 外傷性肺嚢胞の管理 …………………………………………… 山下智幸　75

《D．腹部》
1. 肝損傷の術後管理 ……………………………………………… 新井正徳　84
2. 脾損傷の術後管理 ……………………………………………… 井上潤一　97

Pro/Con：各テーマにおける賛成論・反対論をあげている項目です

3. 腸管損傷・腸間膜損傷の初期治療と術後管理 Pro/Con ……………… 白井邦博　105

　4. 膵損傷の術後管理 …………………………………………………………… 清水正幸　114

　5. 十二指腸損傷の術後管理 …………………………………………………… 山崎元靖　121

《E. 腎》

　1. 腎，尿管，膀胱損傷の術後管理 ……………………………… 川嶋太郎，当麻美樹　128

　2. 外傷性腎損傷のNOMでの管理（IVRを中心に） ………………………… 金井信恭　136

《F. 骨盤/臼蓋》

　1. 骨盤骨折/臼蓋骨折の術後管理 …………………………………………… 速水宏樹　144

《G. 四肢骨》

　1. 四肢コンパートメント症候群の術後管理 ………………………………… 杉本一郎　153

　2. 開放骨折の術後管理 ………………………………………………………… 杉本一郎　162

第2章　外傷の術後管理に必要な知識

　1. DCS（damage control surgery） ………………………………………… 井戸口孝二　174

　2. ACS（abdominal compartment syndrome） …………………………… 荒川裕貴　179

　3. 外傷後の感染症制御 …………………………………………… 岡本　耕，本田　仁　187

　4. 外傷後の発熱 ………………………………………………………………… 早野大輔　192

　5. 外傷後のリハビリテーション …………………… 久保範明，藤見　聡，奥野友和　198

　6. 外傷後の栄養管理 …………………………………………………………… 鷲澤尚宏　204

　7. 創傷管理（SSI，陰圧閉鎖療法） ………………………………………… 臼井章浩　209

　8. 死の三徴（deadly triad） ………………………………………………… 富永直樹　214

　9. 危機的出血への輸血とフォローアップ …………………………………… 庄古知久　218

　10. Tertiary survey …………………………………………………………… 八木正晴　222

　11. 外傷後ARDSとECMO …………………………………………………… 萩原祥弘　227

Contents

12. 外傷後の抗凝固療法 ……………………………………… 小倉崇以　235

13. 外傷後黄疸 ………………………………………………… 鈴木茂利雄　241

14. 気管切開後の管理 ………………………………… 林　健太郎, 鈴木昭広　246

15. 多発外傷後の管理（治療の優先順位も含めて）……… 工藤大介, 久志本成樹　251

16. 脂肪塞栓症候群 …………………………………………… 速水宏樹　256

索　引 ……………………………………………………………………… 261

執筆者一覧 ………………………………………………………………… 268

■ **本文中の文献一覧の★はエビデンスレベルを表しています**

文献

必読　1) The Acute Respiratory Distress Syndrome Network：Ventilation with lower tidal volumes as compared with traditional tidal volumes for acute lung injury and the acute respiratory syndrome. N Engl J Med.342：1301-1308, 2000 ★★★

2) Esteban A, et al：Prospective randomized trial comparing pressure-controlled ventilation and volume-controlled ventilation in ARDS. For the Spanish Lung Failure Collaborative Group. Chest, 117：1690-1696, 2000 ★★

3) Eichacker PQ, et al：Meta-analysis ... trials testing low tidal volumes.

★★★：大規模（概ねワンアーム100症例以上）のRCT（LRCT）
★★：上記以外のRCT
★：大規模（概ね200症例以上）の観察研究(LOS)

Color Atlas

左室損傷：oozing type

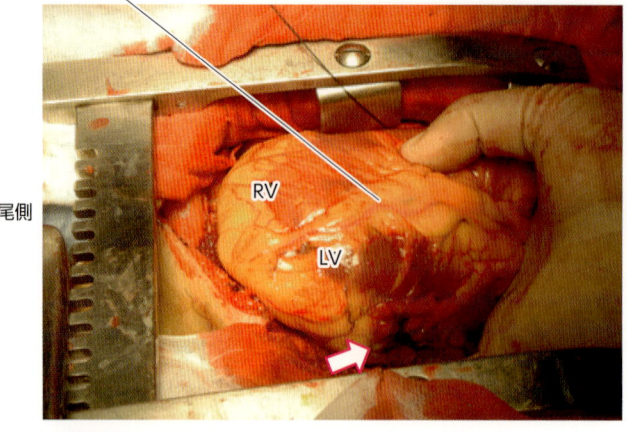

❶ **左室損傷**（p.41 図2参照）
左心系は右心系に比べ壁が厚く，出血もoozingであることが多い

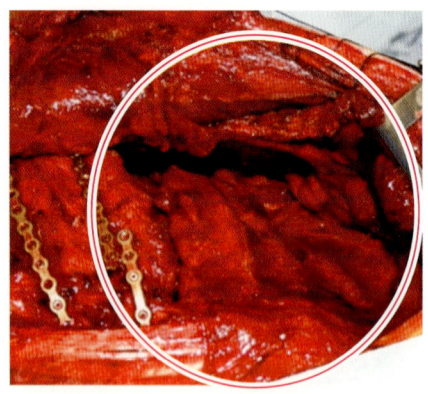

❷ **術中所見（プレート固定前）**
（p.73 図5参照）
フレイルセグメントが落ち込んでいる

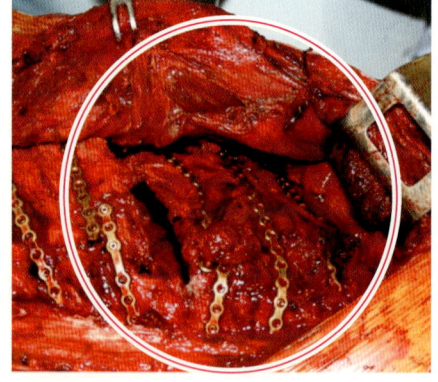

❸ **術中所見（プレート固定後）**
（p.73 図6参照）
落ち込みが改善している

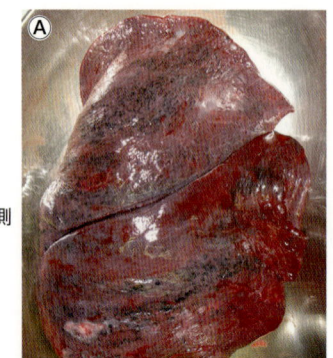

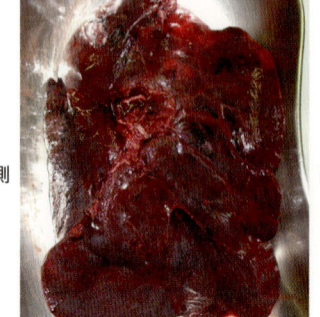

❹ **全摘された左肺**（p.76 図1参照）
Ⓐ：左肺外側（肋骨面），Ⓑ：左肺内側（縦隔面）．
うっ血と肺挫傷を認める．肉眼的に外傷性肺囊胞は確認できないことも少なくない

Color Atlas

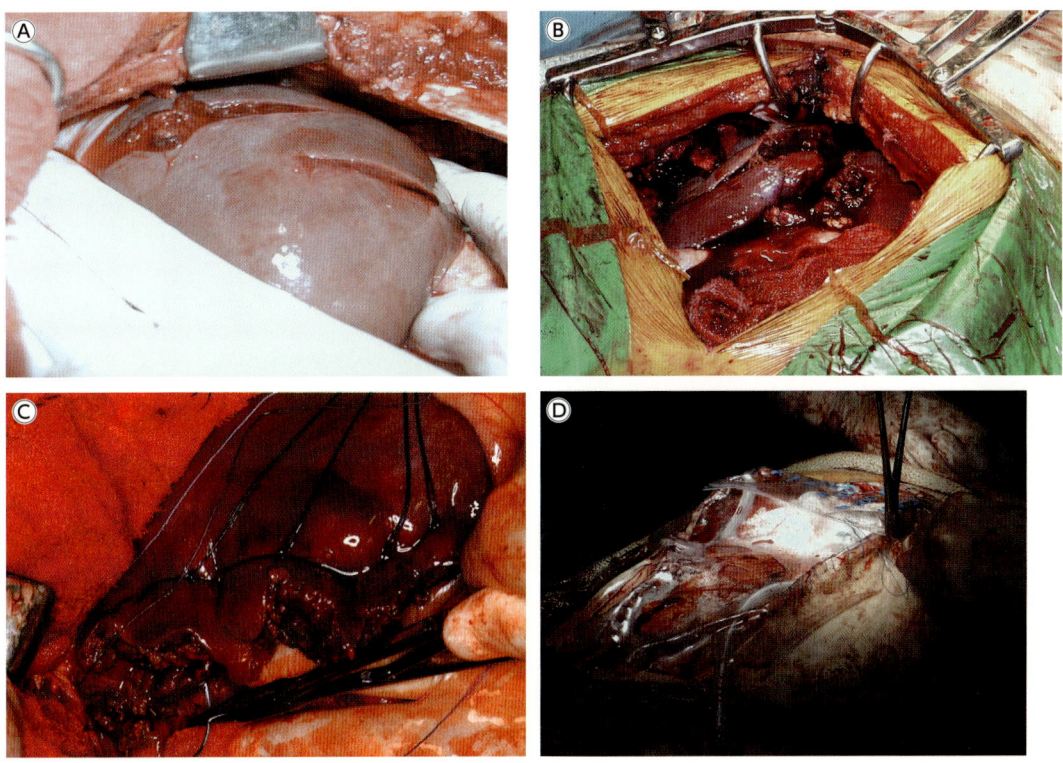

❺肝損傷形態と術式 (p.85図1参照)
Ⓐ：肝損傷分類Ⅱ型，Ⓑ：肝損傷分類Ⅲb型，Ⓒ：肝縫合術（肝切除後，断端を縫合止血），Ⓓ：perihepatic packing (silo closure)
(Ⓒは文献1より引用，Ⓓは文献27より転載)

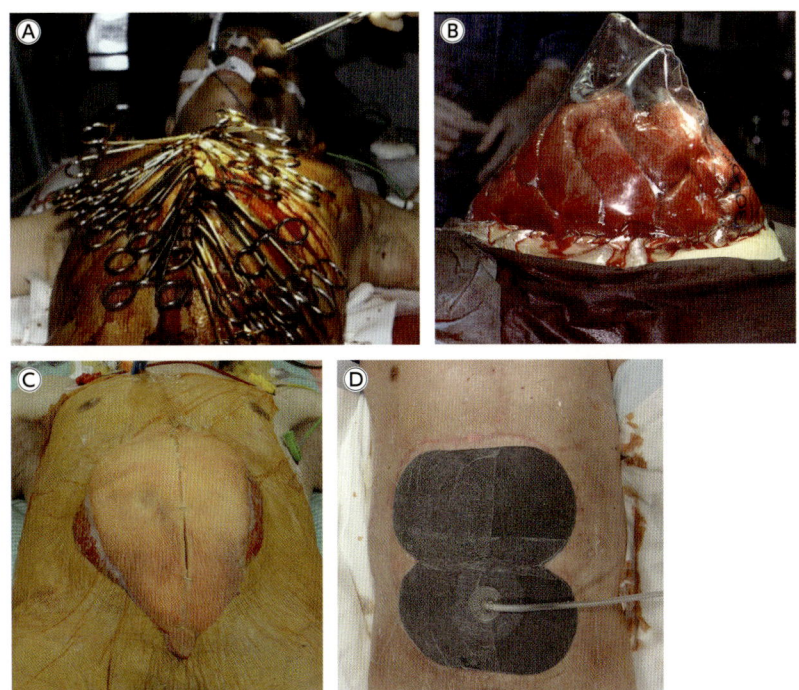

❻Temporary abdominal closure (TAC) (p.86図2参照)
Ⓐ：towel clips closure，Ⓑ：silo closure，Ⓒ：NPWT (Barker modified method)，Ⓓ：NPWT (V.A.C.®)
(Ⓐは文献27より転載，Ⓓは文献28より転載)

外傷の術後管理のスタンダードはこれだ！　9

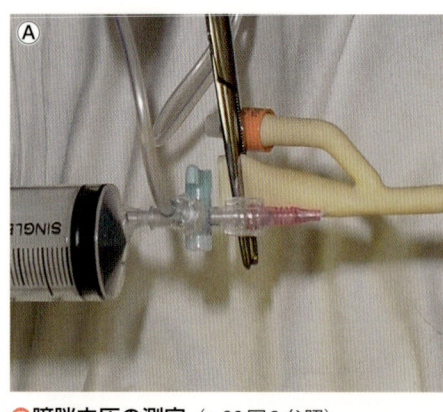 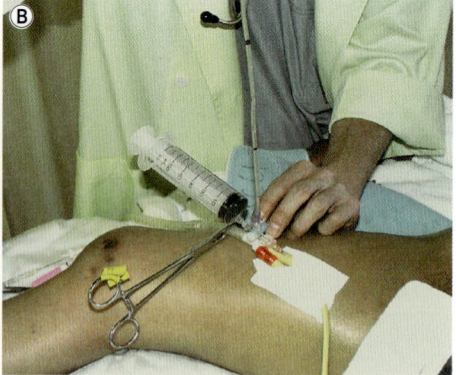

❼膀胱内圧の測定（p.89図3参照）

Ⓐ・尿を吸引し，排尿ポートをクランプする．
・18Gの留置針をバルーンのポートより遠位に刺入する．
・延長チューブを付けた三方活栓を接続する．
・三方活栓から滅菌生理食塩液25 mLを注入する．
Ⓑ：仰臥位で中腋下線の高さをゼロ点とし，腹壁の緊張を取り除いた状態で，呼気終末において測定する．測定後，留置針は抜去し，クランプを解除（3 wayの尿道カテーテルを用い，transducerと接続し測定するとさらに簡便である）（Ⓑは文献29より転載）

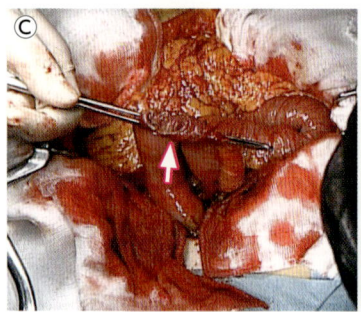 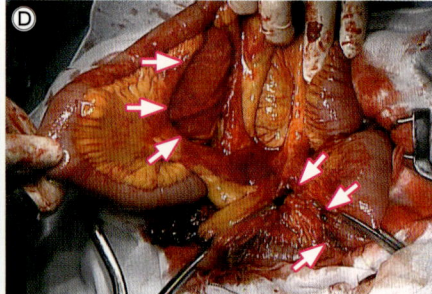 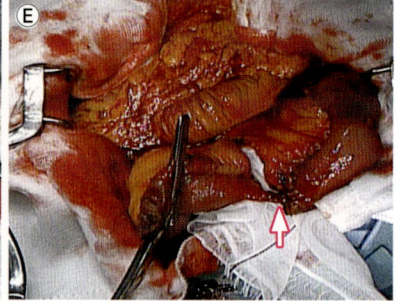

❽小腸腸間膜損傷症例（p.106図1参照）

Ⓒ：50％以上の小腸穿孔（Ⅱa）（⇨），Ⓓ：漿膜損傷（Ⅰa）と腸間膜損傷（Ⅱb）（⇨），Ⓔ：小腸断裂（Ⅱb）（⇨）

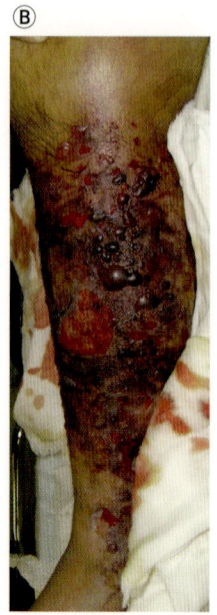

❾水疱形成（p.155図2参照）

Color Atlas

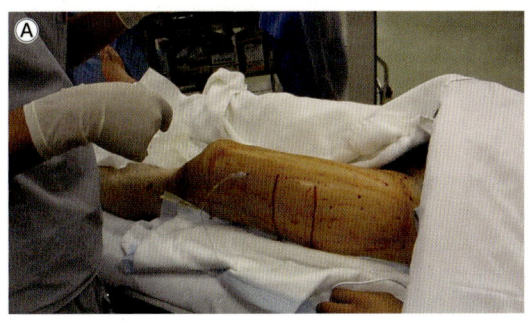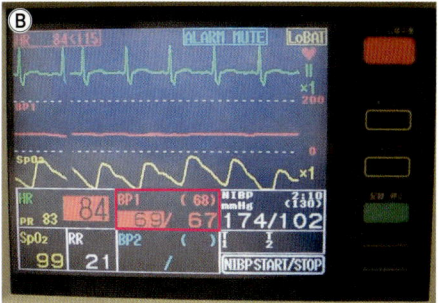

❿ 内圧測定法（p.155 図3参照）
Ⓐ：大腿コンパートメント区画内圧計測中．Ⓑ：大腿コンパートメント内圧測定値

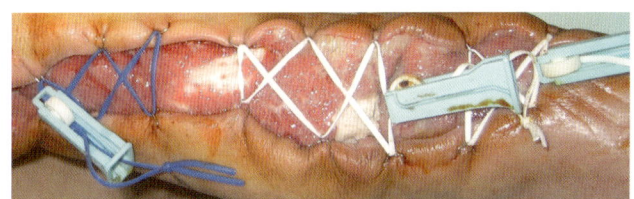

⓫ シューレース（shoelace）法（p.161 図8参照）
靴ひも状に血管テープ等をかけて，徐々に創縁を引き寄せる．シリコンのテープは結んでも解けてしまうので工夫が必要

人工真皮

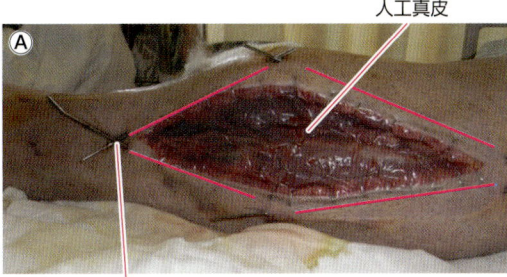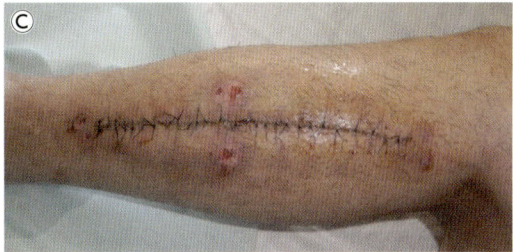

鋼線を矩形に刺入する

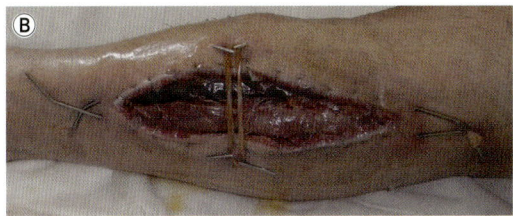

張力をかけて少しずつ閉鎖していく　　⓬ バシール（Bashir）法（p.161 図9参照）

外傷の術後管理のスタンダードはこれだ！　11

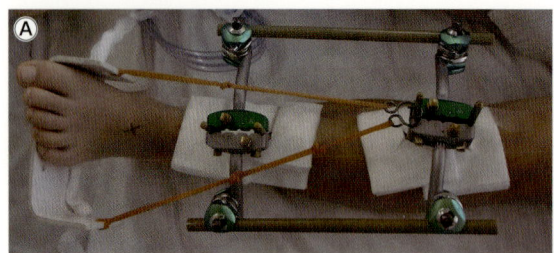
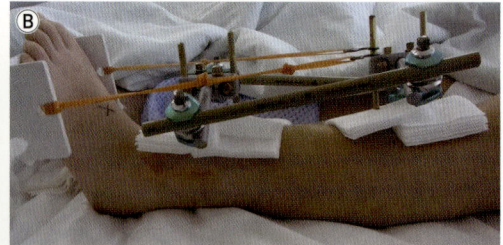
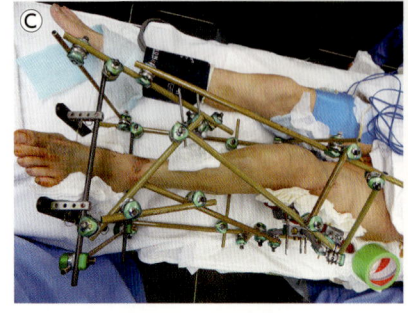
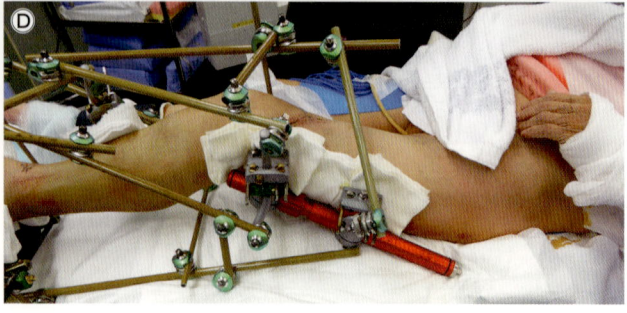

⓭ 初期（一時的な）創外固定（p.165 図1参照）

Ⓐ，Ⓑ：尖足予防．尖足予防のため短期間であっても予防処置として良肢位の保持を行う．この症例は自作の創外固定器用足底板を装着している．

Ⓒ，Ⓓ：大腿から足部までの長大な創外固定．この症例は大腿骨・脛骨・足関節と多発骨折であったため，このような創外固定を設置した．籠状に患肢を取り囲むフレームは挙上する台としても機能する．膝窩・腓腹の圧迫を避けることができ静脈還流を阻害しない利点がある．大腿骨部のピンサイトは皮膚の動きを抑えるために，このように大量のガーゼを込める

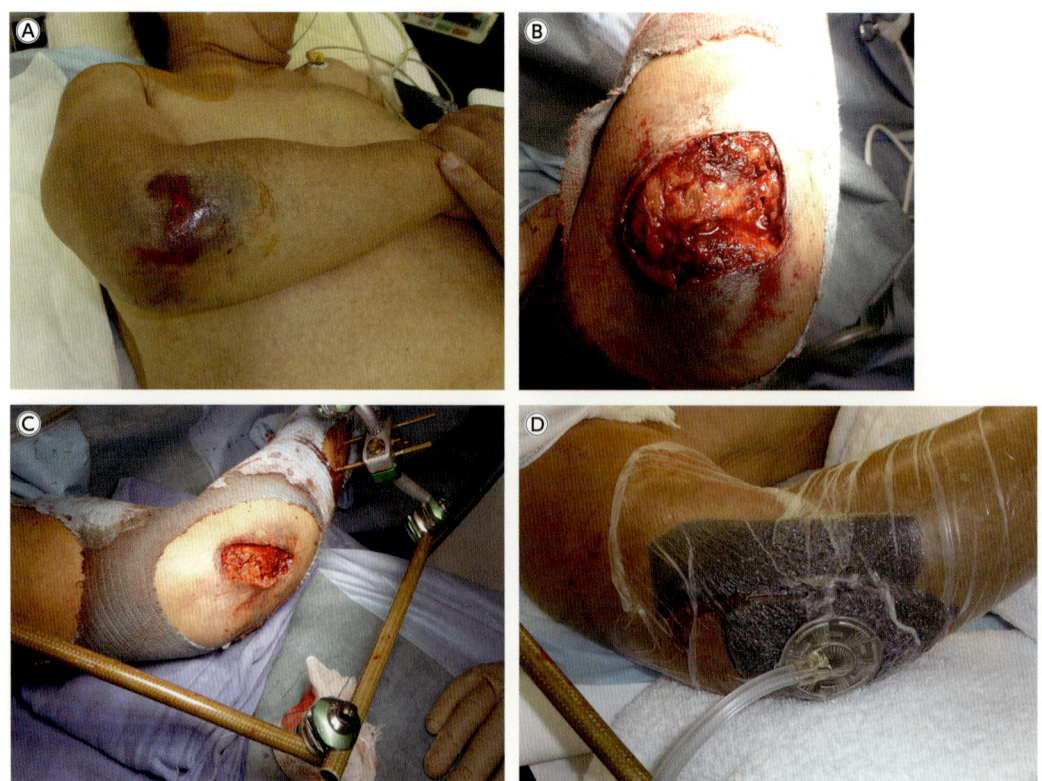

⓮ 開放骨折の管理例（p.166 図2参照）

肘関節開放性脱臼骨折症例である．徒手整復では整復位が保持できなかったため，デブリードマンのうえ，肘関節屈曲位で創外固定により整復位を保持した．

脱臼の放置は，骨の圧迫による循環障害（前腕以下壊死）や麻痺の可能性があり容認できない．

Ⓐ：受傷時，ひじの皮膚の状態はpinholeではあるが，Gustilo Ⅰではないことに注意．

Ⓑ：「活きの悪い」組織を切除．もう一期的な創閉鎖はできないため，Gustilo Ⅲbである．

Ⓒ：関節が再脱臼してしまうため屈曲位で創外固定で保持せざるをえなかった．そのため緊張が強く創縫合は無理と判断した．

Ⓓ：欠損創はNPWTで被覆，プレートの到着を待って，固定手術．肘が伸展可能となったため，二期的閉鎖が可能であった

Color Atlas

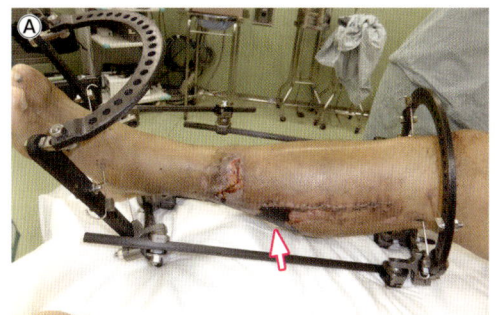
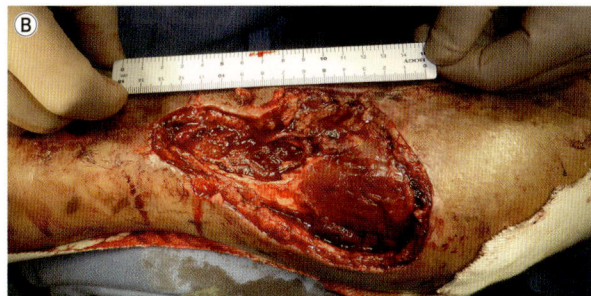
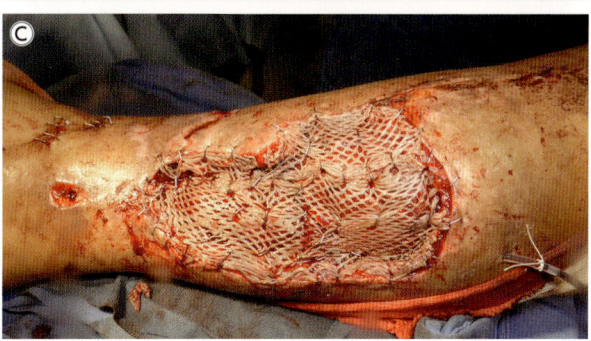

⓯ 開放骨折にコンパートメント症候群を合併し，一部が壊死した症例（p.167 図3 参照）
Ⓐ：下腿外側に黒色化した壊死を認める（⇨）．
Ⓑ：デブリードマンを行ってみると，広範に死腔を形成しており，循環不良の皮膚・皮下組織を切除した．
Ⓒ：分層植皮で閉鎖し，髄内釘への骨折固定の変更も行い得た．

本来，黒色痂皮化するまで待機する必要はなく，壊死が起これば随時デブリードマンを行うべきであるが，実際に行ってみるとこのように大きな欠損が生じる可能性もあり，対応できる環境で行うようにする．
この症例もデブリードマン部の直下は骨折であり，中途半端なデブリードマンと処置は許容されない

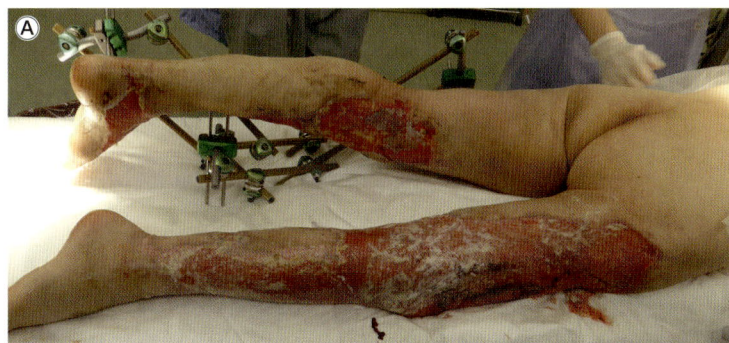
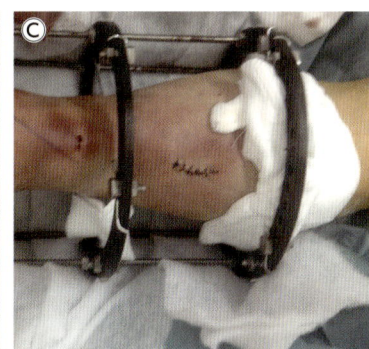
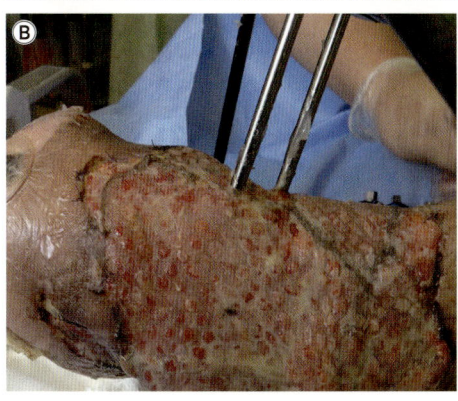
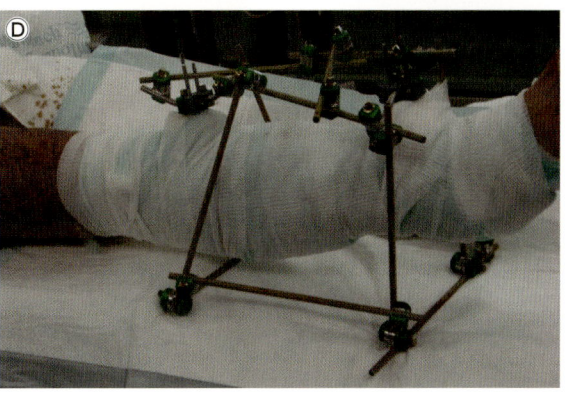

⓰ 初期（一時的な）創外固定（p.170 図4 参照）
Ⓐ：熱傷合併例．創外固定してしまえば，腹臥位も可能となる．
Ⓑ：分層植皮と併用．分層植皮と創外固定の併用も可能である．
Ⓒ：創外固定ピン周囲から滲出が多い時期にはこのように大量のガーゼでパックする．
Ⓓ：通称「やぐらいらず」．下腿背側や踵部への圧迫を避けるために，創外固定器により患肢を挙上して保持．浮腫軽減効果も期待される

外傷の術後管理のスタンダードはこれだ！　13

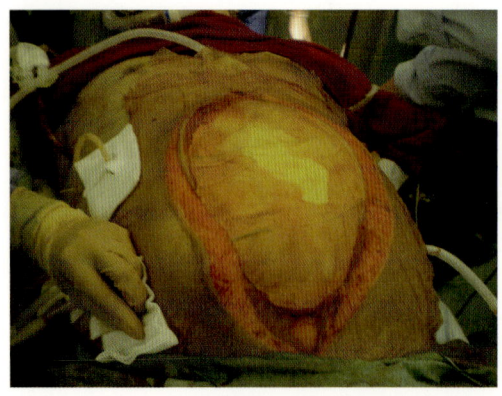

⓱ **Vacuum pack closure**（p.176図参照）

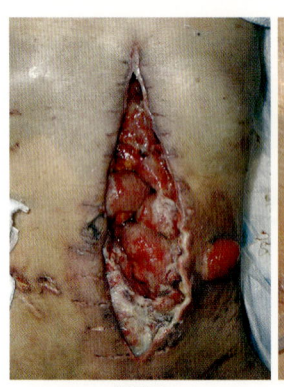 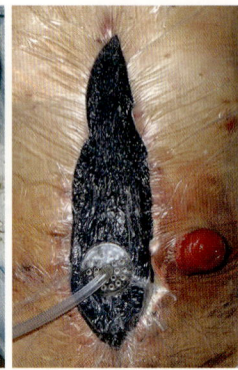 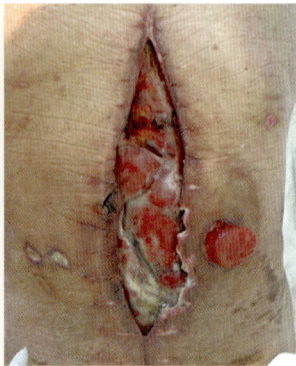 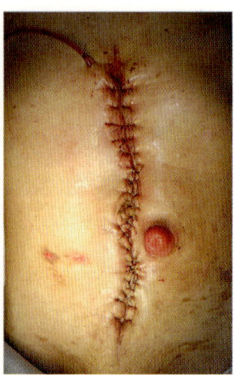

離開時　　　　　　　　　　　NPWT 開始　　　　　　　　NPWT 開始 17 日目

⓲ **腹壁離開症例**（p.212図2参照）
S状結腸穿孔にてハルトマン手術後，SSIによる腹壁離開を合併した．NPWT使用により，露出した腸管は開始3日後には肉芽で覆われていた．本症例は2週間強で閉鎖が可能であった

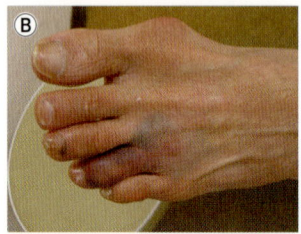

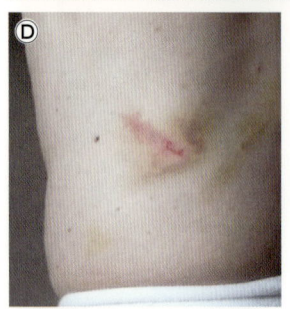

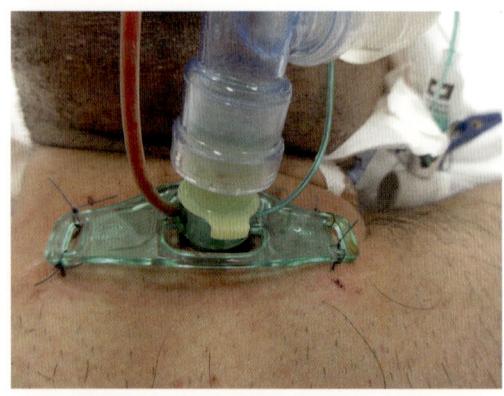

⓴ **気管切開チューブの固定**（p.247図1参照）

⓳ **見落とし例**（p.226図2参照）
Ⓑ：第4趾基節骨骨折　看護師のケアで発覚することもある．
Ⓓ：側腹部皮下出血　高齢者では痛みを訴えないこともあり注意が必要である

第1章

外傷ごとの術後管理

第1章　外傷ごとの術後管理

A 頭部

1. 頭部外傷のNOMでの管理

森川健太郎，清水敬樹

Point

- 頭部外傷管理では，頭部のみならず呼吸・循環・血液凝固などあわせて全身を診ることが重要である．
- 頭蓋内損傷は一次性脳損傷と二次性脳損傷とに分けられ，NOMでの治療対象は二次性脳損傷である．
- 大量出血を伴う外傷にトラネキサム酸は有効であるが，頭部外傷では受傷後3～6時間以内の使用が有効である．

はじめに

　頭部外傷はいまだ重症例では死亡率が高く生命予後は悪いのみならず，機能予後をきたした場合には生活の質の低下は避けられない．軽症，中等症頭部外傷患者においては，重症化する前に頭蓋内環境の変化を見つけるようにしたい．

　外力を受けた際に，脳は髄液に浮かんでいるため若干の衝撃は吸収するが，大脳鎌や小脳テントなどによって区域に分けられ，周囲を硬膜・頭蓋骨によって囲まれているため，衝撃の程度が強い場合には脳組織そのものが損傷を受けることとなる．この脳組織そのものが受ける損傷を一次性脳損傷とよぶ．

　損傷を受けた脳組織を処理しようとして周囲にグリア細胞などが集合し，炎症性変化を起こす．また，衝撃は血管にも及び脳血液関門の破綻をきたす．これら一連の変化は最終的に損傷を受けた脳組織を処理するために必要であるが，経過中に周囲に脳浮腫をきたす．頭蓋は閉鎖空間であるため脳浮腫は頭蓋内圧（intracranial pressure：ICP）を亢進させ，脳組織循環を障害する．この障害によって引き起こされる損傷を二次性脳損傷とよぶ脳浮腫の管理が重要となる．低酸素や，高二酸化炭素血症，低血圧，貧血などがあると適切な脳循環が保たれないため，これらを悪化させないための管理を行うことが初期治療の目標となる．

1 頭部外傷：NOM (nonoperative management) での管理

1) JATEC™[1] における頭部外傷の扱い

　　　JATEC™ は重症外傷患者における初期診療コースであり，コースの目的は preventable trauma death を防ぐことにある．頭部外傷はコース内で，気道（A：airway），呼吸（B：breathing），循環（C：circulation）の異常に続いて中枢神経障害（D：dysfunction of central nervous system）のなかでとり上げられている．

2) 線形アルゴリズム

　　　意識障害や，頭皮から出血がみられる外傷患者を目の前にした場合，頭蓋内検索のためにCT撮影を優先したり，頭皮外傷の処置を優先したりしがちである．結果として他部位に起きている外傷を見落としたり，移動中に呼吸状態が悪化し，全身状態が悪化してしまったりする．見落としなく診療を進めるためには，まずは，全身初期観察を行い，重症かどうかを判断し（1st impression），次いで生理学的状態の安定化，続いて解剖学的状態の安定化を図る．

　　　頭部CT撮影や頭皮外傷の処置は，primary survey で気道（A），呼吸（B），循環（C）の評価を行い安定化が得られた後に，中枢神経評価（D），体温（E）の評価，安定化を行った後の，secondary survey として行うことが強調されている．循環に影響を及ぼすような頭皮の外傷があれば，循環の安定化のなかで評価・処置を行う．頭皮は主に前頭・側頭・頭頂部が浅側頭動脈から，後頭部が後頭動脈から栄養されているため，創部からの動脈性出血の止血に難渋する際には創部より近位側の動脈ごと大きく皮下を含めて縫合し，血流を遮断してしまう方法もある．Hair line内の傷であれば毛髪を処理したり，また，創部が顔面にかかっていたりする場合には創傷の処置に時間を費やすこともある．まずは活動性出血のコントロールのみ行い，secondary surveyの中で創の処置を行う．

　　　Dの評価としては，glasgow coma scale（GCS）による意識レベル評価，瞳孔径評価，四肢運動障害評価を基本とする．GCS＜8以下，短時間にGCS 2点以上の低下，脳ヘルニア徴候（瞳孔不動，片麻痺，Cushing現象）を認めた場合には「切迫するD」としてDの異常を初療チーム内に宣言する．対処としては，確実な気道確保，secondary surveyの最初での頭部CT撮影，脳神経外科依頼を行う．気管挿管時にネックカラーを外す際には，頭部正中固定を維持し頸椎を保護する．頭部外傷がなくとも他部位の外傷によってショックが進行する場合には，ショックの徴候として進行性意識障害がみられることもある．ABCが安定するまでは，むやみに頭部CTへ移動しないことが重要である．

　　　Primary surveyの当初の目的を果たすためには，救急処置室などで多人数のスタッフで同時進行的に初療を進めるとしても，リーダー医師が全体を把握してABCDEの変化を見落とさないよう管理することが重要である．

外傷の術後管理のスタンダードはこれだ！　　17

❷ 頭部外傷管理のコツ

重症頭部外傷治療・管理のガイドライン[2]に準拠し解説する．

1）気道・呼吸・循環・体温管理

初期治療における方針の通り，GCS＜8以下の意識障害や，短時間での意識障害の進行（GCS 2点以下）は確実に気道確保を行う．呼吸管理では酸素投与を行いつつ SpO_2 ＞95％，PaO_2 ＞80 mmHg，$PaCO_2$ 35〜45 mmHg（通常時）に管理する．ICP亢進時には $PaCO_2$ 30〜35 mmHg程度，緊急で減圧開頭待機中には一時的に30 mmHg以下に管理してもよい．

血圧は収縮期血圧＞120 mmHg，平均動脈圧（mean arterial pressure：MAP）90 mmHg以上に保つ．貧血は補正し，ヘモグロビン＞10 g/dLに保つ．ICPを測定している場合にはICP＞50 mmHgに保つ．昇圧薬を使用して高める場合でも，70 mmHg以上を超えて保つ必要はない．Cushing現象で血圧が高い場合には，浸透圧利尿薬などを使用しつつ，ICPを亢進させている原因の除去を行う．ICP高値には30°の頭位挙上もガイドライン内では勧められているが，脊椎・脊髄損傷が否定できていない場合には，増悪させないような配慮が必要である．

体温はnormothermiaを基本とし，hyperthermia，hypothermiaは避けることが基本である．頭部外傷においてはhyperthermiaの有害性を示したRCTはないが，脳卒中と同様に頭蓋内環境を考えれば避けた方がよいと思われる．Hypothermiaは凝固止血異常や寒冷利尿による水分電解質異常をきたし，頭蓋内環境を悪化させる．重症頭部外傷に対する脳低温療法はRCTでは有意性を見出せなかった[3,4]ものの，subgroup解析では，45歳以下・救急搬入当初より低体温群，また，45歳以下・受傷後4.4時間で33℃まで冷却可能であった外傷性血腫除去群において，平温群に比べて予後改善が認められている[5,6]．おそらく脳低温療法が有効であろう対象はあると推測されるが，対象群が絞り込まれていないのが現状である．

2）手術適応

基本的にはICP管理を第一優先として判断される．頭部外傷の病態的には一次性脳損傷による症状は手術適応にはならない．二次性脳損傷の効果が最低限になるように管理することが目標である．ICPが亢進した場合に，手術適応となる（詳細な解説は次稿参照のこと）．ICP測定は高度意識障害や画像上脳ヘルニア徴候を示すなど適応がある場合には，本邦でのガイドライン内でも推奨されている．

3) ICP，CPP

われわれが立位でも仰臥位でも意識を失わないのは，CPPが自動的に調節されているためである．CPP＝MAP−ICPで求める．ガイドライン内ではICPは20〜25 mmHg以下に管理することが求められている．ICP亢進に伴い通常の場合は脳血管は収縮し血管床を縮小させようとするが，外傷後の脳血管自動調節能が破綻した場合にはこの働きがなくなる．CPPを維持しようと血圧を上昇せしめた場合には，ICPも上昇することとなる．また，CPP＞70 mmHgではARDSが増えた報告もある．

逆に，CPP＜50 mmHgの場合には，脳血管内容量が低下し，脳循環が保たれずに二次性脳損傷を悪化させてしまう．Cushing現象時の高血圧を不用意に降圧した場合には，急速に脳ヘルニアを進行させることがある．適切なCPPを現場で追い求めるのは至難であるが，病態に応じてCPPを50〜70 mmHgの適切な範囲に維持する必要がある．

4) 凝固線溶系

凝固線溶系の活動上昇は，重症度と相関がみられる．まず，脳挫傷などで損傷された脳組織からの組織因子が凝固系に作用し，凝固亢進となる．これにより線溶系も亢進され，次いで抗線溶系反応が惹起される．これらの連続する反応は受傷直後からみられ，線溶系のピークは3時間，抗線溶系のピークは6時間とされる．つまり外傷直後から3時間以内は線溶亢進，外傷後6時間以降は凝固亢進，血栓傾向となる[7]．

トラネキサム酸の使用においてCRASH-2 study[8]では，頭部外傷症例において使用群と対照群で血腫量に差はみられたものの，有意差は出なかった．凝固線溶系は，頭部外傷においては時間差を経て動きがあるため，有意な結果が得られなかったものと思われる．使用においては，自施設での方針を確認しておきたい．

5) ICU退室の条件

意識レベルの改善，ICP管理の改善が得られた場合には，ICUから退室が可能である．気道，呼吸，循環管理がICUで行われる必要性がなければ退室可能となる．意識障害が遷延している場合には，自己排痰可能かどうかが鍵となる．自己排痰が困難であれば，気管切開などで気道を確保しておく必要がある．多発外傷の場合には，頭部外傷以外の合併外傷の程度による．誤嚥性肺炎など身体合併症が併発している場合にも，それらの重症度によってICU管理の必要性が規定される．

頭部外傷によって頭蓋内環境が悪化し，意識障害から回復の見込みがなく，集中治療継続の適応がないと判断される場合にもICU退室が検討される．この場合の集中治療からの撤退は，死に直面する問題であるため，医療者内での議論はもちろんのこと家族を含めて慎重に検討する必要がある．過程においては患者・家族の尊厳を守ることが重要であり，

医療者側の考えを押しつけるようなことは避けるべきである．本人（あらかじめ健常時の意思表示）もしくは家族より臓器提供の意思表示がなされた場合には法的脳死判定が必要になる．自施設での対応を確認しておきたい．

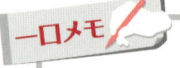 **一歩先を読む！**

頭部外傷は一次性脳損傷と二次性脳損傷とに分かれ，受傷後の経過とともに状態は変化する．Dの管理のためには，ひたすらABC＋E管理・身体合併症管理を行い，頭蓋内の外傷性変化が落ちついてくるのを待つよりほかない．悪化させないよう先を読んだ対応が求められる．

❸ まとめ

　頭部外傷においては脳循環，ICP，CPP，脳温，脳組織酸素化，脳組織代謝などさまざまなパラメーターを適切に管理し，頭蓋内の状態が悪化しないように管理することが求められている．ICP亢進が内科的治療で管理できない場合には，速やかに外科的治療の介入を行えるよう施設内で脳神経外科医との連携が必要となる．

◆ 文献

必読 1）「外傷初期診療ガイドラインJATEC™ 第4版」（日本外傷学会，日本救急医学会/監，日本外傷学会外傷初期診療ガイドライン改訂第4版編集委員会/編），へるす出版，2012
　→見落としなく外傷初期診療を進めるための必携の書．外傷を上手く治療するための短絡的な本ではない

必読 2）「重症頭部外傷治療・管理のガイドライン 第3版」（日本脳神経外科学会，日本脳神経外傷学会/監，重症頭部外傷治療・管理のガイドライン作成委員会/編），医学書院，2013
　→外傷初期診療からICU管理までを連続的に網羅している．JATEC™との連携がなされている

3）Clifton GL, et al：Lack of effect of induction of hypothermia after acute brain injury. N Engl J Med, 344：556-563, 2001 ★★★

4）Clifton GL, et al：Very early hypothermia induction in patients with severe brain injury (the National Acute Brain Injury Study: Hypothermia II): a randomised trial. Lancet Neurol, 10：131-139, 2011 ★★★

5）Clifton GL, et al：Hypothermia on admission in patients with severe brain injury. J Neurotrauma, 19：293-301, 2002 ★★★

6）Clifton GL, et al：Early induction of hypothermia for evacuated intracranial hematomas: a post hoc analysis of two clinical trials. J Neurosurg, 117：714-720, 2012 ★★★
　→4〜6）重症頭部外傷の脳低温療法RCT．頭部外傷における脳低温療法の総括としては有効でなかった．Subgroup解析において有効であった群があった

必読 7）高山泰広，他：頭部外傷に伴う凝固・線溶系障害からみた病態，予後，治療について．脳外誌，22：837-41, 2013

必読 8）Roberts I, et al：The importance of early treatment with tranexamic acid in bleeding trauma patients: an exploratory analysis of the CRASH-2 randomised controlled trial. Lancet, 377：1096-1101, 1101.e1-2, 2011 ★★★

A 頭部
2. ICP＋脳低温療法の術後管理

恩田秀賢

Point
- 二次性脳損傷の回避，軽減につとめる．
- 頭蓋内圧亢進と脳灌流圧低下を防ぐ．
- 適切な環境下でモニタリング，神経集中治療を行い，安定した呼吸循環動態を維持する．
- 集中治療における合併症を予防する．

はじめに

　近年，蘇生後脳症に対する脳低温療法の有効性が証明されたことにより[1,2]，各施設でも脳低温療法が導入されている．重症頭部外傷において，脳低温療法は，脳代謝および脳容積の縮小に有効とされており，基礎実験やいくつかのエビデンスレベルの低い研究ではあるものの転帰に対する利点が報告されている[3〜5]．しかし，成人の閉鎖性頭部外傷を対象とした大規模多施設研究では，その有効性は認められていない[6]．これにはさまざまな解釈があるが，1つに合併症の多さがあげられている．近年のメタ解析によれば，脳低温療法は死亡率に有意差はないものの神経学的転帰改善への有効性が一部認められており，本邦で行われているような，きめの細かい全身管理を行うことにより，今後有効性について新たな報告が待たれる[7]．

　頭部外傷後に生じるさまざまな頭蓋内の病態により，頭蓋内圧（intra cranial pressure：ICP）は亢進する．その際，二次脳損傷の回避や軽減が，転帰と関連するため，急性期の重症頭部外傷患者では，ICPを測定し，管理することが重要である．ちなみに，「重症頭部外傷治療・管理のガイドライン（第3版）」はGCSスコア8以下，収縮期血圧90 mmHg以下の低血圧，正中偏位，脳槽の消失などのCT所見が認められる症例にはICP測定を勧めている．また，中等症頭部外傷において，鎮静することで意識レベルの変化が確認できないような症例にもICP測定は有用である[8]．

① 術後の申し送り

1）術式

　重症頭部外傷において，施行される可能性のある術式は，開頭血腫除去術，外減圧術，脳室ドレナージなどが想定される．どのような目的により手術を行ったかを確認する必要がある．ドレナージチューブの挿入位置と留置期間についても術者の意図を確認すべきである．

　また，重症頭部外傷では凝固・線溶系の異常により，出血量が多くなる．頭部外傷時に，輸液を控え，脳浮腫軽減を期待するという治療が古くは行われていたが，現在は否定されている．しかし，一方で過剰な輸液は回避すべきである．脱水は独立した予後不良因子として関与しているため，術中の輸液量，輸血量を確認し，水分バランスを把握することが重要である．

2）術中に損傷し得ること

　手術の合併症として，大脳皮質損傷や脳表の血管損傷などが起こり得る．また，巨大血腫除去，浸透圧利尿や脳脊髄液過剰排出などによる急激なICP低下により，タンポナーデ効果が減少することで，頭蓋内出血が助長することもある．一般的に，開頭は大きく減圧することを考慮するため，前頭洞や乳突蜂巣などが開放されることがある．重症外傷の余裕のない手術時には，前頭洞や乳突蜂巣など不潔領域の十分な修復がなされないこともあり，術後の髄膜炎等感染のリスクとなり得る．

3）その他（術後合併症）

　術後の管理を行う際に，術後に起こり得る合併症に関しても把握する必要がある．脳ヘルニア状態の静脈灌流障害による静脈性梗塞，硬膜下水腫，腱膜下水腫や遅発性水頭症が起こり得るため，創部の評価やCTでの経過観察（図1）は重要である．また，創部感染など後述する皮膚所見も重要である．

② 管理のコツ・ポイント・目標RASS

1）管理のコツ

a）体温管理

　後述する鎮痛・鎮静下において行う体温管理として，冷水マットサンドイッチ方式や血管内冷却カテーテルなどさまざまな方法がある．いずれも直腸温，膀胱温や食道温などを

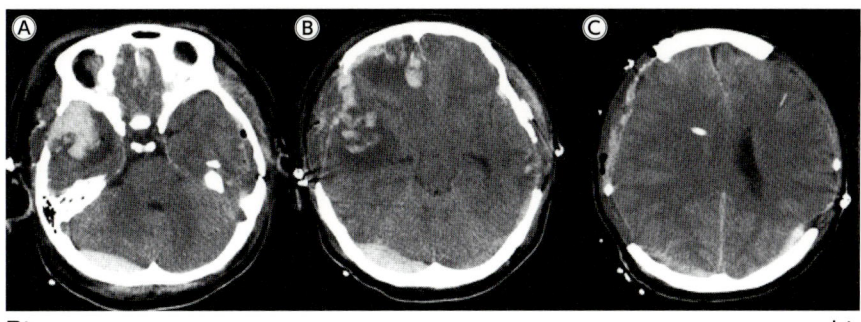

図1 ● 重症頭部外傷症例術翌日，頭部CT
Ⓐ：両側前頭葉，右側頭葉に脳挫傷による血腫を認める，Ⓑ：Ⓐと同様の所見であり，かつ後頭蓋窩に硬膜外血腫を認める，Ⓒ：十分な外減圧はされているが著明な脳腫脹を認める

指標として，目標温度を維持する．脳低温療法は各施設で決められた方法があるが，通常33〜35℃で管理を行う．32℃以下では，呼吸・循環機能の低下に加え，膵炎などさまざまな合併症リスクがより増加するためである．

b）ICP管理

脳灌流圧（cerebral perfusion pressure：CPP）とICPを維持するための集中治療を行う．臨床的な指標は鎮静・鎮痛下では評価できず，ICP亢進の判断は困難である．また，頭部CT所見は，有用な指標であるが，重症患者搬送のリスクや頻回の検査は困難であることを念頭に置く必要がある．一方，ICPモニターを行うことで，遅発性脳内血腫や術後脳腫脹の早期発見が可能となる．

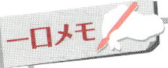

CPPとは
（脳灌流圧）＝（平均血圧）－（頭蓋内圧）で計算される．

2）ポイント

脳低温療法の維持は，治療にかかわるスタッフ全員が全身管理の方法や目的に対して共通の認識を有し，いかに合併症を予防するかが重要である．

術中から体温管理を行っていることがほとんどであるが，手術室から集中治療室まで移動する前に，術後頭部CTを施行することもあるため，体温が変動しないように，すみやかに帰室すべきである．

当施設では34.0±0.2℃で48〜72時間維持し，ICPを指標に復温を1日0.5℃のスピードでゆっくり行っている．しかし，復温中にICPの上昇がみられる症例もあり，再度脳低温療法を導入し，ICPモニター下に再度ゆっくりと復温する．復温まで30日以上を要した症例もある．

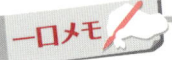 **復温に伴う各種薬剤の終了方法**

高体温は頭部外傷に対して，転帰を不良にする重要な因子である．復温完了後，冷却装置をはずした状態で体温の上昇がないことをある程度の期間（12〜24時間）確認を行う．その後，筋弛緩薬を中止し，クーリング等の単純な管理でもシバリング等が発生せず，体温上昇がないことを十分に確認し，鎮静・鎮痛薬を終了し，脳低温療法が終了となる．その際，ICPが安定していることは言うまでもない．

3) RASS

術後脳低温療法管理を行う症例においては，シバリングを防止するためにも十分な鎮痛・鎮静および不動化が必要であるため，RASS（Richmond agitation-sedation scale）は「−5」で管理する．適切な鎮静・鎮痛により，脳酸素代謝率および酸素需要が低下するため，虚血性脳損傷を抑制できるとされる．また，薬剤によるが，ある程度，抗けいれん薬も有用である．他部位損傷や，気管チューブ，カテーテル類，ドレーンなどの器具，気管吸引や体位変換，創処置，検査のための移動や安静だけでも疼痛の原因となり得る．適切な鎮静・鎮痛および不動化により，ストレス反応を減少させ，ICPを低下させることが期待できる．

❸ 輸血トリガー

輸血は過剰に行うべきではない．ヘモグロビン値そのものが転帰を悪化させるものではないが，8.0〜10.0 g/dL，ヘマトクリット値は30％前後に管理することが推奨されている．

❹ 目標体温

低体温状態では，全身性炎症反応抑制による感染発生率の増加，低カリウム血症，徐脈，凝固異常，高血糖や心拍出量低下が惹起される．中等度低体温療法（31〜33℃）は，軽度脳低温療法（33〜35℃）に比較して，合併症発生率が高く，転帰の改善はみられなかった[9]．体温維持期間を短期間にあらかじめ固定した方法では転帰・死亡率は改善しないため，ICPを指標として，安定化するまで行うことで，転帰・死亡率の改善がみられる．各施設においてプロトコールができているが，軽度脳低温療法が推奨されている[10]．

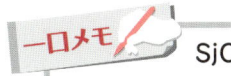

SjO₂

内頸静脈球酸素飽和度（SjO₂：oxygen saturation of jugular vein）は頸静脈球に挿入したカテーテルで，連続的に測定される脳組織酸素需要に見合う脳血流が維持されているかを測る指標であり，正常値は60〜80％である．通常，右内頸静脈から13 cm程度末梢側へカテーテルを挿入して計測を行う．脳低温療法の治療効果判定のみならず，転帰予測にも用いられることがある．

❺ 抗菌薬の有無・選択・投与期間

頭部外傷においては，合併損傷臓器からの出血等による全身の免疫力低下だけではなく，頭部外傷単独でも免疫力は低下するとされている．特にT細胞系での免疫力低下があげられている．復温時には代謝亢進によりフリーラジカルが活性化し，肺毛細血管内皮細胞を損傷，肺胞出血や肺胞浮腫，肺胞サーファクタントの減少を起こす．生体防御免疫機能が未回復の状態であり，易感染性の状態であるため，容易に肺炎を合併しやすく，無気肺の重複により重症化しやすい．したがって低体温維持期は，術後の手術部位感染予防としての抗菌薬投与が中心となるが，復温期には，合併症としての肺炎等に対する抗菌薬投与が中心となる．復温にかかる期間は，1日0.5℃とすると，2℃復温するのに4日，平温維持確認の期間を含めると順調に経過しても脳低温療法は7日間かかることになる．

❻ 再手術の適応

ICP亢進所見がみられた場合には，頭蓋内占拠性病変の新たな出現を確認するために頭部CT再検を考慮する．そのうえで，ICPの亢進が下記1）〜5）に代表される内科的加療で制御できない場合もしくは，新たな除去すべき病変が出現した場合に再手術を行う．また，内減圧に関しては，有効性を示唆する研究が小規模かつ無作為試験ではないため，エビデンスレベルが低い．したがって，急性脳腫脹や脳ヘルニア症例において，救命のための選択肢ではあるが，現状において施行率は低く，今後の大規模な研究結果が待たれるところである．

1）髄液排出

脳室ドレナージは，少量の髄液排出であってもICP低下に効果的，かつCPPを上昇させる（図2）．しかし，効果の持続は短時間である．

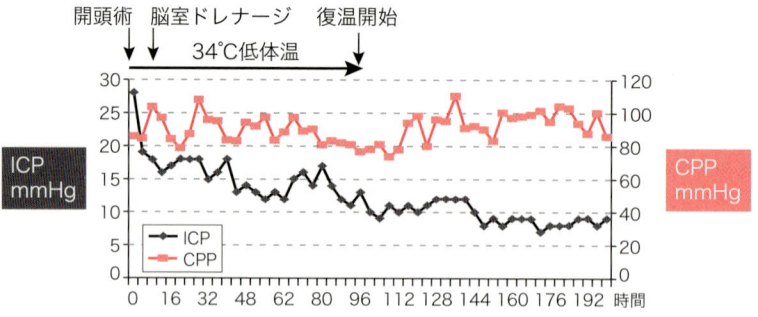

図2 ● ICPとCPPの管理
ICPは手術後速やかに15 mmHg以下となり復温後もコントロール良好であった．CPPも一貫して80 mmHg以上を保つことができた．

2）高浸透圧利尿薬

　高浸透圧利尿薬のD-マンニトール（マンニットール）は水分を血管内に引き込む作用をもつため，循環血液量を増加させ，血液粘調度を低下させる．ICPを低下させる効果は，血管収縮と脳血流減少，脳脱水の組合わせで生じる．D-マンニトールの投与後15分程度で効果が発現し，1～6時間効果が認められる．0.25～0.5 g/kg D-マンニトールを20分程度で投与を行う．必要であれば，4～6時間ごとにくり返す．少量投与は，効果はあるものの作用時間が短くなる．緊急の場合には，1.0 g/kgで投与するとともに治療介入を行う．

3）高張食塩液

　D-マンニトール投与が無効な症例にも有効な場合がある．3～10％食塩液投与に関して有効であったという報告がなされている．小児頭部外傷では，3％食塩液（0.1～1.0 mL/kg/時）投与の有効性が認められており，「小児重症頭部外傷ガイドライン」においても推奨されている．血清ナトリウム濃度145～155 mEq/Lを一定の治療目標とし，3％食塩液250 mL急速投与，7.5％食塩液2 mL/kgを20分間で投与などが有効と報告された方法である．血清ナトリウム値のモニタリングが必須であるが，D-マンニトールに比較して，血管内容量を増加させ，心血管機能を改善させるため，高浸透圧に関連した合併症がほとんどないと考えられている．まだ，小規模な検討であり，結論には至っていない．

4）軽度過換気療法

　過換気により$PaCO_2$をはじめとして脳細動脈血管周囲腔のpHは低下する．このため脳血流量が減少し，ICPが低下する．しかし，受傷後24時間は過換気による脳虚血の危険性が高いため，短時間過換気は2～3日後の相対的充血期には施行可能である．そのとき

には，低二酸化炭素血症に対するモニタリングは必須となる．

5）バルビツレート大量療法

前述1）～4）が無効症例に対して考慮される．ペントバルビタール（ラボナ®）10 mg/kgを30分かけて負荷投与し，維持量として5 mg/kg/時を数時間投与し，1～3 mg/kg/時へ漸減する．チオペンタール（ラボナール®）は4 mg/kgを1時間かけて負荷投与し，維持量として2～12 mg/kg/時投与する．脳波上でburst-suppressionが得られる用量で調整を行う．合併症として，心筋抑制による低血圧，感染リスクの増大や不整脈誘発などが起こり得るため，慎重な経過観察が必要である．

❼ ドレーンの有無・観察のポイント

頭部外傷術後には頭皮下ドレーンと脳室ドレーンが挿入されることが多い．頭皮下ドレーンは，外減圧されて頭蓋骨弁がない場合には，陰圧をかけすぎると硬膜縫合の隙間や脳室ドレーンの挿入部の隙間から髄液を引いてしまい，皮下水腫の原因となり得るのみならず，感染のリスクとなる．吸引された排液の性状および量を観察する．

脳室ドレーンは，髄液排出が過剰にならないように，サイフォン圧を＋15～＋30 cmの高さで維持する．

❽ 包帯交換のポイント

創部は縫合不全の有無，出血などを観察する必要がある．消毒の必要はなく，観察を行い，生理食塩液を含んだ綿球で，周囲をきれいにするだけで十分である．

ドレーンは，刺入部の観察および固定の状況かつ頭蓋内へ挿入されている長さの確認が重要である．ドレーン排液は，専用の容器に溜まるが，刺入部から漏れている場合には，排液量が異なることがある．また，管理中，ガーゼ等をはがす際に抜けないように，十分固定されていることを確認すべきである．また，固定されていても，強い外力で引っぱられることにより，抜けることもあるため，頭皮上のドレーンの位置が変化ないことをマーキング等で確認する必要がある．

大開頭術後では，開頭側の浅側頭動脈または分枝の損傷により，皮膚の血流が悪化することがある．通常では，後頭動脈や対側の浅側頭動脈からの血流があるため，皮膚血流は問題ないことが多いが，脳腫脹で皮膚が緊満すると皮膚の血流が悪化し壊死の原因となるため，皮膚の緊満を抑えるためにも脳圧制御が重要である．一般に創部はガーゼ等で覆う

ことが多いが，固定をきつくすることで，脳実質を間接的に圧迫するため，配慮が必要である．

❾ 画像フォローのタイミング

　術直後に頭部CTを施行することがほとんどであり，その後は瞳孔不同などのバイタルサインの変化，ICPの急激な上昇やドレーン排液の異常など臨床的な変化があれば，時間にかかわらず緊急で頭部CTが必須である．頭部CT再検により検出された異常すべてに対して治療介入は必要となる訳ではない．しかし，バイタルサインが安定しており，ICPも安定している場合でも臨床的な変化，血腫の増大や新たな血腫の出現が起こることもあり，頭部CT再検は48時間以内に行うと予後予測に役立つという報告もある．基本的には，体温管理を行っている間には頻回の画像検査は必要ない．

❿ ICU退室条件

　ICPが20 mmHg以下，CPP 60 mmHg以上が24時間以上持続した場合には，治療密度を漸減していく．復温を緩徐に行い，平温でもICPおよびCPPに異常をきたさないことを確認し，筋弛緩薬を中止する．次いで鎮静を漸減していく．この状態で，ICPおよびCPPを含めたバイタルサインに異常がなければ，ICP管理は終了できる．ドレーンが抜去されており，呼吸循環がICUでなくても可能な管理状態であれば，ICUから退室可能と判断される．

症例　33歳，女性で歩行中に乗用車にはねられ，5 m以上飛ばされたため，当院へ救急搬送された．来院時はGCS 6（E1V1M4），バイタルサインは安定していた．当初，瞳孔不同その後，両側瞳孔散大となった．外傷診断は，びまん性脳腫脹，急性硬膜外血腫，急性硬膜下血腫，外傷性くも膜下出血，脳挫傷，頭蓋骨骨折および気脳症であった．脳圧センサー留置，脳室ドレナージ，両側開頭血腫除去外減圧を施行しつつ脳低温療法34℃を導入した．96時間34℃維持にて，ICPおよびCPPが安定したため，0.5℃/日で4日間かけて復温を行った．その後，ICP安定を確認し，ICP抜去や各種薬剤を中止した．フルマラソンができる程度に回復した．

文献

必読 1) Hypothermia after Cardiac Arrest Study Group：Mild therapeutic hypothermia to improve the neurologic outcome after cardiac arrest. N Engl J Med, 346：549-56, 2002 ★★★
→ 院外心停止（VF）蘇生後脳低温療法の有効性を示した代表的研究

必読 2) Bernard SA, et al：Treatment of comatose survivors of out-of-hospital cardiac arrest with induced hypothermia. N Engl J Med, 346：557-563, 2002 ★★★
→ 院外心停止（VF）蘇生後脳低温療法の有効性を示した代表的研究

3) Clark RS, et al：Mild posttraumatic hypothermia reduces mortality after severe controlled cortical impact in rats. J Cereb Blood Flow Metab, 16：253-261, 1996

4) Marion DW, et al：Treatment of traumatic brain injury with moderate hypothermia. N Engl J Med, 336：540-546, 1997

5) Jiang J, et al：Effect of long-term mild hypothermia therapy in patients with severe traumatic brain injury: 1-year follow-up review of 87 cases. J Neurosurg, 93：546-549, 2000

必読 6) Clifton GL, et al：Lack of effect of induction of hypothermia after acute brain injury. N Engl J Med, 344：556-563, 2001 ★★★
→ 重症頭部外傷における脳低温療法の有効性が否定された代表的研究

7) Henderson WR, et al：Hypothermia in the management of traumatic brain injury. A systematic review and meta-analysis. Intensive Care Med, 29：1637-1644, 2003

必読 8)「重症頭部外傷治療・管理のガイドライン 第3版」（日本脳神経外科学会，日本脳神経外傷学会／監，重症頭部外傷治療・管理のガイドライン作成委員会／編），医学書院，2013
→ 本邦における重症頭部外傷の治療におけるガイドライン

9) Hypothermnia and rapid rewarming is associated with worse outcome following traumatic brain injury. J-trauma-Nurs 2010. 17（4）173-7, Thonpson HJ, kirkness CJ, Mitchell PH.

10) Therapeutic hypothermia for the management of intracranial hypertension in severe traumatic brain injury, a system review. Brain Inj 2012. 2617-8, 899-908. Sadalea F. Veremakis C.

第1章 外傷ごとの術後管理

B 頸髄

1. 脊髄損傷の術後管理
（胸腰髄も含む）

速水宏樹

Point
- 周術期における呼吸・循環管理には脊髄損傷特有の知識が必要となる．
- 脊椎手術後の合併症は術式ごとにさまざまであるが，特に血腫等による麻痺症状の悪化や感染に注意する．
- 周術期を通してリハビリテーションはその後の機能回復・維持に重要であり，さまざまな慢性期合併症を予防できる．

はじめに

　脊髄損傷は運動・知覚・自律神経障害を引き起こし，呼吸・循環などの生命維持機能へ影響することもある．また四肢・体幹に将来にわたる神経学的後遺症を残すこととなり，社会的損失も大きい．一次損傷に基づく神経損傷の治療は現状困難であるため，二次損傷の予防が重要である．そのため全身状態の安定化を図るとともに，内科的・外科的介入が行われる．さらに急性期後のさまざまな合併症への対応や残存機能の増強・活用も行っていかなくてはならず，多様な診療科や職種と協働していかなくてならない．本稿では外科的介入を中心に脊髄損傷の術後管理について述べていきたい．

1 脊髄損傷の機能評価

　最もよく使用される機能評価基準としてAmerican Spinal Injury Association（ASIA）のInternational Standards for Neurological Classification of spinal cord injury（ISNCSCI）がある．筋力・知覚のgradingやそれに基づく損傷高位，ASIA impairment scale（AIS）がその評価手順も含めて決められている．詳細はASIAのホームページ

(http://www.asia-spinalinjury.org/) よりダウンロード可能であり参照されたい．その他 Frankel 分類などが有名である．

❷ 脊髄損傷の呼吸・循環管理

1）呼吸管理

　脊髄損傷により横隔膜や肋間筋麻痺を合併すると，呼吸不全を引き起こす．呼吸筋麻痺や呼吸筋疲労に伴う換気障害や喀痰排出障害に伴う肺炎，無気肺の合併による．横隔膜機能が温存されている場合には肋間筋麻痺に基づく腹式呼吸となり，胸部と腹部の呼吸運動が同調しない奇異呼吸を呈する．横隔膜はC3〜5髄節からの神経によって主に支配されており，本高位以上の損傷では呼吸停止や高度換気障害を引き起こす．呼吸状態の観察ポイントは腹式呼吸や呼吸補助筋の使用，頻呼吸，喀痰排出困難に注意して観察することであり，そのような状態が認められた場合には血液ガス測定やX線撮影を考慮し，呼吸不全や呼吸筋疲労の存在や危険性があれば人工呼吸管理を検討する．呼吸筋補助が目的であればNPPV（noninvasive positive pressure ventilation：非侵襲的陽圧換気）が有用な場合もある．人工呼吸管理が長期化する場合（約2週間以上）には気管切開への変更が必要となるが，頸椎手術との兼ね合いもあり執刀医と気管切開のタイミングを相談する．早期気管切開の有用性は結論を得ていない[1]．

2）循環管理

　脊髄損傷では二次損傷を予防するため低血圧を予防する必要があり，一般的に平均動脈圧で85〜90 mmHg以上を最低1週間は維持する必要がある[2〜4]．
　自律神経のうち交感神経は主に胸腰髄から，副交感神経は脳幹部や仙髄より出ているため，脊髄損傷における自律神経系は副交感神経優位となる．そのため末梢血管拡張が惹起され，血圧低下を呈しやすい．通常は反射性に心拍増加が起こるが，交感神経障害で徐脈傾向となり，血圧低下に拍車がかかる．これを神経原性ショックとよび，血液分布異常性ショックの1つである．血圧低下と徐脈傾向がある場合には神経原性ショックと判断して加療する．特に体動時やベッド挙上時には，血圧低下が著明になりやすく注意が必要である．治療としては，まず輸液負荷で対応する．高度徐脈例では硫酸アトロピンの使用も考慮する．持続的投与が必要となる場合も多く，その場合ドパミンの持続投与が有用である．また体動やベッド挙上時など一過性の血圧低下ではエフェドリンの使用も効果的である．硫酸アトロピンやドパミンでも改善しない高度徐脈ではペーシングも考慮する．脊髄損傷では徐脈以外にもさまざまな不整脈を呈しやすく[3]，食事，吸引などの刺激によって迷走神経過反射や，時に心停止を起こすこともあるため注意する[4]．体動時の血圧低下や神経

原性ショックの持続は術前後のリハビリテーションの大きな妨げとなるが，その対応には難渋する．

③ 術式ごとの管理

1) ハローリング・ハローベスト

ハローベストは最も強固に頸椎を固定できる外固定であるが，一方で高い合併症率や骨癒合不全が報告されている[5]．また，加えて内固定材の進歩や早期内固定によりハローベストの使用頻度は減少している．

頸椎外傷におけるハローベストは不安定型頸椎損傷全般に適応がある．ピンの本数や位置，ピン固定のトルクを工夫すれば，不安定性のある小児頸椎損傷にも使用可能である．また，多発外傷症例では根治的内固定までの一時的固定として有用であり，体動を獲得することで集中治療に伴うさまざまな合併症の軽減が期待できる．

a) 術中・術後の合併症

最も多い合併症は刺入ピンに関連するものでありピン刺入部感染やピンの緩みを起こすことがある[5]．ピンが頭蓋骨を貫通し硬膜外へ達することがあり，膿瘍形成を引き起こしたとする報告もあるため注意が必要である[6]．

b) 管理のコツ・ポイント

ピン刺入部感染では創管理を行う必要がある．抗菌薬の内服やピンの抜去と刺し換えが必要となる場合もある．ピンの緩みと感染は関連しているとされ，ピンの緩みなどで生じる滲出は感染の原因となり得る．ピンの緩みを防止する目的で締め直しを行うことが必要である[7]．当科では24時間後と1回/週の締め直しを行っているが，各社から出ているハローベストによって締め直し時期の推奨が異なるため確認する必要がある．締め直しによってピンが頭蓋骨を貫通する危険性が増すという報告もあり注意する[7]．また覚醒下で行うとピンの締め直しは疼痛を伴うことがあるため，場合によっては鎮静や局所麻酔を併用することもある．

経過中に頸椎のアライメントが変化することがある．これはベストの緩みが原因となっている場合があり，骨癒合不全の原因にもなり得るため注意する[8]．定期的なベストのストラップの締め直しや位置確認を行う必要がある．特にベッド挙上に際して，ベストが浮き上がり頭側へ移動することがある．ベッド挙上時は上半身が滑り落ちてこないように，下肢屈曲・挙上させ，深く腰掛けるよう心掛けるなどの工夫が必要である．

神経原性ショックを伴っている場合や呼吸障害の危険性がある場合には心停止になる可能性がある．心臓マッサージが困難となる可能性があり，緊急時のベストやロッドの取り外しについて確認しておく．また気管挿管が必要な場合，頸椎が固定され挿管困難となる

可能性が高い．輪状甲状靱帯切開や気管支鏡・ビデオ喉頭鏡の使用を想定しておくことも必要であろう．

c) 可能な体位・ADL

固定性が十分であり，全身状態が落ち着いていれば，独歩可能である．頸椎が固定されているため，下を向くことができず，足元に注意して歩行する必要があり，転倒に注意する．

d) 再手術の適応

損傷部の転位が起こり，頸椎損傷の安定性が維持できない場合や頸髄損傷の危険性がある場合には内固定へ変更する必要がある．

e) 画像フォローのタイミング

術後早期にCT撮影を行い，刺入ピンの頭蓋内穿破の有無を確認する．ピンやベストの緩みによって損傷部が転位する可能性がある．X線撮影は週1回程度の頻度でよいと考えているが，神経学的所見の悪化などがあった場合には適時撮影する．

2）頸椎脱臼整復術

頸椎脱臼整復には非観血的整復術と観血的整復術があり，第一に非観血的整復術が行われる場合が多い．非観血的整復術で整復困難な場合には観血的整復術が行われる．整復のタイミングは来院後可及的速やかに整復すべきである．特に若年で不全麻痺を伴う患者では神経学的機能回復の可能性が高まるとされる[9]．

a) 術中・術後の合併症

非観血的整復術に起因する神経学的合併症は永続的後遺症が約1％に，一時的神経障害が2〜4％に発生する[9]とされ，術前後に神経学的機能評価を行うべきである．非観血的整復法には麻酔下での整復と緩徐な頭蓋直達牽引を用いた覚醒下での整復があるが，麻酔下での整復操作は合併症率が上がる[10]とされ，緩徐な頭蓋直達牽引を用いた整復が勧められている．麻痺や自覚症状の変化を確認しながら，牽引時の重量を増やしていく．神経学的合併症の原因は過剰な牽引や不十分な頸椎保持，椎間板ヘルニア，硬膜外血腫，脊髄浮腫などによる[9]．

頸椎損傷に伴う重要な合併症に椎骨動脈損傷（vertebral artery injury：VAI）や閉塞がある．VAIは上位頸椎損傷や横突孔部の骨折，頸椎脱臼・亜脱臼等で注意が必要な合併症である．VAIの診断は血管造影が重要であるが，最近はCT angiographyの有用性が指摘されている[11]．またMR angiographyも用いられる場合がある．VAIに対する治療は症候性の場合には抗凝固薬や抗血小板薬の投与が勧められるが，エビデンスレベルの高い報告はない．無症候性の場合には経過観察や抗血小板薬が行われるが，塞栓症の発生を考慮すると，禁忌がない限り抗血小板薬の投与を考慮すべきと考える[11]．いずれの場合におい

外傷の術後管理のスタンダードはこれだ！ 33

ても，その他部位の損傷や出血の危険性を考慮して個別に判断していく必要がある．血管内治療に関しては十分なエビデンスはないが今後有用な治療手段となる可能性がある．頸椎脱臼例では脱臼時に閉塞していた椎骨動脈が脱臼整復に伴って再開通し，形成された血栓が頭蓋内血管を閉塞し，脳梗塞症状を呈する可能性があり，術後の意識や新たな麻痺に注意していく必要がある．また血栓形成前の早期整復が勧められる理由でもある．

b) 可能な体位

頸椎脱臼では整復後も不安定性を伴う場合が多く，整復後に内固定やハローベストが検討されることが多い．また手術まで頭蓋直達牽引を継続しておく場合もある．避けるべき体位や頸部の姿勢，牽引の重さ等を主治医に確認しておく．例えば，一般的に後屈位は再脱臼の危険性を下げるが，頸椎MRI所見によっては頸髄圧迫を増悪させる可能性がある．

c) 画像フォローのタイミング

原則的には脱臼整復後にMRI撮影を行うことが勧められ，脱臼整復前のMRI撮影による利点はあまりない[9]．非観血的脱臼整復術が困難で，観血的に行う場合には術式選択の観点から整復前のMRIは有用である．整復後X線撮影は根治的固定を行うまで転位の可能性がある限り，頻回に撮影してよいと考えている．

3) 頸椎手術

神経学的所見や不安定性によって手術適応が判断される．前方手術と後方手術があり，CTやMRI所見によって術式は決定される．手術のタイミングは骨傷性頸髄損傷や脱臼例では可及的速やかに除圧固定することが勧められている[12]．一方で非骨傷性頸髄損傷，特に中心性脊髄損傷では麻痺が改善してくる症例もあることから，早期除圧の有用性は確立していない[13]．

a) 術中・術後の合併症

前方手術の場合には頸部神経血管系や食道・気管周囲を扱うため，頸部血管損傷や反回神経麻痺，食道損傷，気管損傷に注意する必要がある．また抜管後の血腫や浮腫によって喉頭狭窄や気道狭窄を起こし得る．後方手術の場合にも脊柱管を開放している場合には血腫による脊髄圧迫からの麻痺に注意すべきである．また椎弓根スクリューを入れている場合には椎骨動脈損傷や神経根障害，脊柱管内穿破に注意する．

b) 管理のコツ・ポイント

術前後における神経学的機能評価は必須である．術後の麻痺増悪は頸髄損傷による麻痺の進行のみならず，血腫など手術操作による麻痺増悪の可能性もあるため，執刀医へ報告する．MRI撮影で血腫が原因となる麻痺の場合には緊急的に血腫除去術を行う．

前方手術後に血腫による狭窄や閉塞が原因と疑われる呼吸状態の悪化を認め，緊急処置が必要な場合には，ベッドサイドにて創部を開放し，血腫除去を行うことを躊躇してはな

らない．気管挿管や気管切開は血腫による圧排や血腫自体で困難な場合もある．

　気管切開と頸椎手術のタイミングは，良好な呼吸管理を確立したい管理チームと術創部の清潔を保ちたい執刀医で意見が対立しがちなポイントであろう．報告では頸椎前方手術後1～2週で気管切開を行ってよいとされる[1, 3, 14]．近年は前方手術に際して従来の胸鎖乳突筋に沿った皮膚切開ではなく，横切開を用いる場合も多い．横切開は気管切開創と極めて近接するため，今後気管切開を予定する患者では横切開は好ましくないと著者は考えている．

c) 可能な体位・ADL

　不安定性の残存や固定性によっては体位・ADL制限やネックカラーの装着を要する場合も考えられ，執刀医へ確認する．

d) 画像フォローのタイミング

　手術で用いたスクリューのバックアウトや椎体間の移植骨や椎体間スペーサーの転位などを評価するため，術後短期間は1回/週程度のX線撮影が好ましいと考えている．

4）胸腰椎手術

　解剖学的理由により第11胸椎～第2腰椎での損傷が多い．脊柱管占拠率や不安定性，脊柱アライメントや臨床所見により手術適応は判断される[15]．頸椎と同様に前方手術と後方手術がある．胸腰椎損傷の場合にも早期除圧固定が勧められており，神経機能の回復や呼吸器関連合併症の予防や改善，血栓塞栓症の予防，ICUや病院滞在日数の短縮が見込まれるとされる[16～18]．近年は低侵襲手術として経皮的椎弓根スクリューを用いた早期の後方固定手術も増えてきている[19]．全身状態の不安定な患者に対し，まず全身状態の安定化を目指した最低限の低侵襲手術を行い，全身状態が安定した後に根治的手術を行うことをdamage control surgeryという．脊椎領域でのdamage control surgeryでは，受傷早期に経皮的椎弓根スクリューを用いてligamentotaxisを利用した可能な限りの除圧と一時的整復固定を行い，体動を可能とすることで集中治療管理上のさまざまな合併症を予防し，全身状態の改善を待って根治的手術を行う．

a) 術中・術後の合併症

　前方手術は胸椎では開胸下に行う経胸膜的進入が，胸腰椎移行部や腰椎では腹膜外進入や経腹膜進入も行われる．腰動静脈損傷や肋間動静脈損傷，大血管損傷（大動脈や腸骨動脈，大静脈など），交感神経幹やリンパ管損傷の可能性がある．経胸膜的進入や腹膜外進入においても胸膜損傷を伴った場合には気胸を起こす可能性がある．

　後方手術では椎弓根スクリューを使用するためスクリューが逸脱し，脊柱管内穿破や神経根障害，大血管損傷を合併する可能性がある．

　前後方手術とも骨折部や硬膜外静脈叢を扱うため，出血量が増加する可能性がある．除

圧により脊柱管が開放され脊髄が露出している場合には，硬膜外血腫による脊髄圧迫の可能性があり，麻痺の出現・変化に注意する．硬膜損傷を合併している場合には髄液漏を合併することがある．

b) 管理のコツ・ポイント

頸椎手術と同様に術前後において神経学的機能評価を行っていく必要がある．術後の新たな麻痺の出現や増悪は硬膜外血腫が原因である可能性もあり，執刀医へ報告する．硬膜外血腫が原因の場合には緊急的に血腫除去術が必要である．

開胸手術や胸膜損傷例では胸腔ドレーンを挿入して帰室する場合がある．胸部外傷の有無にもよるが，開胸が原因でのドレーン挿入で肺損傷がなければ，脱気・肺の膨張を確認した後，早期にドレーン抜去可能である．一般的胸腔ドレーン管理と同様に，ドレーンバック内の排液やエアリーク，呼吸性変動を確認する．

髄液漏ではドレーンの性状に注意し，「サラサラ」した無色透明の（実際には出血のためあわく血性の）液体がでてくる場合には髄液漏を疑う．髄液漏が疑われた場合には執刀医に報告し，抜去のタイミングを確認する．

一般的に整形外科手術では感染は常に注意しなければならないポイントである．特にインストゥルメントに感染をきたした場合，バイオフィルムの形成により抗菌薬のみでの治療には限界があり治療に難渋し，多数回の手術が必要となる場合もある．したがって，創部感染をきたした場合には，常に深部感染の有無を念頭に入れて対応する．また外見上インストゥルメントへ交通する小さな感染創であっても，実際はインストゥルメント全体が感染している可能性があり，軽視してはならない．インストゥルメント周囲への感染を疑う場合には速やかに執刀医へ報告し，対応を相談する．

c) 可能なADL

腰椎・胸腰椎移行部損傷では，原則的に術後にコルセットを作成・装着する．コルセットが完成するまではADL制限が行われる場合が多い．また体位変換においてもログロールを要する場合もあり，ベッド挙上やADL，体位変換に関して執刀医へ確認する．コルセット装着下では多くの場合ADL制限はなくなる．胸椎損傷ではコルセットが効果的でない場合も多く，一方で胸郭によって安定性が得られるためコルセットを装着せずADL拡大を図る場合もある．

d) 画像フォローのタイミング

手術で用いたスクリューのバックアウトや椎体間の移植骨や椎体間スペーサーの転位，脊椎アライメントの変化や矯正損失などを評価するため，術後短期間は1回/週程度のX線撮影が好ましいと考えている．

> **一口メモ** 脊髄損傷に対するメチルプレドニゾロン（methylprednisolone：MP）使用の是非
>
> MP大量療法の有用性がRCTであるNASCIS II [20], NASCIS III study[21] によって示された. そのためMP大量療法（受傷後8時間以内に, まずMP 30 mg/kgを15分で投与し, 45分間隔をあけた後, 5.4 mg/kg/時の投与速度で23時間投与）が一時盛んに行われてきた. 近年, NASCIS II, IIIに関してはデータや統計学的手法をはじめさまざまな問題点が指摘されている. またNASCIS study以外の報告ではMPの使用に関しては否定的見解が多い. さらにMPの使用に伴う感染をはじめとした合併症が高いエビデンスレベルで指摘されている. このような点を踏まえて, 2003年American Academy of Emergency MedicineはCanadian Academy of Emergency Physicianに同調するかたちで脊髄損傷に対するMP大量療法を「標準的治療ではなく, オプションである」との立場を示している. また, 2013年American Association of Neurological SurgeonsはNASCIS studyのエビデンスレベルをClass IIIとしたうえで, 『推奨しない』との立場を明らかにしている[22]. 脊髄損傷に対するMPの使用の是非については依然意見が分かれる点ではあるが, MP大量療法は行わない潮目になってきていると考えられる.

❹ 各術式に共通の術後管理の合併症

1）消化管機能障害

　腹筋および消化管蠕動機能の低下・消失によって通常便秘となる. 腹筋は腹直筋, 腹斜筋とも肋間神経支配であり, Vallésらは第7胸髄より上位損傷で随意運動が消失すると分類している[23]. 消化管蠕動機能障害は仙髄神経障害による. 便秘に対しては蠕動促進薬の投与や浣腸を行う. 麻痺性イレウスを合併した場合には胃管やイレウス管挿入の適応である.

2）褥創

　仙骨・坐骨部, 大転子部, 踵部に発生しやすい. 体圧分散マットの使用や2〜3時間毎の体位変換を要する. コルセットが体型に合っていない場合や不適切な装着をしている場合には, コルセットとの接触による褥創の可能性もあり, 特に背部観察や腸骨部の観察を怠ってはならない. 褥創が発生した場合, 除圧を行うとともに, 被覆材・軟膏による保護・創処置を行う. 創が深く壊死組織があれば軟膏による化学的壊死除去や外科的切除が必要であり, 皮弁等による被覆を要する.

3）深部静脈血栓症・肺塞栓症

　早期離床を図ることは静脈血栓塞栓症予防に重要であることは論じるまでもない. しかし脊髄損傷患者は離床困難なことも多く, リハビリテーションや薬物療法・理学的予防も重要となる.

本邦における「肺血栓塞栓症および深部静脈血栓症の診断，治療，予防に関するガイドライン」[24]では脊椎・脊髄損傷は中リスク群あるいは高リスク群に分類される（ガイドライン内の表では中リスク群に分類）．したがって弾性ストッキングあるいは間欠的空気圧迫法あるいは抗凝固療法となる．一方で急性期の抗凝固療法は出血リスクのため適応の是非は不明とされ，抗凝固療法を行う場合には十分検討して使用する必要がある．整形外科手術患者ではフォンダパリヌクス（アリクストラ®皮下注），低用量未分画ヘパリンが勧められている．

　頸髄損傷に関する 2013 年の American Association of Neurological Surgeons のガイドライン[25]では 72 時間以内の静脈血栓塞栓症予防薬の導入が勧められている．予防法としては低用量ヘパリン単独使用は推奨されておらず，低用量ヘパリンに空気圧迫法あるいは電気刺激療法の付加が勧められている．予防期間は 3 カ月とされる．下大静脈フィルターは抗凝固療法ができなかった患者や禁忌患者では導入してもよいが，ルーチンでの導入は勧められていない．

文献

1) Galeiras Vázquez R, et al.：Respiratory management in the patient with spinal cord injury. Biomed Res Int, Epub 2013
2) Ryken TC, et al.：The acute cardiopulmonary management of patients with cervical spinal cord injuries. Neurosurgery, 72 Suppl 2：84-92.2013
3) Ball PA：Critical care of spinal cord injury. Spine（Phila Pa 1976), 26：S27-S30, 2001
4) Witiw CD & Fehlings MG：Acute Spinal Cord Injury. J Spinal Disord Tech, 28：202-210, 2015
5) Bransford RJ, et al：Halo vest treatment of cervical spine injuries：a success and survivorship analysis. Spine（Phila Pa 1976), 34：1561-1566, 2009
6) Rosenblum D & Ehrlich V：Brain abscess and psychosis as a complication of a halo orthosis. Arch Phys Med Rehabil, 76：865-867, 1995
7) Nickel VL, et al：The halo. A spinal skeletal traction fixation device. By Vernon L. Nickel, Jacquelin Perry, Alice Garrett, and Malcolm Heppenstall, 1968. Clin Orthop Relat Res, 239：4-11,1989
8) Ivancic PC & Telles CJ：Neck motion due to the halo-vest in prone and supine positions. Spine（Phila Pa 1976), 35：E400-E406, 2010
9) Gelb DE, et al：Initial closed reduction of cervical spinal fracture-dislocation injuries. Neurosurgery, 72 Suppl 2：73-83.2013
10) Lee JY, et al：Controversies in the treatment of cervical spine dislocations. Spine J, 9：418-423, 2009
11) Harrigan MR, et al：Management of vertebral artery injuries following non-penetrating cervical trauma. Neurosurgery, 72 Suppl 2：234-43.2013
12) Fehlings MG, et al：Early versus delayed decompression for traumatic cervical spinal cord injury：results of the Surgical Timing in Acute Spinal Cord Injury Study（STASCIS). PLoS One, 7（2）：e32037, 2012 ★
13) Aarabi B, et al：Management of acute traumatic central cord syndrome（ATCCS). Neurosurgery. 72 Suppl 2：195-204, 2013
14) Babu R, et al：Timing of tracheostomy after anterior cervical spine fixation. J Trauma Acute Care Surg, 74：961-966, 2013 ★
15) Kim BG, et al：Treatment of thoracolumbar fracture. Asian Spine J, 9：133-146, 2015

16) O'Boynick CP, et al：Timing of surgery in thoracolumbar trauma：is early intervention safe? Neurosurg Focus, 37：E7, 2014

17) Xing D, et al：A methodological systematic review of early versus late stabilization of thoracolumbar spine fractures. Eur Spine J, 22：2157-2166, 2013

18) Cengiz SL, et al：Timing of thoracolomber spine stabilization in trauma patients; impact on neurological outcome and clinical course. A real prospective (rct) randomized controlled study. Arch Orthop Trauma Surg, 128：959-966, 2008 ★★

19) Court C & Vincent C：Percutaneous fixation of thoracolumbar fractures：current concepts. Orthop Traumatol Surg Res, 98：900-909, 2012

20) Bracken MB, et al：randomized, controlled trial of methylprednisolone or naloxone in the treatment of acute spinal-cord injury. Results of the Second National Acute Spinal Cord Injury Study. N Engl J Med. 322 (20)：1405-11.1990 ★★★

21) Bracken MB, et al：Administration of methylprednisolone for 24 or 48 hours or tirilazad mesylate for 48 hours in the treatment of acute spinal cord injury. Results of the Third National Acute Spinal Cord Injury Randomized Controlled Trial. National Acute Spinal Cord Injury Study. JAMA. 277 (20)：1597-604. 1997 ★★★

22) Hurlbert RJ, et al：Pharmacological therapy for acute spinal cord injury. Neurosurgery. 72 Suppl 2：93-105, 2013

23) Vallès M, et al：Bowel dysfunction in patients with motor complete spinal cord injury：clinical, neurological, and pathophysiological associations. Am J Gastroenterol, 101：2290-2299, 2006

24) JCS Joint Working Group：Guidelines for the diagnosis, treatment and prevention of pulmonary thromboembolism and deep vein thrombosis (JCS 2009). Circ J, 75 (5)：1258-1281, 2011

25) Dhall SS, et al：Deep venous thrombosis and thromboembolism in patients with cervical spinal cord injuries. Neurosurgery. 72 Suppl 2：244-254, 2013

C 胸部

1. 心損傷の術後管理

関谷宏祐, 加地正人

Point
- 再手術のタイミングを判断する.
- 落ち着いていれば, 早期のドレーン抜去を目指す.

はじめに

　心損傷に伴う心タンポナーデは迅速な減圧が必要な緊急性の高い病態である (図1). 心損傷の種類と術中ドレナージ留置とその管理について紹介する. 胸部の鋭的もしくは鈍的外傷で呼吸困難, 頻脈, 吸気時の収縮期血圧低下, 内頸静脈怒張, X線で心拡大を伴うときは外傷性心損傷を疑う. 心嚢水貯留と吸気時の収縮期血圧低下が10 mmHg以上 (奇脈) の両方を伴う患者は心タンポナーデに移行するリスクが高く[1], 外科的処置の介入を早期に検討する. 搬入点で心拍動が残っており, かつ心タンポナーデの状態であれば十分に救命するチャンスが残っている.

1 執刀医から管理チームへの申し送り

　術後管理に影響を及ぼす要素として**心損傷の分類, 損傷部位 (チャンバー), 術式**は把握したい. 心損傷分類 (日本外傷学会臓器損傷分類2008) にはⅠ型：心膜損傷または心筋損傷, Ⅱ型：非全層性損傷, Ⅲ型：全層性損傷の3つに分類される. 心膜や損傷では縫合のみで手術終了となることが多く, 予後も比較的良好である. しかし, **全層性損傷であった場合は術前・術中の出血量が多く, 死亡率も高くなる**. 損傷部位でも出血量や重症度に差が出る. 右心系は壁が約5 mmと薄く, 壁が破れると出血多量となる. 左心系は壁が厚く, 出血量も少ない (図2). しかし後面からの出血だと止血に難渋することがある.

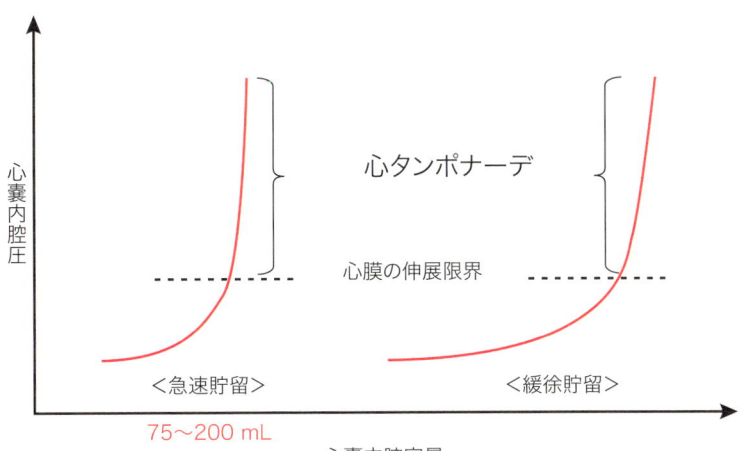

図1 ● 心嚢内腔圧と容量の相関関係
心膜の進展限界を超えるまで血液が貯留すると，急激に心嚢内腔圧が上昇し，心タンポナーデに至る．バイタルが落ち着いていたとしても急変する可能性があり，手術タイミングを逸してはならない

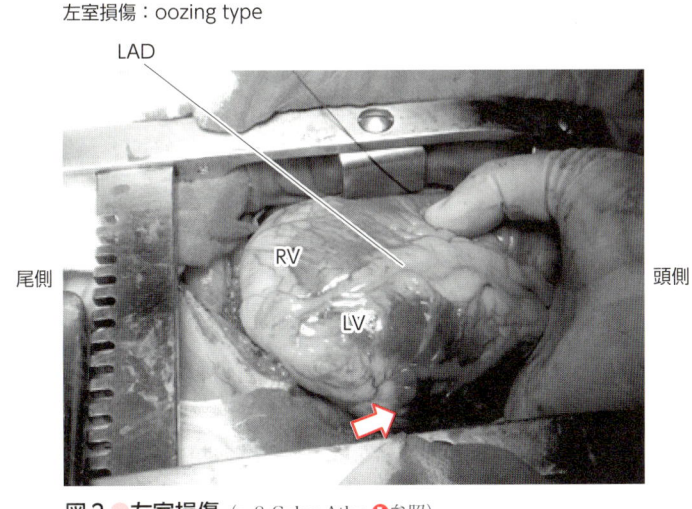

図2 ● 左室損傷 （p.8 Color Atlas ❶参照）
左心系は右心系に比べ壁が厚く，出血もoozingであることが多い

また，大血管損傷の有無で術後出血量やドレーン管理に違いが出るため確認が必要である．その他，ICU帰室時のバイタルサイン，最終Hb，術中出血量，総輸血量，ドレーン留置部位は引き継ぎ時に把握しておきたい．

❷ 管理のコツ・ポイント

特に注意しなくてはならないのが**再出血**と**心タンポナーデ**である．ICU帰室後血圧低下，

頻脈を呈した場合はドレーン性状と排液量を確認する．ドレーン性状が血性に変化した，もしくは流出が増加した場合は採血にて血算，凝固系を確認する．**ドレーン排液が術後200 mL/時もしくは4 mL/kg/時の血性排液**が持続するときは再出血を疑い術者に相談をする．手術時，術後心タンポナーデを防ぐために心膜はラフに縫合されていることが多い．しかし，凝血塊によるドレーン閉塞が原因で，排液が止まるケースもある．心タンポナーデの検査としてエコーは有用であり（感度100％，特異度96.9％）であり，迅速かつ簡便に施行できる検査である[2]．術後の過度な昇圧は再出血，再破裂を助長するため避けたい．

右心房損傷で縫合した際や冠動脈を損傷し修復した症例などは術後不整脈や急激な心機能低下を来す場合もあり注意を要する．

③ 輸血トリガー

ICU帰室後，少なくとも1回血算と凝固をチェックする．**Hb 10 g/dLを目標に**RCC輸血を行う．出血が持続しており，**フィブリノーゲンが100 mg/dLを下回っている**ときは，優先してFFPの急速投与を行う．落ち着いていればPT％を40％以上に保つようにFFPを輸血する．**血小板は20,000/μL以下**の症例で出血傾向を伴うことが多く，輸血を検討する．

④ 目標体温

外傷後であり**34℃以下での術後管理は凝固障害を合併し**[3]，非常に危険である．**36℃以上を目標体温とする**[4]．術後出血で難渋する場合，輸血判断や再手術の検討とともに体温の維持にも努める．

⑤ 抗菌薬の有無・選択，投与期間

外傷や手術による侵襲により免疫低下が懸念され，初療室のバイタルサインによっては完全に清潔下で手術できない症例もある．腎機能に問題がなければ**CEZ 1 gを8時間おきに投与**し，2，3日で終了とする．縦隔血腫，血胸が感染し縦隔膿瘍や膿胸になった場合は培養提出のうえ緑膿菌をカバーする広域抗生剤を開始する必要がある．

❻ 再手術の適応

　外傷で凝固障害を伴っている場合などは，特に血性排液の持続流出に注意しなければならない．**術後200 mL/時もしくは4 mL/kg/時の血性排液が持続するときは再手術を含めて追加処置を講じる**．また，凝血塊やチューブの屈曲で心囊ドレーンが閉塞した場合は術後心タンポナーデを発症することがある．術後ショックとなり，ドレーン排液が止まっているときは，心タンポナーデの発症を念頭に置く．

❼ ドレーン管理のポイント

　損傷部位を確認し修復した後，ドレナージチューブを留置する．留置部位として胸骨の裏側（前縦隔）に1本，心囊内に1本留置する．外傷性血胸となっている場合は胸腔ドレーンも留置しておく．近年，ドレナージデバイスの発達により，自然開放型ではなく持続吸引システムを選択するケースが増えてきている．J-VAC®/blake® シリコンドレーンでは**凝血塊閉塞を考慮して19Fr.もしくは24Fr.の選択が好ましい**．初療や手術室に常備がない場合は同程度の口径のtrocarや胃管でも代用できる．J-VAC®/blake® シリコンドレーンを用いる場合は，平均して−20〜−40 mmHg程度の陰圧がかかるスタンダード型回収バックに接続する．また，trocarや胃管を留置した場合でも低圧持続吸引装置を用いて，−10 mmHg〜−20 mmHgの設定で持続陰圧管理を行うことが可能である．

❽ 包帯交換のポイント

　術後から連日包交を行い，ドレーン留置部や出血量，排液の性状などを確認する．包交時にドレーンを観察し，術者と相談しながらドレーン抜去タイミングを決める．排液は50 mL/日を抜去の目安として観察する．**48時間以内の抜去が好ましく，遅くとも1週間以内には抜去したい**[5, 6]．ダメージコントロール手術となる症例も多く，必ずしも清潔下での手術になるとは限らず，連日包帯交換とドレーン観察を行い，創部感染症，縦隔膿瘍，膿胸を早期に診断する．

❾ 画像フォローのタイミング

　手術終了後もしくはICU帰室後に胸部X線を撮影し，ドレーンの位置や心陰影，胸水の有無について確認する．バイタルサインが変化した時やドレーンの閉塞が示唆されるとき

に適宜胸部X線を追加する．ドレーン抜去後も心タンポナーデに留意して，心エコーや胸部X線で評価する．縦隔膿瘍や膿胸，無気肺や肺炎の評価目的に可能であれば**術後1週間をメドにCT検査を予定する．**

⑩ ICU退室条件

心囊ドレーン抜去後，バイタルの安定，輸血頻度とHb値の推移再出血，心タンポナーデの評価ののちICU退室を決める．

◆ 文献

必読 1) Rozycki GS, et al：The role of ultrasound in patients with possible penetrating cardiac wounds : a prospective multicenter study. J Trauma, 46：543-51, 1999 ★

必読 2) Roy CL, et al：Does this patient with a pericardial effusion have cardiac tamponade? JAMA, 297：1810-1818, 2008

必読 3) Cosgriff N. et al. Predicting life-threatening coagulopathy in the massively transfused trauma patient: hypothermia and acidosis revisited. J Trauma, 42：857-861, 1997 ★

必読 4) Johnson JW. et al：Evolution in damage control for exsanguinating penetrating abdominal injury. J Trauma, 51：261-269, 2001 ★

5) Saltzman AJ, et al：Comparison of Surgical Pericardial Drainage With Percutaneous Catheter Drainage for Pericardial Effusion. J Cardiol, 24：590-593, 2012 ★★

6) Patel AK, et al：Catheter drainage of the pericardium. Practical method to maintain long-term patency. Chest, 92：1018-1021, 1987

C 胸部

2. 血気胸の術後管理

平　泰彦

Point

- 血気胸に対する試験開胸の適応を知る．
- 血気胸の手術の基本は，①出血と気瘻を止めること，②胸腔内を陰圧に復帰させて維持すること，③胸腔内の血液，滲出液や空気を除去すること，である．
- 本稿では主として，胸腔ドレーンと胸腔ドレナージバッグの管理について解説する．

1 血気胸に対する試験開胸

胸腔内出血の試験開胸の適応をJETEC外傷専門診療ガイドラインは次のように示した[1]．

・胸腔ドレナージ施行時1,000 mL以上の血液を排液．
・胸腔ドレナージ開始後1時間で1,500 mL以上の血液排液．
・2〜4時間で200 mL/時 以上の出血の持続．
・継続する輸血が必要．

また，ドレーン挿入時1,000〜1,500 mLの出血をみる場合，200〜250 mL/時 が3時間以上継続する場合，などが示され胸腔内出血の試験開胸の適応についておおむねどれも似た内容である[2,3]．

最初の出血排液量が1,000 mL以下で，8〜12時間にわたり持続出血が50 mL/時 であれば自然の止血が期待されるので，開胸手術は不要とされる[4]．

肺の循環系は低圧で凝固機能の高い組織であり，肺損傷による出血のため開胸手術を要する症例は少ない．

大量の遷延する気漏，それによる肺の拡張不全も開胸術の適応となる．

血気胸に対する手術術式の基本は①出血に対する止血と気漏を止めること，②胸腔内を陰圧に復帰させて維持すること，③胸腔内の血液，滲出液や空気の除去である．

❷ 血気胸開胸術後の管理

1）バイタルサイン，血液検査

バイタルサインや血液検査は一般の重症管理と同様である．水分バランスは許容範囲内での低値を目標とすることが肺水腫などの合併症対策としては有用である．しかし胸部外傷は複数臓器損傷の合併が多いので症例ごとに対応する．

2）疼痛対策

呼吸は24時間，一生涯続けられる生理的必須運動であるが，開胸手術操作は筋，神経を破壊し，これを障害する．損傷を受けた胸部の呼吸障害をさらに助長する疼痛を軽減させることは必須である．

経口，経静脈的，経皮的，局所投与など種々の投与法と各種薬剤があり，個々に選択してよい．持続硬膜外カテーテル麻酔やpatient controlled analgesia（PCA）なども考慮される．

3）画像のフォロー

a）胸部X線写真（CXR）

外傷性血気胸に対する開胸術後のCXRは必須である．確認の要点は，①肺実質の評価と拡張の度合い，②胸腔内の液体成分（血液，胸水）と空気貯留（気漏の継続）の評価，③胸腔ドレーンの位置や気管チューブの位置の確認，である．

術後定期的なCXR撮影について明確な指針はない．患者の容態に応じてCXRを撮影する．自施設ではおおむね術後2日までルーチンにCXRを確認し，かつ胸腔ドレーンの抜去や新たな挿入，挿管チューブの操作後には，CXRで確認している．

残存気胸の診断では，ポータブルCXRでも見えるdeep sulcus signなどが有名である．近年，胸部エコー検査が普及し，微小な気胸の診断に関してはCXRより優れている．

b）CT

臨床所見やCXR画像での悪化がある場合，詳細な評価と治療方針決定のために胸部CTは有用である．肺損傷，外傷術後のARDS，併発する肺炎，胸腔内液体貯留（胸腔内出血や反応性胸水を含む）の正確な評価やoccult pneumothoraxの検出にCTは有用である．

c）肺エコー

救急・集中治療領域で肺エコーの重要性が認識され，その有用性を示す各種論文が発表されている．気胸の診断には肺エコーが優れている．現在では胸腔内液体貯留，肺水腫や肺炎の評価も可能であり，肺エコーの習得は救急・集中治療医に必須である．

下記に代表的所見をあげる．

- **lung floating sign**
多量胸腔内液体貯留．胸腔内液体貯留のなかに虚脱した肺実質が浮いており呼吸運動や心拍動により揺れている所見．
- **sliding lung sign の消失**
（代表的な気胸のサイン，他に無呼吸，無気肺，肺気腫，ARDS，肺と胸膜の癒着など）．
- **seashore sign の消失**
海辺の砂（肺実質）と波とをイメージさせる正常で出現するサインで，気胸ではこれが消失する．
- **lung point**
肺の拡張し壁側胸膜と接している部と虚脱部（気胸）の境目を示す．
- **B-line**
3本以上出現しB line 同士の幅が7 mm 以内が異常 B Line で，肺水腫や肺炎で出現する．

❸ 胸腔ドレーン管理

1）胸腔ドレーンチューブ（thoracic drainage tube, chest tube）

●トロッカー・カテーテルとソラシック・カテーテルの違いについて（図1）

　トロッカーとは正確には金属製内筒針である．従来，病棟でblindで胸腔ドレーンを挿入する際に使われた．しかし，近年blindでの胸腔ドレーン挿入は重大な合併症が多いため禁忌である，とまで言われる．ソラシック・カテーテルは内筒針が付属せず，手術室で開胸下に挿入された．今では病棟，ERでも皮膚切開を大きめにとり，壁側胸膜をケリー鉗子で破り，指を挿入して胸膜腔と肺実質を確認（digital exproration）してからドレーンチューブ（内筒針のトロッカーなし）を鉗子で把持し，指で誘導しながら挿入する，ソ

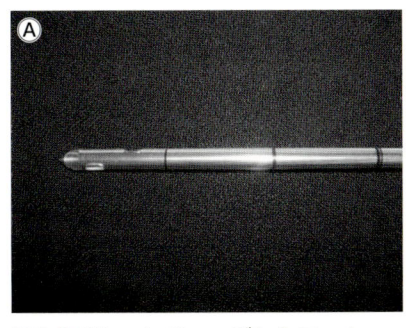

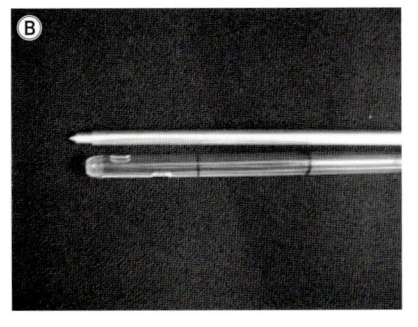

図1 ● ドレーンチューブとトロッカー
Ⓐ：胸腔ドレーンチューブ，トロッカー・カテーテル．金属製の内筒針（棒上のもの）をトロッカーという．トロッカーがドレーンチューブの中に挿入された状態．
Ⓑ：内筒針（トロッカー）を抜いた図．術中に挿入されるドレーンの多くは，術野の皮膚から挿入されるので，内筒針のないソラシック・カテーテルがよく使用される

ラシック・カテーテルが汎用される．トロッカーカテーテル（TROCAR CATHETER）とソラシックカテーテル（THORACIC CATHETER）はともに商品名である．

2）外傷性血胸，気胸における至適胸腔ドレーンのサイズは？

挿入する胸腔ドレーンの太さは，胸腔内から排出する対象の性状，気体か液体（血液や膿性排液）か，そしてその量で決まる．内径はFr（French）で表現され，Fr番号/3がおおむね内径の直径（mm）である．気漏のドレナージであれば，細い径の例えば，24Fr以下のサイズでよいが，粘性の高い血液や膿性胸水であれば太い径の32〜36Frなどが適している．胸部外傷非手術例では32〜36Frなど太い径のドレーンを選択することが多い．開胸手術により止血と気漏停止をなし得たと判断した場合，おおむね28〜32Frサイズのドレーンを挿入している．

遺残血液，ドレーン留置期間，処置後の合併症について，28〜32Fr群と36〜40Fr群とで比較し，両群で成績に差はなく，疼痛についても両群で差はないとの報告がある[5]．

4 胸腔ドレナージバックの管理

1）胸腔ドレナージバックの原理

胸腔排液用装置またはチェスト・ドレーン・バックといい，原理は3連ボトル・システムである（図2）．

構造は図2Bに示すように，①排液貯留部，②水封部と③吸引圧調節部からなる．

①：排液貯留は，胸腔内と直接に通じており胸腔内の液体や気体を貯留する．

②：水封部は①と連結したチューブがわずか1〜2cmの水に浸っている（図2, 3）．こ

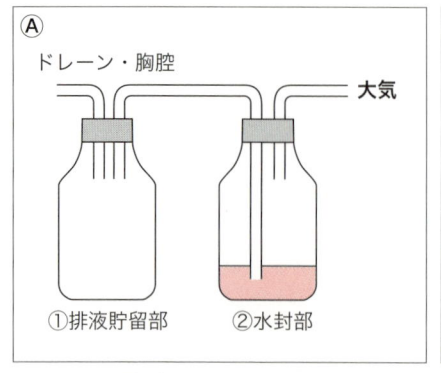

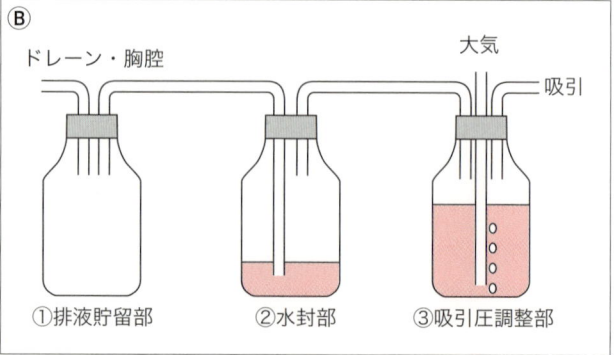

図2 ● 3連式ボトル・システムの原理図
Ⓐは水封下（water seal）の状態，積極的吸引をしない．Ⓑは吸引圧調整部分を備えたもの．
①排液貯留部，②水封部，③吸引圧調整部

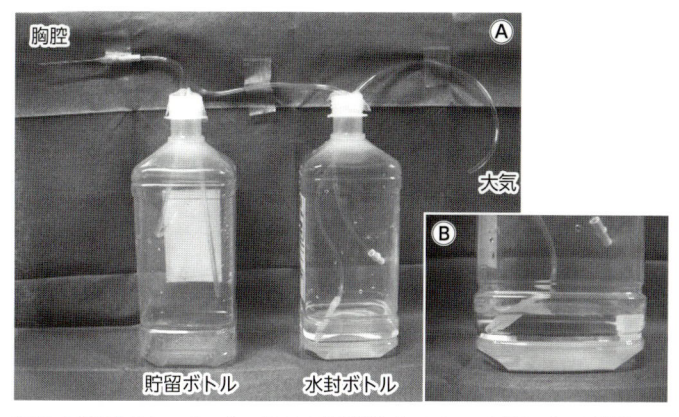

図3 ● 胸腔ドレーンバックの水封部分までを，病棟にある器具でつくったもの
研修医教育にも役立つ．Ⓑは水封部のチューブが水に浸っていることを示す

の水が重要で，胸腔内と連続した水面下のチューブが水により大気と胸腔とを遮断，封鎖しており，これを水封（water seal）という（図2A）．③の吸引圧調整部を除いて考えると理解しやすい．水面上のチューブは③がなければ大気に開放されている．胸腔内が陰圧（大気に対して負の圧）になると水面下にあるチューブのなかで陰圧に応じて水位が上昇する．逆に胸腔内が陽圧（大気に対して正の圧）になると，この水を介して気泡が出現し大気側へ放出される．日常"water sealにする"とはこのことで，積極的な陰圧をかけず，胸腔内と大気を水で封をすることを意味する．

③：吸引圧調整部で，別の吸引装置や壁備え付けの配管からの強い吸引圧をかけても，中央に挿入され水に浸っているチューブが大気を吸い込むことで，強い吸引圧を即座に中和させ，任意の吸引圧を設定できる．吸引圧はボトル内の水の高さで設定する．これを持続低圧吸引という．

2）術後は水封下または持続低圧吸引？

胸腔ドレーンの吸引圧は通常－20〜－10 cmH$_2$Oで開始されることが多い．吸引圧の設定は，排出する対象による．

a）気体の排出（気胸）

特発性気胸では通常，水封下におき，気漏の有無とCXRで肺の拡張を確認する．肺拡張不全があれば吸引圧－10 cmで吸引を開始し，必要に応じて吸引圧をあげる．

b）液体の排液

－20〜－15 cmH$_2$Oの吸引圧から開始し，肺の拡張不全や胸腔内液体残存により吸引圧を上げる．

c) 肺切除術術後の胸腔ドレーン管理

RCTのシステマティックレビューでは，水封下管理と－20 ～－10 cmH$_2$Oの吸引管理では，遷延性気胸発生率，ドレーン留置期間，入院期間に差はなかったと報告がある[6, 7]．解剖学的肺切除（肺葉，区域切除のこと）術後で気漏がない場合は，ドレーンを水封下におくことで，ドレーン留置期間と在院期間が短縮した，と報告がある[8]．肺悪性腫瘍に対する肺葉切除術後では水封下管理が術後気漏の防止には有効である，と報告がある[9]．RCTで，持続吸引は肺葉切除後にルーチンに行うことは不要で，遷延する気胸に対して有効と報告がある[10]．肺手術後のドレーンについて，水封下管理と持続吸引管理との間に差はなかった，とメタアナリシスでの報告がある[6]．

d) 外傷における胸腔ドレーン管理

必ずしも外傷開胸術後ではないがRCTで吸引と水封下管理で治療成績に差はないと報告がある[11]．RCTで，穿通性胸部外傷では持続低圧吸引（continuous low pressure suction）することで胸腔内血液排出が良好で，血胸のための開胸術を避けられた，と報告がある[12]．

種々の報告があるが，自施設では，血気胸開胸術後の状況で，術中の止血と気漏停止は完遂されたと仮定すれば，水封下管理でよいと考える．ドレーンバックの気漏の有無と量，CXRでの肺の拡張具合により持続吸引を考慮する．空気の排出には－10 cm程度の吸引で開始，適時調整する．血液や膿性胸水が対象なら－20 ～－10 cmH$_2$Oから開始し調整することを原則としている．

❺ ドレーン抜去の適応，タイミング

1）抜去の目安

a) 気胸の場合

肺の完全な拡張と気漏の停止，また吸引を中止しても肺の拡張が良好なことが条件である．微量の気漏を疑い，判断に迷うときにはクランプテストを行い，気漏の有無を確認してもよい．クランプテストとはドレーンを鉗子などでクランプし，例えば，2，6，12時間後にCXRで気胸の再発を確認する方法である．ただし，クランプには緊張性気胸併発のリスクがあるので，密な観察が必要である．

無気肺がある場合はドレーン抜去には注意を要する．無気肺が解除され気道が開通した後に，気漏が再発することがある．

b) 胸水の場合

肺の完全な拡張があること．胸水の性状が非血性，非膿性であり，排液胸水の量が100 ～

300 mL/日以下であることなどが条件である．
　Cerfolio らは胸腔ドレーン抜去は，450 mL/日以下の排液量と肺拡張を目安とすると述べ，微小な気漏については Thopaz unit という気漏測定機器を推奨している．この機器で気漏が 20 mL/分以下で 4 時間以上継続すれば，抜去は安全であると述べている[13, 14]．
　自施設では，ドレーン抜去は排液の性状が非血性，非膿性で 200 mL/日 以下を指標としている．

2）ドレーン抜去の実際

●ドレーン抜去は，最大吸気時または最大呼気時，どちらで行う？

　UpToDate では深吸気時に呼吸を止めた状態で，一挙にドレーンを抜去すると記載されている[15]．
　しかし，ドレーン抜去は，吸気時，呼気時のどちらでもよい[16]，ドレーン抜去は最大呼気時に抜去する方が，最大吸気時に抜去するよりも，臨床的に有意ではないが気胸の併発率は少ないと報告がある[17]．
　自施設では，患者に深吸気を促し呼吸を停止させて抜去する．1 人がドレーンを抜去し他の 1 人が糸で創をしばり閉鎖する．抜去する者は，患者を深吸気時に呼吸を止めさせて，"1，2，3"の掛け声とともに一挙に抜去する．
　皮膚切開部は，ドレーン挿入時にあらかじめ，針糸で水平マットレス糸（太い 1 号絹糸など）を置き，前述の抜去する者の掛け声に合わせて，抜去と同時に糸を縛り創を閉鎖する（図 4）．

6 胸腔ドレーン管理のトラブルシューティング

1）有効なドレーンが挿入されているが肺の拡張が不良

a）気漏の量を胸腔ドレーンバッグで確認する

　吸気・呼気時ともに気漏をみれば多量の気漏を示唆する．肺からの気漏がドレーンによる排気を上回るときには吸引圧をあげる．さらに，胸腔ドレーンの追加挿入を考慮する．

b）挿入部皮膚から外気の吸引

　痩せた胸壁の薄い患者で挿入部皮膚創を密に閉鎖することに注意する．外気の吸い込みを疑うときは生食食塩液などを皮膚挿入部にたらして水泡の有無，sucking を観察する．
　前述を疑う場合はイソジン軟膏，ゲルなどでドレーン挿入部をシールすることも有用であり，次に挿入部創の周辺に追加縫合して閉鎖する．

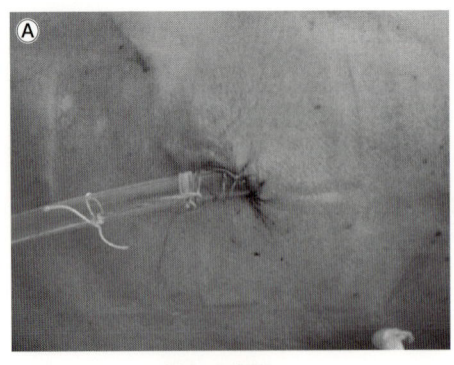

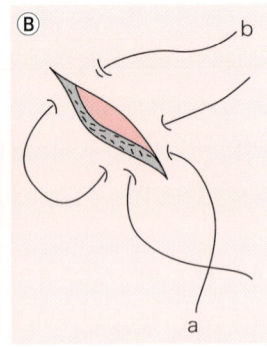

図4 ● ドレーン挿入の実際
Ⓐ：実際のドレーン挿入部と固定．Ⓑ：ドレーン挿入前に予め糸をかける．a糸はドレーン固定糸，b糸は水平マットレス縫合糸．ドレーン抜去の際この糸をしばり，創を閉鎖する．bの糸は結紮せずにドレーンの周りに巻いておき，糸の先端をaの固定糸でしばる．抜去の際には，a糸を切断し，b糸で創を閉鎖する．

2）胸腔バッグで水位の移動がない

a）肺表面や胸壁面へのドレーンの圧着
CXRで肺の拡張や胸腔内液体の排液が十分なら，経過観察でよく，ドレーン抜去を考慮してもよい．

b）凝血塊やデブリスなどによるドレーンの閉塞
手でドレーンが抜けないように固定し，対側の指でドレーンを圧迫，閉鎖しながら胸腔ドレーンバッグ側に引く．ドレーン内に強い陰圧をつくり，閉塞物をバッグ側に除去する方法である．

その他に次のような方法もある．
・Fogrty balloonカテーテルをドレーン内へ挿入し閉塞物を除去する．
・滅菌生食水をドレーンから注入して除去する．

c）胸腔ドレーンバックとの連結のチューブの圧迫や閉塞
患者の体動などでチューブが圧迫閉鎖される．

d）前述を検索し，なお肺の拡張が不完全であれば，ドレーンの追加挿入も考慮する

❼ 血気胸術後の合併症，手術の不完全に対する対応

術後も残存する血胸に対しては，これを排液を徹底することが重要である．胸部外傷で血胸が遺残する率は5〜30％であり，これは膿胸，fibrothorax，肺機能の低下を惹起す

る．必要に応じて複数のドレーンを挿入すべきである．なお追加挿入の胸腔ドレーンでも排液が不完全なら，再手術も考慮する．その際はVATS（video assisted thoracoscopic surgery）が汎用される．再手術の時期として初回手術後4〜7日が適切であり，これを過ぎると線維性癒着などにより再手術が困難となることがある[18]．血胸では胸腔内に凝固血液や線維性の索状物や隔壁が形成されるので単一胸腔とならず隔壁により区域化することがある．

文献

必読 1）「外傷専門診療ガイドライン JETEC」（日本外傷学会/監，日本外傷学会外傷専門診療ガイドライン編集委員会/編），へるす出版，2014

2）Karmy-Jones R, et al：Timing of urgent thoracotomy for hemorrhage after trauma: a multicenter study. Arch Surg, 136：513-518, 2001

必読 3）「Thoracic Trauma And Critical Care」（Karmy-Jones R, et al, eds），Springer US, 2002

4）Flummerfelt P：Tumors of the Mediastinum.「Thoracic Surgery Secrets」（Karamanoukian HL, et al, eds），Hanley & Belfus, 2001

5）Inaba K, et al：Does size matter? A prospective analysis of 28-32 versus 36-40 French chest tube size in trauma. J Trauma Acute Care Surg, 72：422-427, 2012

6）Coughlin SM, et al：Management of chest tubes after pulmonary resection: a systematic review and meta-analysis. Can J Surg, 55：264-270, 2012

7）Qiu T, et al：External suction versus water seal after selective pulmonary resection for lung neoplasm: a systematic review. PLoS One, 8：e68087, 2013

8）Antanavicius G, et al：Initial chest tube management after pulmonary resection. Am Surg, 71：416-419, 2005

9）Okamoto J, et al：The use of a water seal to manage air leaks after a pulmonary lobectomy: a retrospective study. Ann Thorac Cardiovasc Surg, 12：242-244, 2006

10）Prokakis C, et al：Routine suction of intercostal drains is not necessary after lobectomy: a prospective randomized trial. World J Surg, 32：2336-2342, 2008 ★★

11）Morales CH, et al：Negative pleural suction in thoracic trauma patients: A randomized controlled trial. J Trauma Acute Care Surg, 77：251-255, 2014 ★★★

12）Muslim M, et al：Tube thoracostomy: management and outcome in patients with penetrating chest trauma. J Ayub Med Coll Abbottabad, 20：108-111, 2008 ★★★

13）Cerfolio RJ & Bryant AS：The benefits of continuous and digital air leak assessment after elective pulmonary resection: a prospective study. Ann Thorac Surg, 86：396-401, 2008 ★★★

14）Cerfolio RJ, et al：Digital and smart chest drainage systems to monitor air leaks: the birth of a new era? Thorac Surg Clin, 20：413-420, 2010

15）UpToDate® http://www.uptodate.com/ja/home/research（2015年11月アクセス）

16）Bell RL, et al：Chest tube removal: end-inspiration or end-expiration? J Trauma, 50：674-677, 2001

17）Cerfolio RJ, et al：Optimal technique for the removal of chest tubes after pulmonary resection. J Thorac Cardiovasc Surg, 145：1535-1539, 2013 ★★★

必読 18）Pryor J & Flynn W：Initial Management of Thoracic Trauma.「Thoracic Surgery Secrets」（Karamanoukian HL, et al, eds）Hanley & Belfus, 2001

C 胸部

3. 胸部大動脈損傷の管理

栗本義彦, 伊庭 裕

Point

- 外傷性大動脈損傷の保存治療は安静と降圧療法である.
- ステントグラフト内挿術後は損傷部の完全な閉塞が得られていれば退院まで厳重な管理を要さない.
- 開胸修復術は人工心肺を要するため, 術直後は出血および脳脊髄心肺腎機能の慎重な管理を要する.

● はじめに

　　多発外傷合併例が多い鈍的外傷性大動脈損傷（blunt aortic injury：BAI）に対して, 開胸操作および人工心肺の使用を要さない経カテーテル治療としてのステントグラフト内挿術（thoracic endovascular aortic repair：TEVAR）が本邦でも多くの施設で導入されている[1]. TEVAR導入によりBAIに対する超急性期外科治療を低侵襲に考慮できるようになりBAIを含む多発外傷に対する治療戦略も変化している. しかしながら, TEVARが適応されるBAIは大動脈峡部損傷が中心であることや, 若年例に対するTEVARの適応には問題もあり従来の開胸人工血管置換術が選択される症例も経験される.
　　ここでは保存的治療も含め, TEVARおよび人工血管置換術の術後管理に関して記述する.

I. 保存的加療時の管理

　　保存的治療の適応は, **内膜および中膜損傷を生じていても外膜が保たれていて縦隔血腫を伴わないBAIである**（図1）. 同様に**外傷性大動脈解離**（図2）で上行大動脈に解離が及ばず分枝閉塞による臓器下肢虚血を合併していない場合は, 内因性大動脈解離同様に急性期保存治療が選択される.

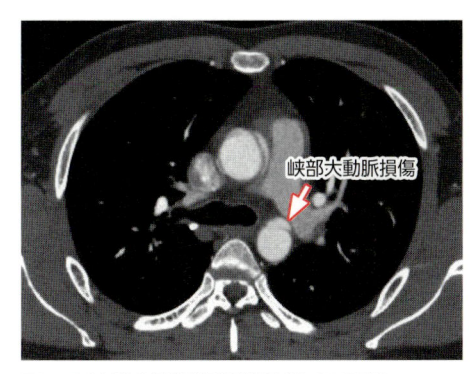

図1　峡部大動脈損傷搬入時CT画像
峡部大動脈に仮性瘤を認めるが，縦隔血腫を認めず大動脈の外膜は破綻していない可能性が高く，超急性期保存治療を選択した

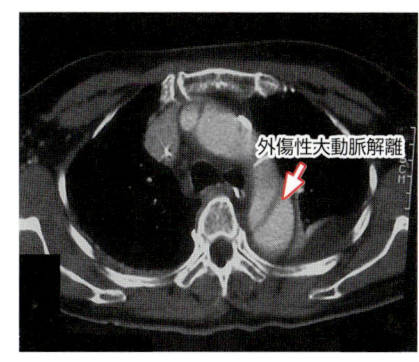

図2　外傷性大動脈解離搬入時CT画像
内因性疾患では左鎖骨下動脈分岐部末梢外弯側にprimary entryを認めることが多いが，本症例は峡部大動脈側にentryを認め，intimal flapの形状等から鈍的外傷による大動脈解離の診断となり，急性期保存治療が選択された

❶ 管理チームへの申し送りおよび管理のポイント

　　破裂を伴わないBAIは鎮静下の厳重な血圧管理は不要であるが，不穏状態等にて血圧管理に難渋する場合はデクスメデトメジン等での軽い鎮静は考慮すべきである．受傷日翌日（もしくは2日後）のCT検査にてBAI悪化所見のないことを確認するまでは，ベッド上安静が適当である．内因性B型大動脈解離時の対応と同様に観血的動脈圧モニターが望ましいが，ベッド上での自力体位交換は未破裂状態であれば認めている．通常の降圧目標は高血圧回避を主目的に収縮期血圧100～120 mmHg（平均血圧70～95 mmHg）を目安とした範囲で超急性期に大きな問題は生じない．内因性大動脈緊急疾患に対する降圧薬はβ遮断薬が推奨されてきた経緯もあり，貧血を含め血管内ボリュームの影響を除外した頻脈高血圧症例ではCa拮抗薬にβ遮断薬併用を考慮する．

　　縦隔血腫を伴う（大動脈全層破綻を生じた）BAI疑いもしくは診断が確定（図3）した後は完全鎮静下での血圧管理を開始するのが望ましい．他部位損傷の評価に意識状態の観察継続を要する場合はデクスメデトメジン等による鎮静を選択する場合もある．縦隔血腫を伴う仮性瘤は外科治療の適応だが受傷日に緊急手術を適応できないこともあり手術までは保存治療を継続する．基本的には収縮期血圧100 mmHg前後（平均動脈圧70～80 mmHg）を筋弛緩薬投与人工呼吸器管理下に受傷後1日以上は維持する方針とする．尿量が維持され，LactateやSvO₂値などの全身循環状態を代表する指標値に異常を認めなければ，収縮期血圧100 mmHg以下の低血圧状態であっても昇圧薬の投与は控えるべきである．頭部外傷を合併し脳灌流圧維持を要する必要性がある場合は脳圧の値に応じて目標血圧を高く設定せざるを得ない症例を例外的に経験する．

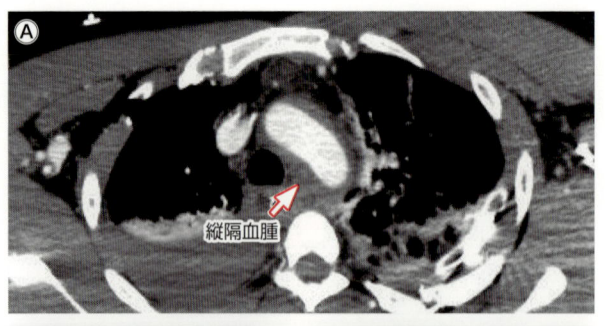

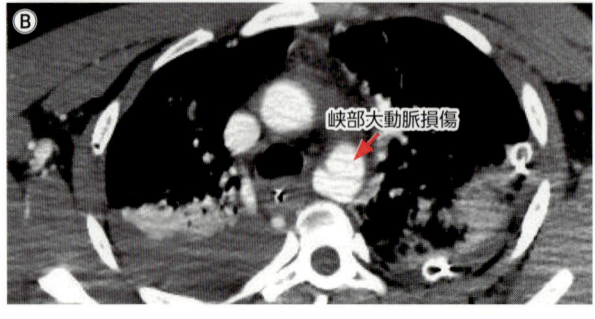

図3 ● 峡部大動脈損傷搬入時CT画像
峡部大動脈に大きな仮性瘤を認め（Ⓑ➡）上縱隔を中心に縱隔血腫を認める（Ⓐ➪）

❷ ICU退室までの目安

　何らかの理由で外科治療に進むことのできない縱隔内破裂BAI症例においても，受傷後2，3日を経過すると安静継続状態では再破裂の危険性は低下すると考えられている．数回のCTフォローにてBAI仮性瘤の悪化を認めなければ，受傷後3，4日目に深い鎮静を解除し人工呼吸器管理からの離脱を試みる．受傷後1週を目処にベッド上安静を徐々に解除してICU退室を考慮する．

Ⅱ. TEVAR後の管理

　造影CTにて大動脈形態がTEVARによる治療可能と判断され使用予定ステントグラフトシステム準備可能であれば，受傷直後においても施行可能な治療法であるため，超急性期TEVAR術後に関して記述する（合併する他臓器損傷に対する対応に関しては省略）．

❶ 執刀医から管理チームへの申し送り

　受傷直後のTEVARは術前検査が十分でない可能性があり，術後の合併症等を予期するためにいくつか注意を要する．アクセス部位（大腿動脈および腸骨動脈），術中ヘパリンの使用状況，ステントグラフト留置範囲，エンドリークの有無，周術期血行動態の情報を報告する．

❷ 管理のコツとポイント

1）ステントグラフトシステム挿入に伴う腸骨動脈損傷に注意

　動脈硬化性大動脈疾患の高齢者に対する通常のTEAVRは腸骨動脈の石灰化および狭窄病変によるアクセストラブルに注意を要するが，BAIの場合は高齢者においても重症の動脈硬化性病変を伴うことは経験的に少ない．逆に若年者の腸骨動脈が小口径であることに注意を要する．現在の胸部ステントグラフトシステムは最小口径でも7 mm以上（最大9 mm）あり6 mm以下の外腸骨動脈症例ではTEVAR時に大腿動脈から腸骨動脈領域の損傷（解離および破裂）の有無に注意を要する．出血に関しては通常アクセスに問題があった症例では，ステントグラフト留置に続き，腸骨動脈領域の血管造影（digital subtraction angiography：DSA）を術中に施行しているので，参考とする（図4）．臨床でのアクセストラブルの多くは腸骨動脈解離およびステントグラフトシステム挿入部の大腿動脈損傷である．腸骨動脈解離を合併しても足背動脈等の末梢動脈拍動良好な症例は下肢灌流良好と判断して経過観察とする．大腿動脈以下の末梢動脈拍動が消失しており患肢に虚血症状を認める場合はDoppler音聴取有無によらず外科的修復もしくは経カテーテルによる修復を考慮する必要がある（図5）．

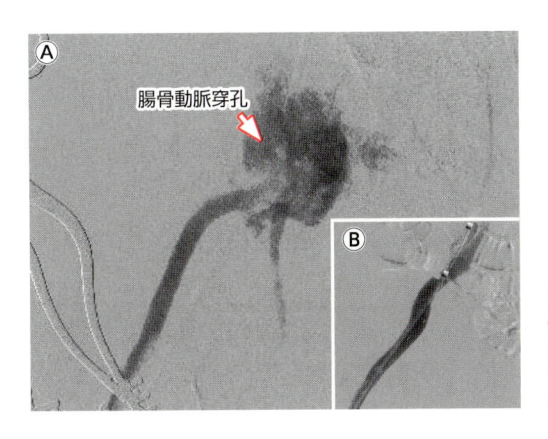

図4　医原性腸骨動脈穿孔術中DSA画像
TEVAR術中には外腸骨動脈中枢端周辺での損傷頻度が高く同部より大量に造影剤が後腹膜腔へ流出している．右内腸骨動脈をコイル塞栓施行し損傷部に小口径ステントグラフトを留置し止血を得た（Ⓑ）

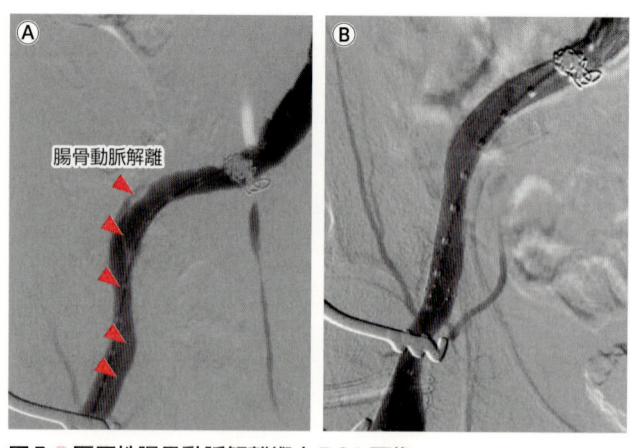

図5 ● 医原性腸骨動脈解離術中DSA画像
TEVAR術中に右外腸骨動脈の解離を生じ（Ⓐ ▶）右大腿動脈拍動減弱を認めたため術中にself-expandable stentを留置した（Ⓑ）

2）超急性期TEVARではヘパリン使用法に注意

　多発外傷例では出血量にもよりますが，TEVAR施行直前のACT（activated coagulation time）は通常延長している．単純な大腿動脈遮断による短時間のTEVARであればACT＞200秒あれば全身ヘパリン化は必須ではない（待機的TEVARでは通常ヘパリン投与しACT＞250秒にて大腿動脈遮断中は管理する）．他部位損傷からの出血を考慮すると，可能であればヘパリン未使用，必要時においても最低限量（経験的には2,000〜5,000単位）であることが望ましい．ICU帰室時には術中ACT値の情報を入手し，終了時のプロタミン硫酸塩（通常ヘパリン1,000単位に対して10〜15 mg使用）投与の有無情報とともにACTが正常値に修正されているか確認が必要である．

3）ステントグラフトにて左鎖骨動脈を犠牲閉塞する可能性あり

　ステントグラフトの留置範囲は損傷部位により規定されるが，臨床で頻回に経験する峡部損傷の場合は中枢ネック長確保のため左鎖骨下動脈（LSA）周辺からの留置となるため，LSAの犠牲閉塞（左総頸動脈を閉塞させる位置からの留置は左頸動脈への人工血管バイパス設置を要するため急性期の治療として現実的ではない）の有無を確認する（図6）．LSAの単純閉塞は一部の症例で左上肢のclaudicationを認めるのみで，緊急手術を考慮すると許容される術式である．しかし，高齢者においては動脈硬化により右椎骨動脈からの灌流が乏しい症例も存在し，非高齢者においても高度に左椎骨動脈が優位の形態も経験される[2]．待機的TEVARでは，術前検査にて左椎骨動脈からの灌流に小脳および脳幹が依存している可能性が示唆された症例にはLSAの外科的再建（LSAの左総頸動脈への吻合もしくは右腋窩動脈左腋窩動脈人工血管バイパス術等）を先行させることがある．また，BAI

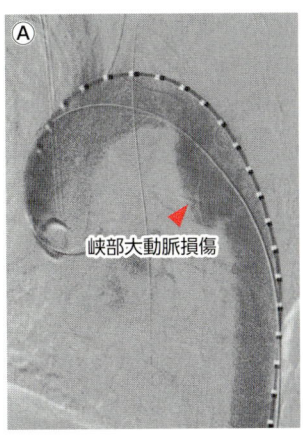

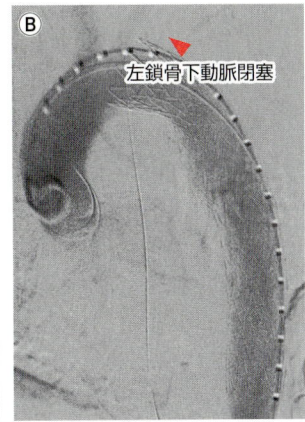

図6● 峡部大動脈損傷に対する術中DSA画像
中枢ネック長確保のため左鎖骨下動脈を犠牲閉塞（B▶）させて受傷後3時間で緊急TEVARを施行した

に対するLSA犠牲閉塞に関してのピットフォールとして頸椎損傷を合併する症例で椎骨動脈解離が併存している可能性がある．搬入時造影CTのaxial画像単独では椎骨動脈解離を見逃す可能性があり，超急性期TEVAR施行時にLSAを犠牲閉塞し脳幹領域の灌流障害にて意識障害が遷延した症例の報告がある[3]．超急性期においても症例によってはLSA再建の同時施行を考慮する必要がある．

4) ステントグラフト留置にて脊髄虚血のリスクあり

　従来BAIに対する開胸修復術を施行してきた時代は脊髄虚血による対麻痺が問題となっていたが，TEVARにおける脊髄虚血はステントグラフトをAdamkiewicz動脈（大前根動脈）が分岐する頻度の高い横隔膜周辺レベルを含む広範囲の留置を要した症例に限られる傾向がある．峡部大動脈周辺にステントグラフトを留置することの多いBAIに対するTEVARでは，脊髄虚血のリスクは比較的低い．しかし脊髄灌流はAdamkiewicz動脈を含めた多領域からの血流で保たれており，大量出血にて血行動態が不安定な多発外傷例にLSA単純閉塞が加わると脊髄虚血のリスクも上昇するため，術後は経時的に下肢麻痺等の神経学的検査を継続する必要がある．開胸修復術で経験する脊髄虚血は，術直後から認めることが多いが，TEVAR術後は経時的に発症頻度は低下するものの，術後1週間程度までリスクは持続する．貧血および血行動態の管理は脊髄虚血に限らず外傷患者の治療に重要だが，ほかに脊髄虚血に特徴的な治療法としては脊髄への血液灌流圧を上昇させる目的に脳脊髄液ドレナージの施行が有効と報告されている[4]．穿刺留置するチューブサイズは太く，体位や腰椎疾患および止血凝固能障害の問題から合併症も懸念されるが，対麻痺の重篤性を考えると可能であれば施行したい処置である．

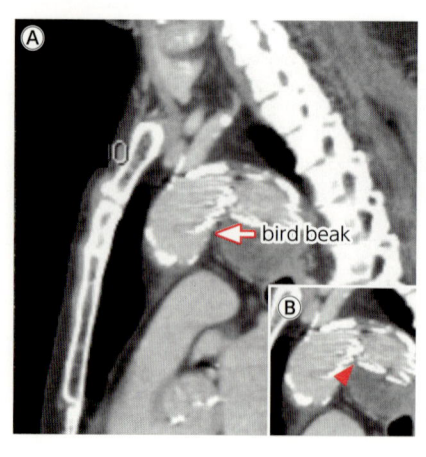

図7● TEVAR後CT画像
左鎖骨下動脈を半閉塞させてステントグラフトを留置し，大動脈瘤の血栓閉塞は得られたが，中枢ネック長不足にてステントグラフト先端内弯側が浮いている（Ⓐ ⇨）．ステントグラフト内弯と大動脈壁の隙間が鳥の嘴に近似するためbird beakと称される（Ⓑ ▶）

一口メモ　脊髄虚血に対する脳脊髄液ドレナージ（CSFD）

当院でのプロトコールを紹介する．ドレナージチューブ留置後患者は完全仰臥位，外耳道の高さを基準として＋12 cmH$_2$Oの位置からドレナージを開始する（＋10〜15 cm H$_2$Oの間で調整）．排液量は20 mL/時を超えないように注意し，排液量が30分で15 mL以上のときは30分間チューブをクランプする．再開時は1 cmH$_2$O脊髄液圧を上げる．また排液量が10 mL/時以下のときは1 cmH$_2$O下げる．1日の排液量は300mL/日を超えないよう設定し，排液量が少なくても頭蓋内出血などの合併症を考慮し，＋10 cm H$_2$O以下には設定圧を下げない．ベッド移動，体位変換の際は急激な排液の可能性があるため，ドレナージチューブのクランプを徹底する．

5）TEVARの有効性判断にbird beakをチェック

　適切にステントグラフトが留置されれば，BAI症例は中枢および末梢ネック相当の大動脈が基本正常であることと病変部が限局されていることから，仮性瘤の破裂予防効果は十分期待できる．峡部大動脈損傷の場合，適切にステントグラフトが留置されていることを確認する1つのポイントはグラフト中枢端内弯と大動脈弓部内弯の密着の有無である．弓部大動脈内弯にグラフトが追従していない場合，三角形の隙間が残存しbird beak（図7）とよばれる．Bird beakは必ずしも仮性瘤へのエンドリーク残存を意味するものではないが，逆にBAI症例でbird beakを認めない場合は，治療効果が高い可能性が示唆される．峡部の仮性瘤へ血流が残存すると，仮性瘤破裂のリスクに加え，解剖学的な理由から致死的合併症としての大動脈気管支瘻や食道瘻などにつながるリスクも残存することとなる．

6）若年例でステントグラフト虚脱のリスクあり

　現在は小口径のステントグラフトが使用可能になってきており，以前にBAIに対するTEVARにて報告されたサイズミスマッチ（若年例の細い大動脈内へ比較的大きなステントグラフトを使用せざるを得ない状況下で生じる）によるステントグラフト変形虚脱のリ

スクは低下したと考えているが，術後ICUでの突然の両下肢動脈拍動消失（上肢の動脈圧は上昇）に伴う循環不全は胸部下行大動脈に留置されたステントグラフトの虚脱を疑う必要がある．緊急にCT等の画像検査を施行しステントグラフト内腔確保と腹部および下肢への灌流再開処置（多くは血管内治療で可能）を検討する必要がある[5]．

❸ 再手術の適応

術後の造影CTにて仮性瘤内に血流が残存している場合は中枢側にステントグラフトを追加する等の外科的再治療を検討する．しかし，臨床では形態的に困難である場合もあり，超急性期は厳重な保存治療を継続することも選択肢となる．

頻度は少ないが，大腿動脈露出操作によりリンパ瘻が持続する症例を経験する．圧迫保存治療にて軽快する症例も多いためICU滞在中に再手術を考慮する必要性は少ない．

❹ ICU退室条件

重篤な合併症を中心に説明したが，実際はステントグラフトが適切に留置された瞬間にBAIを合併しない外傷例としての管理が可能となり，開胸修復術に比して厳重な術後管理を要さないこともTEVARの大きなメリットと考えられる．TEVAR術後CTにてBAIに留置されたステントグラフト外（通常は仮性瘤内）に造影効果を認めなければ仮性瘤は閉塞されたと理解してICU退室可能となる．

Ⅲ. 人工血管置換術後の管理

超急性期に人工血管置換術が選択される状況は，多発外傷例が多いBAIでは限られる．形態的にTEVARの適応がない上行および弓部大動脈損傷（図8）は外科的修復に人工心肺を要し全身ヘパリン化が必須となるため，他部位損傷からの出血リスク回避目的に受傷日当日は厳重な保存治療にて開胸人工血管置換術のタイミングを決定するのが一般的である．峡部大動脈損傷でも，損傷部が弓部大動脈内弯に近接していてステントグラフトにて治療困難な形態や若年例（図9）では開胸修復が選択されることもある．若年例では，遠位弓部から近位下行大動脈にかけて急峻な屈曲を認めることが多い解剖学的な要因に加え，大動脈径が20 mm以下の小口径であることや，さらには術後50年に及ぶ長期遠隔成績が不明等の理由で開胸修復術も選択枝となる．しかし，峡部大動脈損傷では左開胸アプロー

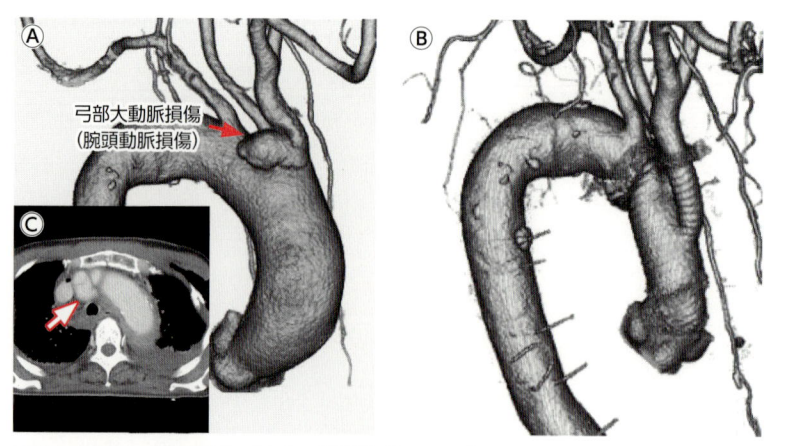

図8● 弓部大動脈損傷に対する術前術後CT画像
腕頭動脈根部を含む弓部大動脈損傷（Ⓐ）72歳症例に対し厳重な保存治療の後に受傷後5日目に弓部大動脈人工血管部分置換術を施行した（Ⓑ）．Ⓒは術前CT
（Ⓑ，Ⓒは文献6より転載）

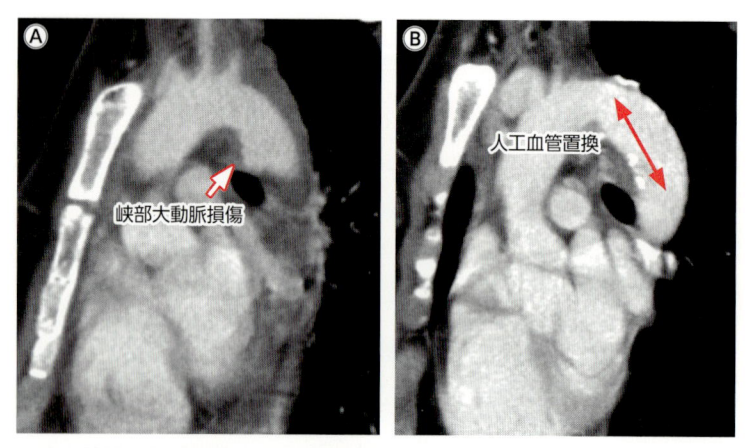

図9● 峡部大動脈損傷に対する術前術後CT画像
17歳と若年症例のため厳重な保存治療の後に，受傷後22日目に近位下行大動脈人工血管置換術を施行した（Ⓑ ↔）
（文献6より転載）

チとなるため，脊椎（脊髄）や骨盤損傷合併による右側臥位不能例や，肺損傷症例では，術野確保目的の分離換気困難であり超急性期の開胸修復は限定される．ここではBAIに対する開胸修復術後の留意点を記述する．

❶ 執刀医から管理チームへの申し送り

アプローチ（胸骨正中切開および左開胸），人工血管置換範囲，脳および脊髄保護情報（選択的脳灌流や低体温循環停止），術中輸液輸血含めた水分バランス，術中の血行動態

（降圧および昇圧薬の使用状況），術中体温管理，ヘパリンの使用状況（プロタミンの使用情報とACTの経過），留置ドレーンチューブ情報，気道出血の有無と動脈血データ経過（左開胸時は左肺損傷の観察所見）を報告する．

❷ 管理のコツとポイント

1）上行弓部大動脈領域のBAIに対する人工血管置換術

a）開胸人工血管置換術直後は出血のコントロールとボリューム管理

　非外傷例に対するものと同様に，胸骨正中切開にてアプローチされ人工心肺下に手術が施行される．特に上行遠位から弓部にかけての人工血管置換が必要な多くの症例では，超低体温循環停止法[7]や，低体温循環停止併用での逆行性脳灌流法[8]または選択的脳分離外循環法[9]などの補助手段を用いて行う．術後管理の中心は，循環の安定と出血のコントロールである．外傷に対する手術症例は内因性大動脈疾患症例と異なり併存疾患を有しない場合が多く心肺機能が良好な症例では強心剤を必要としない（または少量のみで）管理が可能で，出血量や尿量などを加味して適正なボリューム管理を行うことが大切である．

b）術中低体温補助を要した症例では止血凝固能保持に輸血補充

　低体温を用いた手術の場合，術後留意点として出血傾向の助長と肺障害がある．そのため多発外傷の多いBAIに対する人工血管置換術では，ほかの外傷部位の出血がコントロールされていることが望ましく，仮にコントロールされていたとしても出血傾向の悪化により術中術後に出血が再燃するリスクがある．ドレーンは通常，胸骨後面の縦隔と心囊に1本ずつ留置するが，胸膜が開いて胸腔との交通ができた場合や，胸腔内に液体貯留を認めた場合は縦隔経由で胸腔ドレーンが挿入される．ドレーンの詰まりによる心囊内血腫は心タンポナーデを引き起こすため，ドレーンのミルキングを適宜行い，詰まりを予防する．出血が続く場合は血行動態にも悪影響を及ぼすため，血液検査を参考に不足しているフィブリノーゲンや血小板をFFPや濃厚血小板液などの血液製剤で補充する．また，低体温による肺障害により酸素化能が低下することもあり，肺損傷を合併している症例では人工呼吸器管理から肺理学療法まで含めた呼吸管理が重要になる．

c）上行および弓部人工血管置換術では脳合併症に注意

　上行弓部大動脈領域における手術では，脳合併症の発生に注意が必要である．術中の循環停止や低灌流による脳循環不全の影響や大動脈内粥腫および血栓などの飛散による脳塞栓が主な原因である．そのため術中から近赤外線モニターなどを用いた脳モニタリングを施行し脳合併症の早期発見を試みている．術後はほかの外傷の状況にもよるが，可及的早期に意識を確認し，神経学的な異常がないか評価することは大切である．出血の問題なく

循環が安定している状況では早期に鎮静を中止し意識状態の回復を確認, 酸素化および呼吸状態が許せば抜管する.

2) 峡部を含めた遠位弓部から下行大動脈のBAIに対する人工血管置換術

非外傷例と同様に左開胸アプローチが選択される. 損傷部位により第3～5肋間のレベルでの開胸を行うが, この部位のBAIでは肋骨骨折や肺挫傷などを合併していることも多く肋間開胸や肺を圧排する際には注意を要する. 下行大動脈の人工血管置換を行う際は, 部分体外循環や左心バイパスなどの補助循環を用いて末梢側大動脈の灌流を確保してから大動脈は遮断される[10]. 超急性期症例ではヘパリンコーティング回路によるPCPSを用いてヘパリン非使用下での部分体外循環の試みも報告されている[11].

a) 下行大動脈人工血管置換術では脊髄虚血のリスクあり

下行大動脈置換術で危惧される合併症としては脊髄障害が重要である. 脊髄への主な血流供給はTEVARの項で説明した通り, 肋間動脈や腰動脈を介して前脊髄動脈へ灌流されることが多く, 下行大動脈の置換範囲が広くなるに伴い犠牲になる肋間動脈が増える. そのため人工血管への置換範囲は大動脈損傷の小範囲にとどめるようにしている. TEVARの項でも説明したAdamkiewicz動脈が術前検査で同定されている場合は, 脊髄障害の発生を回避する目的に肋間動脈を再建することもある. 非外傷性大動脈疾患に対する待機的下行大動脈手術では, 術前からの脳脊髄液ドレナージや術中MEPモニタリングなどの脊髄障害の予防および早期発見に対する対策が講じられている. しかし, BAIによる緊急手術への応用は難しいため, BAI術後は既述の脳合併症同様に早期に鎮静レベルを下げ両下肢の神経学的検査を施行することが勧められる. また, 脊髄障害予防の観点からは側副血行路を介した脊髄への血液供給を促進するために, TEVARのときと同様に術中術後の血圧は平均血圧80～90 mmHg以上の高めの血圧を維持することが望ましい[12]. しかし, 血圧は他の外傷部位からの出血への影響もあるため, 総合的に判断して症例ごとに目標血圧を設定することになる.

b) 左開胸アプローチでは肺合併症に注意

左開胸の大動脈手術では分離肺換気を用いて左肺を虚脱させる必要があり, 血気胸を含め右肺損傷を合併している症例では, 術中の換気を保つこと自体が困難である可能性がある. また, 術中に左肺の圧排を要するため左肺出血を生じることもあり, 左肺損傷合併例では体外循環による出血傾向と相まって気管内出血の管理に難渋する可能性がある. 左肺からの気管内出血が持続する場合は, 右肺のみで換気が維持できれば分離肺換気を継続する. 血液製剤の補充などを行って出血傾向を是正して止血を図り, 肺損傷の程度にもよるが可能であればhigh PEEPによる呼吸器管理や適時気管支鏡による血痰の除去を検討する. 開胸手術後の無気肺の予防や解除にAPRVモードの人工呼吸器管理が有効なため適応可能例では考慮する. 他部位の外傷により体位に制限が多いが可能な範囲で肺理学療法を

積極的に行うことも重要である．胸腔ドレーンは肺損傷により気漏が残存している症例では肺前面から肺尖に向けて1本，出血回収用に肺背側や横隔膜背側に1，2本留置される．ドレーンの詰まりにより血気胸による換気障害を引き起こすので，ドレーンのミルキングを適宜行い，詰まりを予防する．出血が続く場合は既述の通り血液製剤で補充する．

c) 左開胸アプローチ例には疼痛管理も重要

覚醒後の疼痛は，呼吸状態の悪化や末梢血管抵抗の増加による循環への悪影響を生じる．また，リハビリテーションの遅延にも結びつくため，適宜鎮痛を図る必要がある．NSAIDsの点滴または内服を行うことが多いが，無効例では急性期にフェンタニルなどの麻薬を用いることもある．左開胸待機手術例では手術前日に硬膜外チューブが留置可能であると術後疼痛管理に有用である．

❸ 再手術の適応

出血により血液製剤の補充でも血行動態が安定しない場合や，ドレナージチューブ機能不良による心タンポナーデや大量胸腔内血腫除去の必要が生じた場合は，外科的な再止血術もしくは血腫除去術を行うことを検討する．再開胸止血術を考慮するドレナージチューブからの出血量の目安としては，短時間のうちに200 mL以上の大量の出血や数時間持続する1時間100 mL以上の出血である．またドレナージされる血液の性状にも配慮し，循環血液と同等のHb濃度は活動的な出血が示唆される．

頻度は少ないが下行大動脈人工血管置換術例では胸管損傷（多くは術中操作）による乳糜胸に対する再手術も経験する．脂肪制限食にて軽快することも多いためICU滞在中に再手術を検討する必要性は少ない．

❹ ICU退室条件

少量以下の血管作動薬の持続点滴にて循環が安定しており通常量の酸素投与にて呼吸状態が安定していればICU退室を検討する．

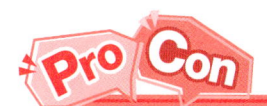

Pro Con 論点のまとめ

峡部大動脈損傷のように外科的治療法として従来の開胸修復術に加えてTEVARの選択肢があるBAIへの対応は，現在TEVARが選択される傾向にある[13]．本邦においてもBAIの緊急TEVAR施行可能施設も増加しており[1]，今後は欧米同様の治療法選択となっていくと思われ

る．BAIに対するTEVARの術後20年，30年の遠隔成績は不明だが術後5年レベルでの成績は良好と報告されている[5]．TEVARは低侵襲だが損傷形態により適応が限定されることを理解し，開胸修復術を含め症例ごとに適切な治療方針を決定することが重要である（表）．

表　大動脈損傷に対する治療法の比較

	保存治療	人工血管置換術	ステントグラフト内挿術
適応	外科治療の非適応例（もしくは術後）	形態的な制約が少ないが超急性期は困難例多い	形態的にステントグラフト適応例（他臓器損傷の制約少ない）
メリット	外科治療まで破裂防止	大動脈瘤の形態にかかわらず治療効果が高い	低侵襲で超急性期から適応可能
デメリット	効果不十分で安静長時間	手術侵襲が高く死亡率や合併症の頻度がやや高い	長期成績不明で定期的な画像検査を要する

文献

1) Tagami T, et al：Thoracic aortic injury in Japan-nationwide retrospective cohort study. Circ J, 79：55-60, 2015 ★★

2) Kurimoto Y, et al：Less-invasive management of left subclavian artery in stent-grafting for distal aortic arch disease. Interact Cardiovasc Thorac Surg, 8：548-552, 2009

3) 宮田　圭，他：上位頸椎骨折を合併した鈍的胸部大動脈損傷の治療戦略．脳神経外科速報, 21:430-435, 2011

4) Estrera AL, et al：Cerebrospinal fluid drainage during thoracic aortic repair: safety and current management. Ann Thorac Surg, 88：9-15, 2009

5) Steuer J, et al：Editor's Choice-Durability of Endovascular Repair in Blunt Traumatic Thoracic Aortic Injury: Long-Term Outcome from Four Tertiary Referral Centers. Eur J Vasc Endovasc Surg, 50：460-465, 2015

6) 栗本義彦，他：ステントグラフト時代における外傷性胸部大動脈損傷に対する外科治療．Jpn J Acute Care Surg, 2:101-108, 2012

7) Griepp RB, et al：Prosthetic replacement of the aortic arch. J Thorac Cardiovasc Surg, 70：1051-1063, 1975

8) Ueda Y, et al：Surgical treatment of aneurysm or dissection involving the ascending aorta and aortic arch, utilizing circulatory arrest and retrograde cerebral perfusion. J Cardiovasc Surg (Torino), 31：553-558, 1990

9) Kazui T, et al：Selective cerebral perfusion during operation for aneurysms of the aortic arch: a reassessment. Ann Thorac Surg, 53：109-114, 1992

10) Estrera AL, et al：Update on blunt thoracic aortic injury: fifteen-year single-institution experience. J Thorac Cardiovasc Surg, 145：S154-S158, 2013

11) Kawada T & Aiba M：Traumatic rupture of the thoracic aorta. Kyobu Geka, 57：630-636, 2004

12) Matsuda H, et al：Multidisciplinary approach to prevent spinal cord ischemia after thoracic endovascular aneurysm repair for distal descending aorta. Ann Thorac Surg, 90：561-565, 2010

13) Demetriades D, et al：Diagnosis and treatment of blunt thoracic aortic injuries: changing perspectives. J Trauma, 64：1415-1418, 2008 ★

第1章 外傷ごとの術後管理

C 胸部

4. 多発肋骨骨折・フレイルチェストの術後管理

森本　健，宮市功典

Point

- 胸郭の安定と，肺炎や無気肺の予防・治療がこの外傷のポイントである．
- 肋骨固定術は非常に強力に胸郭の安定を獲得できる．
- 胸郭の安定が得られれば，集中治療管理は格段に容易になる．
- 術後は，なんとしても肺炎や無気肺を回避する管理を行わなければならない．

はじめに

　多発肋骨骨折のなかでも，フレイルチェストはその死亡率が10〜33％にものぼる疾患であり，また，重度外傷に伴う多発肋骨骨折では呼吸管理や肺合併症のコントロールが生死に直結する．

　最近まで治療方法の中心は保存療法であったが，十分な胸郭の安定を得るのは難しく，また，肺炎や無気肺などのコントロールも難しいため，治療は難渋することも多かった．

　近年プレートなどを用いた手術療法（肋骨骨折の骨接合術）の有用性が注目されており，手術適応など未解決な問題がまだ多いが，それでも今後手術は増えてくると予想される．手術をするとその後の集中治療は格段に簡単になり，おさえておくべきポイントはそう多くないのでぜひおさえておきたい．

1 執刀医から管理チームへの申し送り

1）術式

・肋骨固定の方法と固定範囲（どの程度の固定力が得られているのか）．

- 合併損傷（胸壁，肺，横隔膜，血管損傷）の有無，程度，修復術の有無．

2）術中に損傷し得ること

- 術野のすぐ近くにあるため，肺損傷を起こす可能性がある．
- 肋間動脈も損傷し得るが，止血せずに手術を終えることは通常ないのであまり問題になることはない．

3）ここに注意（今回の術式で術後に生じ得る合併症なども含む）

- （術中の側臥位による）対側無気肺．
- 避けた方がよい体位があるかどうか，確認しておいた方がよい（得られた固定力や術者の好みによって制限がある可能性があるため）．

❷ 管理のコツ・ポイント・目標RASS

- 手術によって胸郭の安定性は獲得できた．
- 術後は**肺炎や無気肺の予防・改善**が最重要となる．
- そのために，十分な鎮痛，体位ドレナージ，一時的（数時間〜1日程度の）high PEEP（10〜20 cmH₂O程度），自発呼吸の温存，肺理学療法（呼吸リハビリテーション）などを積極的に行う．
- 筆者の施設では，肺挫傷など合併肺損傷があってもAPRV（airway pressure release ventilation）を行うこともよくある．
- また，早期の抜管が不可能であると判断した場合には，早期の気管切開も考慮する．
- RASS −2〜0が望ましい．

❸ 輸血トリガー (Hb, Fib, Plt)

- ケースバイケースで柔軟な対応が必要であるが，おおむね以下のようなケースで輸血していることが多い．
- RBC：Hb＜7 g/dLである．
  　　　Hb＜10 g/dLで，今後さらに低下する可能性が高いと判断される（循環不安定や止血が完了していないなど）．
- FFP：PT-INR≧2.0もしくはFib＜100 mg/dLであるか，今後そうなる可能性が高いと判断される．

臨床的に出血傾向・止血困難がある．
急速にRBC 10単位以上の投与が必要な状況．
・PC：Plt＜5万/μLで，臨床的に出血傾向・止血困難があるか，今後そうなる可能性が高いと判断される．
急速にRBC 10単位以上の投与が必要な状況．

❹ 目標体温・可能な体位，避けたい体位・可能なADL

- 36.0〜38.5℃程度を目標とし，低体温・高体温の場合には原因をしっかり検索することが重要．
- 肋骨の固定方法にもよるが，基本的に術後は体位の制限はない．そもそも肺炎や無気肺の予防や治療が手術の大きな目的の1つなのだから，術後は**しっかりと体位交換**を行うようにし，**積極的にADLのup**をはかる．
- 術後はバストバンドなどは特に必要ない．
- ただ，念のため術者へ確認しておくことが望ましい．場合によっては制限がある可能性がある．

❺ 抗菌薬の有無・選択・投与期間

- 周術期予防的抗菌薬投与としては，セファゾリンを術中のみ〜術後48時間以内までで十分というのが一般的である．
- 院内のマニュアルなどがある場合にはそれに従う．
- すでに肺炎やほかの感染症を合併している場合には，その治療に必要な抗菌薬・投与期間を選択する．

❻ 再手術の適応（条件など）

● 明らかなインプラント周囲感染があるとき

多発外傷ではその侵襲によって高熱や，白血球数・CRP値の上昇が見られることがよくある．また，肺炎やそれに続発する膿胸をきたすこともあるが，インプラント周囲に明らかな膿瘍形成があったり，創部から多量の排膿があるなど，明らかにインプラントが感染のフォーカスとなっている場合以外は抜去しない．

肺炎や膿胸から感染が波及してくることを恐れ，安易に抜去してしまうと，肋骨は再度

不安定となり，肺炎や膿胸の治療はさらに困難となってしまう．

❼ ドレーンの有無・観察のポイント

- 胸腔ドレーンがある場合は，排液の量や性状，エアリークの程度に注意を払う．
- 修復しきれない壁側胸膜損傷がある場合には，骨折部や筋層下・皮下に入っているドレーンからも空気が排出されることがある．ドレーン回路内部に常に陰圧がかかるように注意しないと大量の皮下気腫がでてしまうことがあるので注意を払う．そのような場合にはバストバンドなどでの物理的な圧迫も行っている．適切に対処すれば2～3日でドレーン抜去，バストバンド除去しても問題なくなることが多い．

❽ 包帯交換のポイント

- 創部からの滲出液の量や性状，創部の感染兆候の有無に注意を払う．
- 創部からの滲出液が多いときは，間質浮腫を反映していることもあり，ウィーニング・抜管を考えると，さらなる利尿・除水が必要と考えられる．

❾ 画像フォローのタイミング

- 術前および術直後は肺炎や無気肺の起きやすい状態であり，抜管もしくは気管切開後呼吸状態が落ち着くまでは，1日1回の胸部X線はルーチンとして行っている．
- P/F比の改善が悪い，ドレーンからのエアリークはないのに皮下気腫が悪化するなど，経過が予想に反し芳しくないときはCTで肺炎・無気肺の場所や範囲，ドレーンの位置などを確認し，作戦を練り直す必要がある．
- それ以外は，患者の状態に応じて必要な場合のみ行っている．

❿ ICU退室条件

- 各施設の退室条件に従う（基本的には意識・呼吸・循環が安定していることが前提）．
- 特に注意を払う点としては，やはり呼吸状態である．許される状況であれば以下を確認してからの方が安心．

①人工呼吸器離脱後，最低でも24時間以上呼吸状態が安定している．
②深吸気努力ができる．
③患者自身でしっかり痰を喀出できる．
④肺理学療法（呼吸リハビリテーション）を受けたり，自身で呼吸練習器（インセンティブ・スパイロメトリー）が使用できる．

＋α 疼痛管理

- 手術の効果を最大限活かすため，**鎮痛は非常に重要**である．術前～術後数日はNSAIDs内服，オピオイドの持続静注，硬膜外麻酔などを，**効果を評価しながら複数種使用**し適切な疼痛管理を行う．

> 例）ロキソプロフェン（ロキソニン®）60 mg内服 1回1錠 1日3回 朝昼夕食後
> または朝昼食後と眠前
> フェンタニル0.5～2μg/kg/時 持続静注
> 0.1～0.2％ロピバカイン（アナペイン®）4 mL/時 持続硬膜外投与

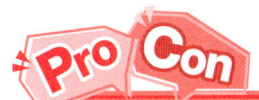

Pro Con 論点のまとめ

多発肋骨骨折，フレイルチェストに対する外科的肋骨固定術は有用？

【Pro】
以下の点で有用である．
- 肺炎が減少[1, 2, 3]
- 人工呼吸期間が減少[1, 2, 3]
- 抜管後のNIV（noninvasive ventilation）期間が減少[4]
- ICU滞在期間が減少[1～4]
- 入院期間が減少[1, 2]
- 痛みが減少[1, 5]
- 胸郭変形が減少[1, 2]
- 費用対効果に優れている[3, 4, 6]

【Con】
以下の点に差があるかは報告によって結果がわかれている．
- 死亡率 Pro；[1] /Con；[2]
- 気管切開率 Pro；[3, 4] /Con；[1]
- 呼吸機能の回復 Pro；[3] /Con；[4]
- ADL/QOL回復 Pro；[5] /Con；[4]

一口メモ ①治療方法，用語の整理

現在，多発肋骨骨折・フレイルチェストの治療方法は大きく保存療法と手術療法に分けることができる（図1）.

救急集中治療領域では，人工呼吸による陽圧換気を「内固定」，手術療法を「外固定」とよぶことがある．しかし，整形外科領域では，一般的にバストバンドなどが骨折に対する「外固定」であり，肋骨骨折の手術療法は「内固定」になる．コミュニケーションエラーを避けるためにも「外固定」，「内固定」の使用は避けた方が無難だろう．

保存療法	手術療法
人工呼吸（MV，NPPV） 鎮痛 バストバンド	肋骨ピン K-wire 髄内釘 各種プレート

図1● 多発肋骨骨折・フレイルチェストの治療方法
（MV：mechanical ventilation，機械的換気，NPPV：noninvasive positive pressure ventilation：非侵襲的陽圧換気）

一口メモ ②増加する脆弱性多発肋骨骨折

従来は高エネルギー外傷による受傷がほとんどであったが，近年の超高齢化に伴い，転倒や階段数段からの転落など低エネルギー外傷による多発肋骨骨折・フレイルチェストが増加している．認知症などの影響で症状をうまく表出できず発見が遅れたり，抗凝固薬・抗血小板薬の内服により自然止血が完了せず，受傷後数日〜数週後に大量血胸が発見されたりするケースがあるため，注意が必要である．また，もともとの予備力が少ないため，保存療法ではもちこたえられないことも多く，早期診断・早期手術が救命・社会復帰への唯一の手段と考えられるケースもしばしば経験する．

症例

63歳男性，交通外傷で受傷．

左の肺挫傷および血気胸を伴う多発肋骨骨折があり，骨片は胸腔内へ向かって大きく転位している（図2〜4）.

左の第2から第8肋骨骨折があり，それぞれ複数箇所で骨折．外表上も明らかなフレイルチェストを呈していた．

受傷後2日目に肋骨固定術を施行．術中所見でフレイルセグメントが落ち込んでいるのがはっきりとわかる（図5）．プレート固定後はそれが改善している（図6）.

X線所見も術前後で劇的に改善している（図7，8）.

術翌日には人工呼吸器を離脱できた．

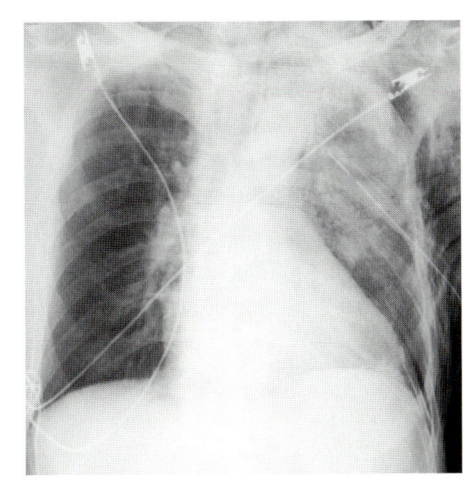

図2 ● 来院時胸部X線
左の肺挫傷および血気胸を伴う多発肋骨骨折がある

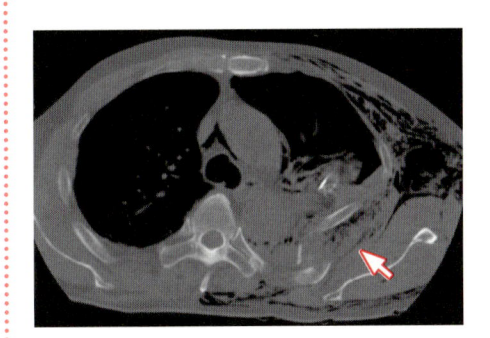

図3 ● 来院時胸部CT（骨条件）
骨片は胸腔内へ向かって大きく転位している（⇨）

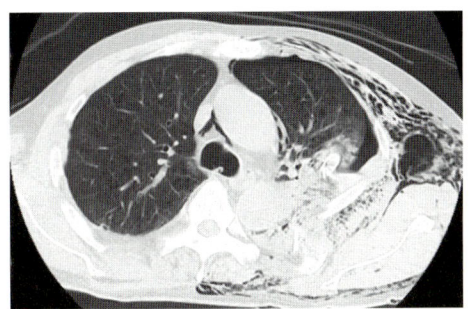

図4 ● 来院時胸部CT（肺野条件）

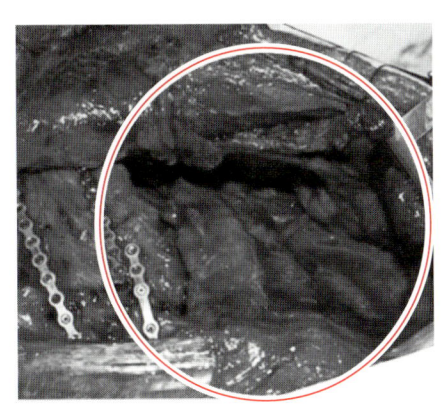

図5 ● 術中所見（プレート固定前）
(p.8 Color Atlas ❷参照)
フレイルセグメントが落ち込んでいる

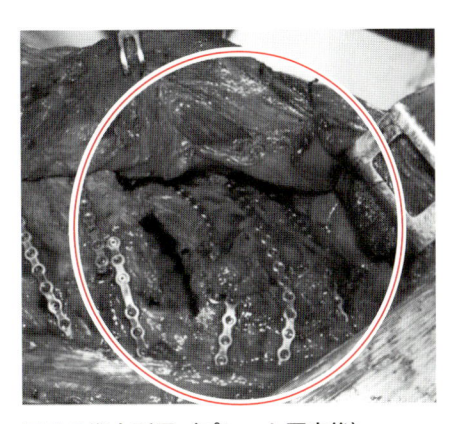

図6 ● 術中所見（プレート固定後）
(p.8 Color Atlas ❸参照)
落ち込みが改善している

外傷の術後管理のスタンダードはこれだ！　73

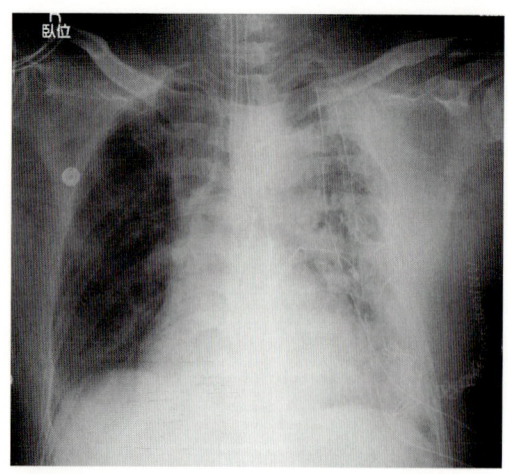

図7 手術開始直前の胸部X線

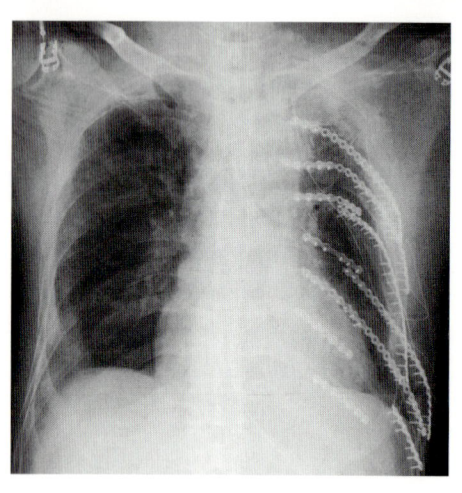

図8 手術直後の胸部X線

◆ 文献

1) Wu WM, et al：Which is better to multiple rib fractures, surgical treatment or conservative treatment? Int J Clin Exp Med, 8：7930-7936, 2015 ★★
2) Granetzny A, et al：Surgical versus conservative treatment of flail chest. Evaluation of the pulmonary status. Interact Cardiovasc Thorac Surg, 4：583-587, 2005 ★★
3) Tanaka H, et al：Surgical stabilization of internal pneumatic stabilization? A prospective randomized study of management of severe flail chest patients. J Trauma, 52：727-732; discussion 732, 2002 ★★
4) Marasco SF, et al：Prospective randomized controlled trial of operative rib fixation in traumatic flail chest. J Am Coll Surg, 216：924-932, 2013 ★★
5) Khandelwal G, et al：A prospective single center study to assess the impact of surgical stabilization in patients with rib fracture. Int J Surg, 9：478-481, 2011
6) Bhatnagar A, et al：Rib fracture fixation for flail chest: what is the benefit? J Am Coll Surg, 215：201-205, 2012
7) Cataneo AJ, et al：Surgical versus nonsurgical interventions for flail chest. Cochrane Database Syst Rev, 7：CD009919, 2015
8) Fowler TT, et al：Surgical Treatment of Flail Chest and Rib Fractures. J Am Acad Orthop Surg, 22：751-760, 2014
9) Leinicke JA, et al：Operative management of rib fractures in the setting of flail chest: a systematic review and meta-analysis. Ann Surg, 258：914-921, 2013

第1章 外傷ごとの術後管理

C 胸部

5. 外傷性肺嚢胞の管理

山下智幸

> **Point**
> - 喀血を認めるときには慎重な管理を要する.
> - 必要に応じ,分離肺換気やIVR,体外式膜型人工肺(ECMO)も検討する.
> - 外傷だけでなく,感染症や悪性腫瘍も鑑別する.

はじめに

　外傷性(偽性)肺嚢胞(traumatic pulmonary pseudocyst:TPP)は,頻度は少ないが気道出血に伴い致命的経過をたどることもあるため,無視できない疾患である.気道出血に対しては分離肺換気や時機を逸しないIVR(interventional radiology)を考慮した管理が重要である.

　また,外傷だけではなく,悪性腫瘍や感染症(結核など)も十分考慮し集学的に対応していくことが集中治療医には求められる.

　胸部外傷のうちで呼吸器系に関連する損傷部位は,解剖学的に胸郭,横隔膜,縦隔,気管,肺などがあげられる.肺実質の挫傷や裂傷は少なくないが,TPPは遭遇することは少ない.

　TPPや外傷による気腫性変化は肺実質外傷の3%以下といわれるが[1],鈍的外傷後早期に認めることがある.穿通外傷でも生じることもある[2].肺胞や毛細血管が断裂した肺挫傷にくわえて末梢気管支などの損傷も合併し,気道と肺実質が交通し空洞形成したときにTPPとよばれる.

　成人よりも小児に多いとされるが,胸壁がやわらかく肺実質に外力が働きやすいためと考えられている.頻度が少ないため大規模研究はなく,症例報告が多い.一般的なTPPの症状,鑑別診断,管理上の注意点などについて解説する.

　血胸に対する開胸止血術の適応に関しては確立された基準が存在する.その一方で,TPP

外傷の術後管理のスタンダードはこれだ!　75

に関しては明確に確立された基準が存在するわけではなく，症例ごとに担当医の総合的な判断になる．その判断が難しい理由の1つに喀血量を過小評価してしまう可能性があげられる．TPPでの問題点は喀血に伴う酸素化・換気障害で，健常肺への垂れ込みを防止するために分離肺換気は第一選択になり得る．しかし健常肺も侵され酸素化・換気が維持不能になるとrespiratory ECMOの導入または開胸による肺切除術が選択肢にあがる．Respiratory ECMOは急激な酸素化・換気不全の際の緊急避難的な対症療法にはなるが，管理の際に抗凝固薬使用の制限がかかることで，頻回の回路交換の必要性やDVT，PEのリスクも上がる．肺切除術は根治的治療であり確実であるが，TPP自体の保存的療法による治癒率が非常に高いことから過大適応が問題になり得る．しかし，TPPが再破裂して喀血量が増加してHb低下も激しい場合や，多発外傷の1つとしてTPPを認める場合には凝固障害に伴う問題が生じる前に肺切除で根本的な解決を図る考えもある．また，TPPの大きさで手術適応を判断する考えもあるがcontroversialである．

　肺切除術を施行する際には肺挫傷や血気胸を伴う場合も多く，肺全体がスポンジ状になっており切除範囲を肉眼的に決定することは難しい．そのため術前のCTがあればCT所見での術式の決定という通常どおりの判断になる．また，スポンジ状の損傷肺と正常肺が肉眼的に明らかであればその時点での現場判断も加味される．通常は肺葉切除または肺全摘（図1）が選択される．

❶ 執刀医から管理チームへの申し送り

　手術自体は通常の開胸肺切除術と同様の操作で，術後管理も変わりはない．ドレーンの出血量やエアリーク量が基準以上になれば再開胸も考慮する．喀血量は著明に低下するの

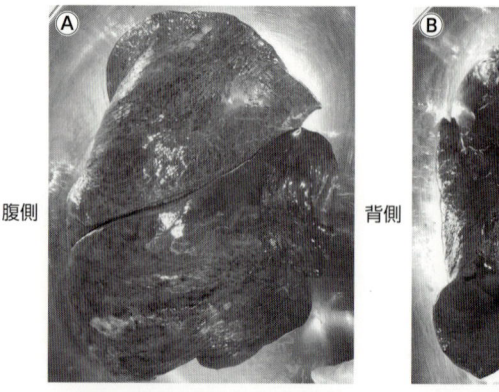

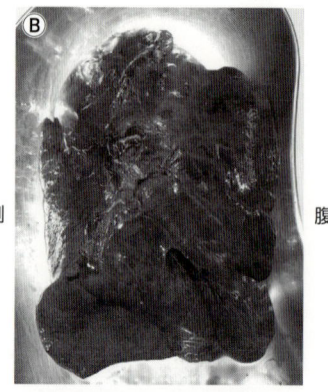

図1 ●全摘された左肺（p.8 Color Atlas❹参照）
Ⓐ：左肺外側（肋骨面），Ⓑ：左肺内側（縦隔面）．
うっ血と肺挫傷を認める．肉眼的に外傷性肺嚢胞は確認できないことも少なくない

で気管支鏡検査での確認が望ましい．肺血管床の減少に伴う対側肺のうっ血の危険があり，循環血液量は低めに維持し，利尿薬も適宜投与する．High PEEPがしばらくは必要かもしれない．

❷ 管理のコツ・ポイント・目標RASS

1）症状・徴候

無症状から呼吸不全までさまざまである．喀血・窒息，咳嗽，呼吸困難，胸痛などがでることがある．気道出血，低酸素血症，気胸・エアリークが合併することがある．

2）検査

a）胸部X線（図2）

肺挫傷による浸潤影が出現するが，直後から数時間以内に空洞が出現するといわれている．一方で，受傷後数日経過してから空洞が認められるようになるという報告もある．肺実質内の空洞にニボーが形成され内部に血液が存在することも少なくない．

b）胸部CT（図3）

発症早期の診断に有用である．嚢胞性肺疾患との鑑別にも有用である．通常，多くの場合直径2～14cm程度といわれている．TPPの部位を評価し，CTガイド下まはた超音波ガイド下で経皮的ドレナージが可能な位置か検討しておく．

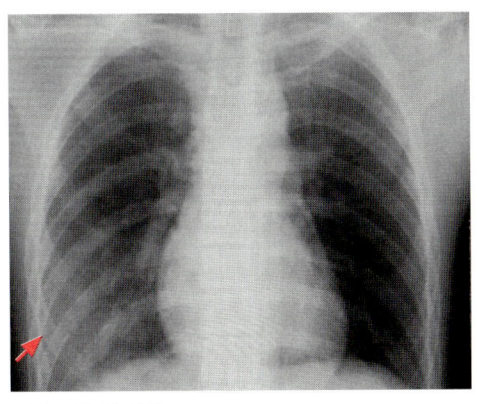

図2 ●胸部X線
19歳男性，バイクで走行中に乗用車と接触し受傷した．JATEC primary surveyで評価すべき大量血胸や多発肋骨骨折は認めないが，右下肺野に透過性の低下を認めている
（文献3より転載）

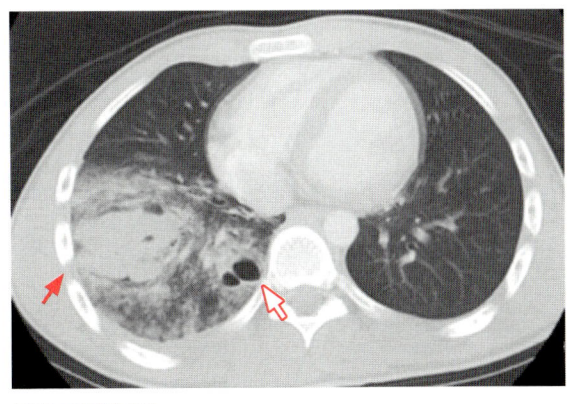

図3 ●胸部CT
➡：肺挫傷と肺内血腫を認めている．
⇨：胸椎に接するように限局性の透亮域を認めており，外傷性肺嚢胞である．
嚢胞内に出血に伴うニボーを形成していることもある
（文献3より転載）

外傷の術後管理のスタンダードはこれだ！　77

c）気管支鏡（fiber optic bronchoscopy：FOB）

喀血，TPPの壁肥厚，エアリークが多い，縦隔気腫，無気肺の持続などがあるときにFOBの適応である．

肺囊胞と気道との交通性を評価し，持続的出血がないか確認する．経気管支肺生検（transbronchial lung biopsy：TBLB）を施行し，囊胞性疾患の鑑別に役立てることも可能である．

喀血後の検査の場合，FOBによる過剰な介入や過度の咳嗽に伴う再出血・窒息に注意する．必要に応じて，トロンビン5,000単位の噴霧を行ってもよい．

d）感染症・悪性疾患の検索

必ず結核の可能性を考慮すべきである．結核であった場合，感染の可能性を必ず評価すべきである．患者本人だけでなく，医療者や同室の患者を危険にさらしてはならない．喀痰・穿刺液などは一般細菌検査（塗抹，培養，薬剤感受性）に加え，抗酸菌検査（塗抹，PCR，培養，薬剤感受性）を実施する．

悪性腫瘍を考慮して胸水や囊胞内容物はヒアルロン酸値やCEA，細胞診，病理検査なども検討する．

3）鑑別診断

- 食道破裂
- 外傷性横隔膜ヘルニア
- 感染性肺囊胞（細菌，抗酸菌，真菌）
- 空洞形成性肺がん
- 先天性囊胞性疾患〔肺分画症，先天性囊胞状腺腫様奇形（CCAM），気管支性囊胞，気管支原性囊胞，気管支閉鎖症〕

4）管理方法

基本的に保存的治療である．数週間～数カ月の経過で自然消失することが多いとされる（成人より小児の方が縮小に時間がかかるとの意見もある）．他に外傷がなければ鎮静は不要である．体位やADLの制限はない．

気道出血を伴うときには，喀血に伴う窒息が最も致命的な経過であるので，分離肺換気も考慮して慎重に管理する（後述の「**⑥再手術の適応**」参照）．

❸ 輸血トリガー (Hb, Fib, Plt)

他部位の外傷を考慮して決定する．TPPに対する特別の基準はない．

❹ 目標体温・可能な体位・避けたい体位・可能なADL

他部位の外傷を考慮して決定する．TPPに対する特別の基準はない．
　喀血に対する応急処置は，患側肺を下にした側臥位として，健側肺が血液や分泌物の垂れ込みで無気肺にならないように保護することが求められる[4]．しかし，分離肺換気を行っていれば，患側肺を上にした側臥位とする．そうすることで，患側肺の血液・分泌物のドレナージができ，健常肺が下側であるので換気血流比の改善が期待できる[5]．

❺ 抗菌薬の有無・選択・投与期間

　TPPだけに対して，基本的に抗菌薬は不要と考えられる．しかし，気道との交通性や液体貯留の程度，喀痰排泄能や全身状態・栄養状態などを考慮して抗菌薬を投与することも考えられる．

❻ 再手術の適応（条件など）

・TPPの破裂に伴う気胸を発症した場合，胸腔ドレナージ術の適応である．
・感染を合併した場合，（CTまたは超音波ガイド下）穿刺ドレナージ術を検討する．
・TPPの破裂に伴う血胸やエアリークが持続する場合，TPPが拡大し続け肺実質や縦隔などを圧排する場合には手術を検討すべきである．胸腔鏡下手術（video-assisted thoracic surgery：VATS）が一般的であると考えられるが，肺葉切除術や嚢胞切開，嚢胞縫縮術を実施した例が報告されている．

1）気道出血への対応

　TPPの緊急度の高いworst scenarioは気道出血である．喀血を認めた症例では特に慎重に対処する．一般的な喀血（肺胞出血，肺結核，肺がんなど）への対応とおおむね変わりはないが，分離肺換気はよい選択である．
　出血している患側肺だけでなく，流れ込んだ血液により健常肺や気管まで閉塞すると数

表 ● ダブルルーメンチューブと気管支ブロッカーによる分離肺換気の違い

	ダブルルーメンチューブ	気管支ブロッカー
分離	確実	不確実
患側肺ドレナージ	可能	困難
換気	右肺と左肺を別条件で換気できる	患側肺の換気は不能
気管支鏡	両側観察可能	健常肺の観察のみ可能
小児	困難	可能
挿管困難	困難	可能
気管チューブ挿管後	再挿管が必要	そのまま使用可能
注意点	位置ずれ	ブロッカーの滑脱による窒息

分で心停止に至るため，健常肺の窒息を防ぐことが重要である．多発外傷に伴う凝固異常が存在するときには，予防的な分離肺換気も検討する．

集中治療の間に分離肺換気をするデバイスとして，①ダブルルーメンチューブ（double lumen tube：DLT）と，②気管支ブロッカー（bronchial blocker：BB）がある（表）．緊急時のみ通常のシングルルーメン気管チューブを③健側気管支へ片肺挿管する方法もあるが，患側肺へのアプローチが困難であり長期管理には不向きである．

ただし，根本的な解決として手術やIVRも同時に検討していくべきである．

2）DLT（左用）の挿管方法（図4）

ブロンコ・キャス™はよく用いられる．挿入のポイントは以下の通りである．
①潤滑剤を十分に塗っておく（男性37 Fr，女性35 Frがよく用いられる）．
②喉頭展開．
③口角からDLTを時計回り（右回り）90°で口腔から咽頭に挿入．
④咽頭まで挿入したら周囲を損傷しないように喉頭に進める．
⑤チューブ先端が声門に入ったらスタイレットを慎重に抜去する．
⑥チューブ右開口部が声門を超えるまで進める．
⑦右開口部が声門通過後，反時計回り（左回り）に90°回転させる．
⑧さらにチューブを前進させる．

これ以降は上級医の好みしだいで順序が異なることが少なくない（指導医の好みに合わせることも重要である）．

換気停止が長くなっている場合，気管内にDLTが入った時点で一度換気をすれば低酸素を予防できる（全身麻酔のときと違い，外傷後の緊急DLT挿管のときには十分なpre-oxygenationができないことも多い）．ひとまずDLTを気管支まで挿入し，呼吸音でDLT

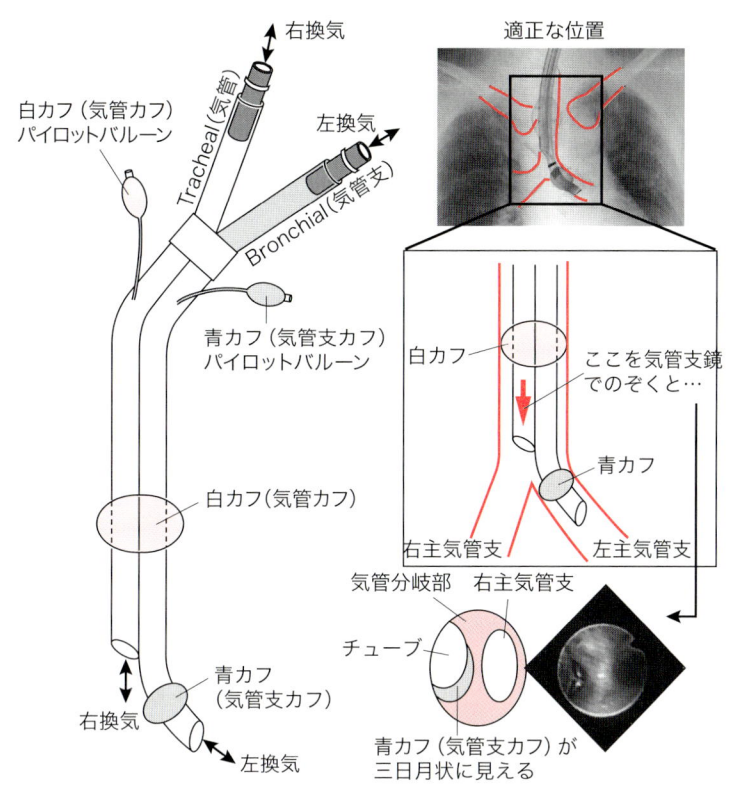

図4 ● 左用DLTの構造と適正な挿管位置
（文献3より転載）

位置を確認することもあるが（図5），ここではFOBを利用する方法を紹介する．

⑨FOBがすでに準備されていれば左気管支ルーメンに挿入し，左気管支にファイバーを先進させる．

⑩FOBをガイドに左気管支にDLTを挿入することで誤って右気管支に挿管してしまうことは避けられる．

前述⑨，⑩はFOBが屈曲して損傷する可能性もあるため，以下の方法も検討できる．

⑨'右気管ルーメンにFOBを挿入し，開口部から気管分岐部を観察しながらDLTとFOBを同時に前進させる．

⑩'左気管支ルーメンが左気管支に入ることを確認する（左気管支に入れるべく，顔を右に向け，右口角からアプローチさせるとよい）．

いずれの方法であってもDLT挿入後は，気管カフ（白）と気管支カフ（青）を膨らませ，左右のルーメンそれぞれを遮断して，左右の呼吸音が変化するかを確認する．

さらに，FOBを右気管ルーメンに挿入し気管支カフが三日月状に観察できることを確認する．

人工呼吸器を2台使用すれば左右の肺を別々の換気条件で管理できる．それぞれの肺の

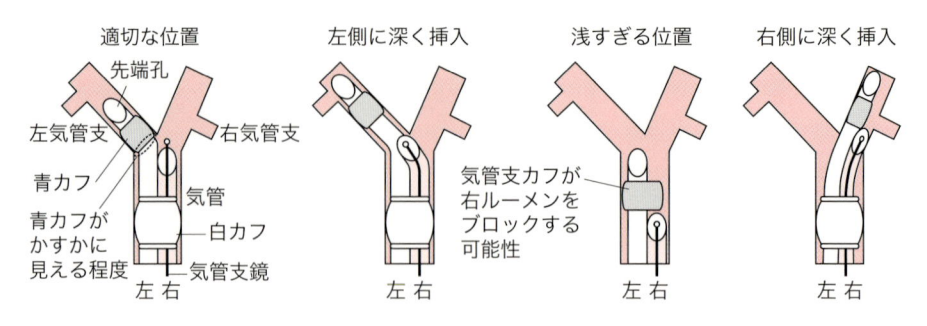

	適切な位置	左側に深く挿入	浅すぎる位置	右側に深く挿入
気管ルーメン（右）をクランプ，気管，気管支カフともに膨張	左肺で聴取	左肺で聴取	両側肺で聴取	右肺で聴取
気管ルーメン（左）をクランプ，気管，気管支カフともに膨張	右肺で聴取	聞こえないか非常に弱く聴取	気管支カフを大きく膨張させたら聞こえないか非常に弱く聴取	聞こえないか非常に弱く聴取
気管ルーメン（左）をクランプ，気管，気管支カフともに脱気	両側肺で聴取	左肺で聴取	両側肺で聴取	右肺で聴取

図5 ● DLTの位置による聴診所見の違い（左気管支用を使用の場合）
ブラインド法で挿管した場合でも，ファイバーガイド下で挿管した場合でも，"分離肺換気ができるか"の最終判断には聴診を用いる（初心者はファイバー所見を見誤ることも少なくない）．聴診器は側胸部に当てて左右差を比較するが，①非クランプで右換気と左換気（両肺換気），②右クランプで左換気と右非換気，③左クランプで右換気と左非換気，を確認すると聴診器移動は3回で済み効率が良い．聴診器もクランプも右から開始するのがポイントである（文献3，6を参考に作成）

コンプライアンスや気道抵抗を考慮し，呼気終末陽圧（PEEP：positive end-expiratory pressure）や吸気圧などを設定する．それにより健常肺の過膨張を避け，患側肺の虚脱を防ぐことも可能となる．

3）BBの使用方法

　気管挿管は変わりない．FOBで確認しながら閉塞したい気管支までブロッカーを挿入し，カフを膨らませる．ブロッカーが気管内に滑脱したときは緊急事態である．急激な完全気道閉塞となるので集中治療の最中には，カプノグラフィを用いて呼気CO_2をモニターしておくことが求められる．

4）経カテーテル動脈塞栓術（TAE）

　喀血治療では，気管支動脈塞栓術（bronchial artery embolization：BAE）がゴールドスタンダードといわれる[4]．TPPについてもBAEが著効するかは不明であるが選択肢として考えられる．

❼ 画像フォローのタイミング

　数日間は連日・隔日の胸部X線写真を撮影し，拡大傾向がないことは確認した方がよい．症状が悪化したときには胸部X線撮影を検討する．受傷から2週間～1カ月までの間にCTのフォローをして，縮小傾向があればよいが，拡大傾向がある場合には喀血・臓器圧迫に伴う症状などに注意する．また，感染徴候が出現した場合にはCT検査を検討する．

　数カ月経過した後にTPPが顕在化することも報告されている[7, 8]．患者や家族には退院後に何らかの症状が出現して医療機関を受診した際には，外傷歴を確実に伝えるように指導しておくことが重要である．

❽ ICU退室条件

　喀血もなく，呼吸状態が安定しており，TPPが拡大せず感染徴候もなければ，一般病棟で経過観察するだけでよい．

一口メモ：挿管困難の患者へDLTを挿管する方法

　DLTを使用したいが，頸椎保護や顔面・頸部外傷により挿管困難であることもある．もちろんBBに切り替えることもよいが，長期管理を要するときや左右の肺を別々に換気したいなど，どうしてもDLTを使用したいときもある．
　McGRATH® MACは開口困難な患者でも使用でき，チューブガイドがない分，男性に使用する37 Fr（女性は35 Frを使用することが多い）のDLTに対しても使用できる．ブジーなどと併用してチャレンジすることも可能である．しかし，一刻の猶予もない低酸素などでは時間を要するため，人工肺を用いた体外循環の導入もためらってはならない．

◆文献

必読 1）Neeraj Gupita, et al：Traumatic pulmonary pseudocyst. Int J Crit Illn Inj Sci, 3：155-158, 2013
　→非常によくまとめられているので一読の価値あり！

2）Ulutas H, et al：Pulmonary pseudocyst secondary to blunt or penetrating chest trauma：clinical course and diagnostic issues. Eur J Trauma Emerg Surg, 41：181-188, 2015
　→胸部外傷996例から抽出されたTPPのあった52症例の特徴を解析している．入院期間は鈍的外傷（41例）で2～35日，穿通外傷（11例）で4～15日，受傷6カ月後に手術を要したのが1例，多臓器不全で死亡したのが1例だった

3）早川 桂，清水敬樹：分離肺換気を用いた治療．レジデントノート，13：2071-2080, 2011

4）石川秀雄，中谷幸造，他：大量喀血の治療戦略．呼吸, 33：252-258, 2014

5）AARC (American Association for Respiratory Care) clinical practice guideline. Postural drainage therapy. Respir Care, 36：1418-1426, 1991

6）「ミラー麻酔科学 第6版」（ロナルド・D・ミラー/著，武田純三/日本語版監修），メディカル・サイエンス・インターナショナル，2007

7）天神佑紀，他：月単位の経過で緩徐に増大し穿刺吸引術で自然軽快した外傷性肺嚢胞の1例．日呼吸誌，3：603-606, 2014

8）平田世雄：受傷36年後に診断された外傷性肺嚢胞の1例．日呼吸会誌，46：1070-1074, 2008

D 腹部

1. 肝損傷の術後管理

新井正徳

Point

- 肝損傷の治療では，Non-operative management（NOM）あるいは開腹術のいずれが選択されるかにより，術後の輸液，輸血量や合併症の頻度は異なる．本稿では開腹術を行った症例について解説する．
- 術直後は出血が最大のポイントだが，止血が成された後も，遅発性出血やbiloma，膿瘍形成などの合併症に注意が必要である．
- いずれの合併症もIVR，各種ドレナージ，外科的手技などが必要となるため，徴候を見逃さず，専門家への的確なタイミングでのコンサルトが重要である．

はじめに

　肝臓は，人体最大の実質臓器であり，損傷により大量出血を招き得る．死の三徴（deadly triad）をきたすと制御不能な出血から死に至るため，DCS（damage control surgery）を要することもある．また，止血に成功した後も，肝壊死組織の感染だけでなく，bile leak（胆汁漏）やbiloma（胆汁性嚢胞）などにより膿瘍を形成し，敗血症から多臓器障害となる可能性がある．

　術後ICUにおいては，死の三徴から離脱するために，速やかな復温および貧血の補正，凝固因子，血小板の補充，循環の安定が必須となる．

　また，術後も大量輸液・輸血が継続される場合には，abdominal compartment syndrome（ACS）をきたす可能性があり，膀胱内圧のモニタリングが必要となる．ACSをきたした場合には，タイミングを逸することのない減圧開腹とopen abdomenによる管理が必要となるため，これらについても熟知する必要がある．

1 執刀医から管理チームへの申し送り

1）術式

　CTによる診断技術の進歩やIVRによる低侵襲な止血技術の発達により，血行動態が安定した症例においては，NOMが，また，血行動態が比較的不安定な場合にも，IVRの適応の有無が検討されるようになってきた（詳細は**本書他稿**参照）．

　血行動態が不安定な場合，開腹術が行われるが，凝固障害，低体温，代謝性アシドーシスの「死の三徴」を認める症例では，DCSが必要である．（詳細に関しては，**第2章1**参照）．

　術式は，肝損傷分類II型またはIIIa型（日本外傷学会）においては（図1A），結節縫合またはマットレス縫合による止血が行われる[1]．

　また，深さが3cm以上の深部におよぶ複雑なIIIb型損傷では（図1B），肝門部遮断（pringle maneuver）による迅速な出血コントロールの後，肝臓針などの大きな鈍針を用い，破裂面に死腔を残さぬように大きくマットレス縫合を行って止血を図るが（図1C），これだけでは止血困難なことが多い．

　挫滅組織や壊死組織を広範に伴う場合，予定手術で施行されるような定型的肝切除は困

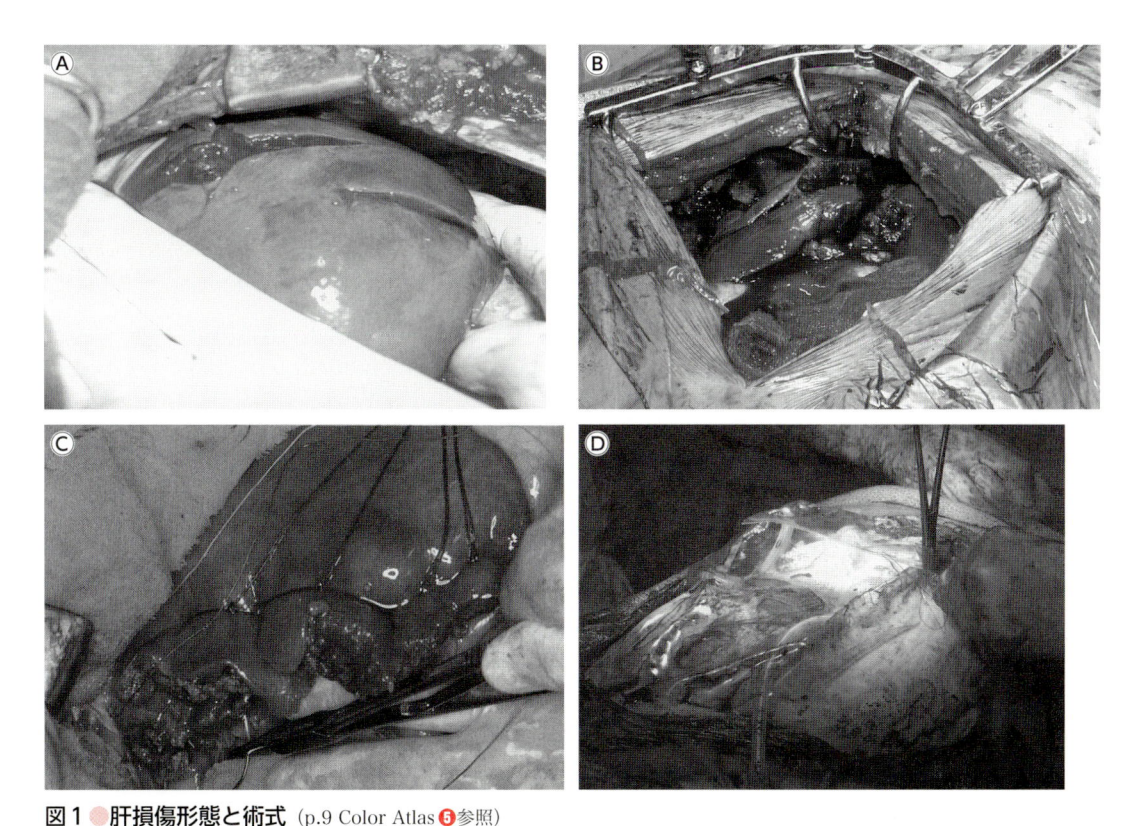

図1 ●肝損傷形態と術式（p.9 Color Atlas ❺参照）
Ⓐ：肝損傷分類II型，Ⓑ：肝損傷分類IIIb型，Ⓒ：肝縫合術（肝切除後，断端を縫合止血），Ⓓ：perihepatic packing（silo closure）
（Ⓒは文献1より引用，Ⓓは文献27より転載）

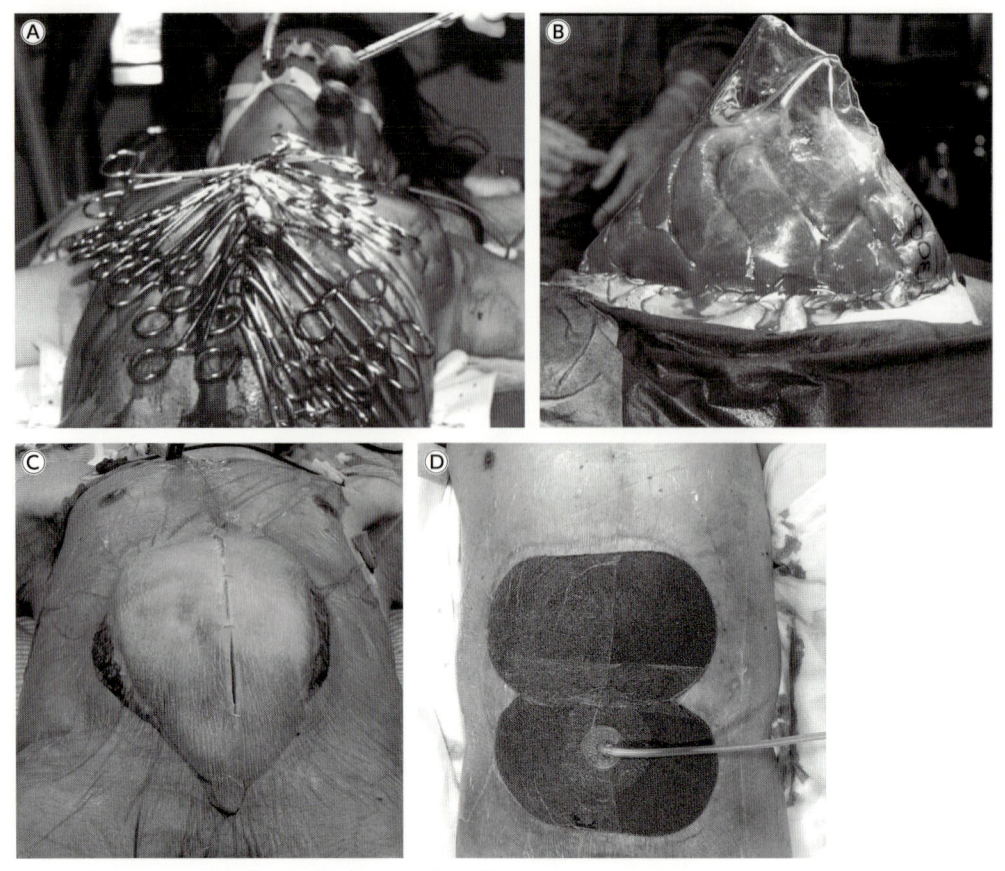

図2● Temporary abdominal closure（TAC） (p.9 Color Atlas ❻参照)
Ⓐtowel clips closure，Ⓑsilo closure，ⓒNPWT（Barker modified method），ⒹNPWT（V.A.C.®）
（Ⓐは文献27より転載，Ⓓは文献28より転載）

難なため，finger fracture法などによって脈管を検索し，集族結紮を行いながらこれらの組織をデブリードマンし，止血が必要な血管を結紮していく[1, 2]．

死の三徴による凝固障害をきたした症例ではnon-mechanical bleedingといわれる肝実質からのoozingを認め，外科タオルやガーゼによる圧迫止血（perihepatic packing）が施行される（図1D）．なお，下大静脈や門脈などの血管損傷を伴う場合，packingの他，血管結紮も行われる[1, 2]．

出血のコントロールが得られれば，一期的閉腹が可能か否かを判断する．DCSが必要な症例では，血腫や大量輸液輸血による著明な腸管浮腫，packingの外科タオルなどにより，fascial closureが困難となり，時間を費やすことになる．また，術後も大量輸液・輸血が継続することが予測される場合，ACSのハイリスクである[3]．このような場合，open abdomenが選択され，一時的閉腹法（temporary abdominal closure：TAC）として，図2に示すようなtowel clips closure，silo closure，陰圧閉鎖療法（negative pressure wound therapy：NPWT）などの方法が用いられる[3]．TACは選択される方法によって，fascial closureの成功率に影響を及ぼすことが報告されている[4]．現在のところ，NPWT

が最もポピュラーである[3, 4]．Fascial closureあるいはTACを施行し，いち早くICUに入室し，復温，凝固因子の補充および循環の安定化を図る[3]．

復温，凝固因子の補充によって循環動態が安定すれば，DCS後，24～72時間後にsecond look operationを行い，止血確認，packingの除去，血管および腸管などの再建，また可能ならfascial closureによる閉腹が施行される[2, 3]．

執刀医から管理チームへの申し送りとしては，DCSの有無，出血が制御されているかどうか，合併損傷の有無（腹腔内および腹腔外），ドレーンの位置などが確認されるべきである．また，DCSが施行された場合は，閉腹法（open abdomenの有無），TACの方法と交換の予定，ACSの可能性，second look operationの予定などの確認が必要である．

2）術後生じ得る合併症

a）術後出血

術後出血の頻度は2～7％との報告がある[2]．低体温が遷延すると出血傾向が継続する．術後出血は腹部膨満，血圧低下，頻脈などから疑われ，血液ガス分析では乳酸値の上昇，代謝性アシドーシスを認め，血液検査ではヘモグロビン値の低下が認められる．ドレーンを留置している場合は，ヘモグロビン値の高い血性ドレーン排液を認める[2]．

しかし，鈍的肝損傷は通常，交通事故あるいは高所墜落など高エネルギー外傷であり，多部位の合併損傷を伴っており，肝損傷単独はむしろ稀である[1]．そのためドレーンの挿入やTACを施行せず，腹腔内の情報に乏しい場合は，出血の原因が腹腔内であることと，腹部以外の合併損傷（体表，骨折部，胸腔，後腹膜出血など）が出血源ではないことを，FASTやCTにより今一度確認しておくことが重要である．

肝損傷による術後出血の場合，バイタルサインが安定していればCTで評価しIVRを検討するが，不安定な場合は手術室での再検索および止血が必要である[2]．

b）遅発性出血

頻度は1.7～5.9％との報告がある[5]．実質内や被膜下に拡大した血腫の破裂や仮性動脈瘤の破裂などは遅発性出血の原因となる．フォローアップCTにおいて仮性動脈瘤，動静脈瘻，動脈門脈瘻などが確認された場合は，特に愁訴や徴候を認めなくとも，直ちに血管撮影を行い，IVRによる治療を検討する[2, 5]．

c）Bile leak（胆汁漏），Biloma（胆汁性嚢胞）

術直後，一過性にドレーンからの排液が胆汁様であることはよくみられるが，特に問題とはならない[5]．

しかし，50 mL/日以上の胆汁様排液が2週間以上継続する場合はbile leakと考えられる．300～400 mL/日以上継続する場合は，MRCP（magnetic resonance cholangio-pancreatography）やERCP（endoscopic retrograde cholangiopancreatography）などによる胆道の検索が必要である[2]．

Bile leak とは，術後ドレーンなどから排出される胆汁の漏出を示し，biloma とは，胆汁が肝内あるいは腹腔内に貯留し，被包化されドレナージを要するものと定義されている[6]．肝損傷全体では22.5％，肝損傷術後においては4～6％との報告がある[2]．

　CT 上，肝実質内あるいは実質外の境界明瞭で低吸収域の液体貯留として認められる[5]．CT では胆道損傷部は同定できないが，ERCP による造影剤漏出により同定が可能である[5]．

　ほとんどは自然退縮するが，疼痛，拡大傾向，胆道閉塞，感染徴候などを認める場合には，保存的治療がまず選択され，biloma にはエコーあるいは CT ガイド下に経皮的穿刺ドレナージが施行される．これに bile flow の改善を目的に，ERCP によるドレナージチューブ，ステント留置，内視鏡的乳頭括約筋切開術（endoscopic sphincterotomy：EST）などを併用することにより，主要な肝内胆管の損傷においても保存的に治癒することが報告されている[5,7,8]．

　出血傾向を認める場合は，内視鏡的経鼻胆管ドレナージ（endoscopic nasobiliary drainage：ENBD）が，また内視鏡的アプローチが困難な場合は，経皮経肝胆道ドレナージ（percutaneous transhepatic cholangio drainage：PTCD）や経皮経肝用胆道ステント（biliary transhepatic stent）の留置による胆汁ドレナージが行われることがある．

　しかし，腹腔内への bile leak は胆汁性腹膜炎を起こし，発熱，腹痛，白血球増多，イレウスなどを認め，進行すると致死的となることもあるため開腹適応となることがある．この場合にも腹腔鏡による貯留液のドレナージや ERCP によるステント留置の併用など minimal invasive に行えることが報告されている[9]．

d) Hemobilia（胆道出血）

　血管と胆管が外傷により交通を生じ，血液が十二指腸乳頭部に達した状態であり，肝損傷における頻度は3％未満と言われる[10]．受傷後，数日の早期発症から120日後にはじめて明らかとなった報告もある[11]．

　古典的三徴は，消化管出血（タール便），右季肋部痛，黄疸であるが，約20％に認められるのみである[10]．最も頻度が高いのは上部消化出血であり[10～12]，内視鏡検査が推奨されるが，十二指腸乳頭部に出血や凝血塊を認めるのは12％のみであり[10]，出血源が不明なことが多く，間歇的な上部消化出血が唯一の徴候の場合，診断に苦慮することもある[10～12]．超音波検査は，胆道内の血腫や仮性動脈瘤を指摘できる可能性がある[10,11]．単純 CT では胆道内の血腫が同定され，造影 CT では仮性瘤を確認できるだけでなく[5,10]，胆道内への造影剤漏出を確認できることもある[5]．

　確定診断は内視鏡検査で十二指腸乳頭部からの出血の確認，あるいは造影 CT または血管撮影での仮性動脈瘤の確認や胆道への造影剤の流出である[5]．

　静脈系は圧が低いため，胆管との交通による出血は稀であり，肝動脈の仮性瘤との交通による出血が多く，時に大量吐血，下血となることがある．仮性瘤を認めれば，直ちに血管撮影で確認し，TAE が行われるべきである[5,10]．

e) 膿瘍形成

肝内や肝周囲，横隔膜下などの腹腔に膿瘍形成がなされることがある．CTでは感染のため，気腫やニボー（鏡面像）をともなう液体貯留像を認めることがある．臨床所見としては，腹痛，発熱，白血球増多等を認める．NOMでは頻度は少なく，深在性肝損傷の術後に認めることが多い．膿瘍は周囲肝組織の壊死や血腫を増大させることがある．抗菌薬投与と経皮的ドレナージが有効であり，膿瘍のみによる死亡例の報告はほとんど認めない[5, 13]．

f) 肝壊死

外傷による脈管損傷やTAEによって起こるが，肝損傷部の血腫に胆汁が流入し，内圧が上昇すると，健常な周囲組織の壊死を起こすことがある．広範な壊死を起こすと肝不全となる．壊死組織が感染し，膿瘍を形成すると外科的切除が必要となることがある[13]．

g) Abdominal compartment syndrome（ACS）

DCSはACSのハイリスクである．血腫，packing，急速輸液・輸血の継続による腸管および後腹膜の浮腫や腹水などによる腹腔内圧（intra-abdominal pressure：IAP）の上昇が原因である．

IAPは尿道カテーテルを用い，膀胱内圧の測定により得られる（図3）．12 mmHg以上であればintra-abdominal hypertensionと診断され，少なくとも4時間ごとの膀胱内圧の測定が推奨されている[14]．20 mmHg以上で循環，呼吸，腎機能などに新たな臓器障害を認める場合ACSと診断され，タイミングを逸することのない開腹による減圧とopen abdomenによる管理が必要となる[14]．

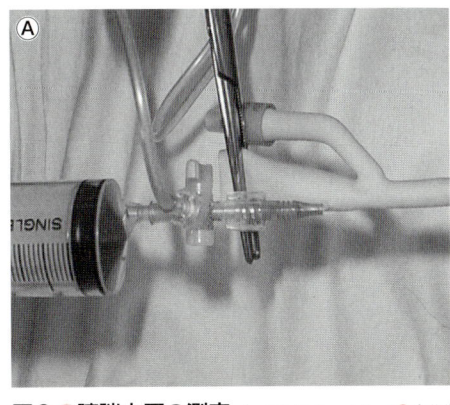

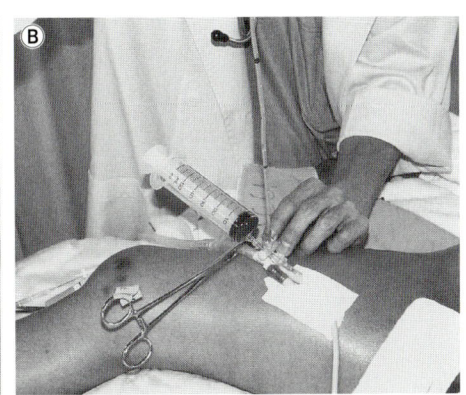

図3 ● 膀胱内圧の測定（p.10 Color Atlas ❼参照）
Ⓐ・尿を吸引し，排尿ポートをクランプする．
　・18 Gの留置針をバルーンのポートより遠位に刺入する．
　・延長チューブを付けた三方活栓を接続する．
　・三方活栓から滅菌生理食塩液25 mLを注入する．
Ⓑ：仰臥位で中腋下線の高さをゼロ点とし，腹壁の緊張を取り除いた状態で，呼気終末において測定する．測定後，留置針は抜去し，クランプを解除（3 wayの尿道カテーテルを用い，transducerと接続し測定するとさらに簡便である）
（Ⓑは文献29より転載）

❷ 管理のコツ，ポイント・目標RASS

　ICU帰室直後は，再出血などによって，バイタルサインが崩れることがあるため，心電図，SpO_2をモニタリングし，血液ガス分析，簡易血算などを1～2時間ごとにチェックする．循環が安定すれば，その後4～6時間ごとのチェックに移行する（輸血トリガーに関しては以下参照）．

　管理のコツ，ポイントとしては，

①35℃以上への迅速な復温

　35℃以下は低体温であり凝固障害を助長するため，術後はすみやかに35℃以上への復温をめざす[15]．（PT，APTT値等の凝固検査は，37℃で測定されるため，低体温による凝固障害を反映しない．）濡れた衣類の除去，ウォームタッチ™などの患者加温システム，ウォーマーコイル，急速加温輸液器などの輸液・輸血加温システムを使用し復温する[15]．

②細胞外液の輸液制限と輸血

　細胞外液の大量輸液は，希釈性凝固障害，ACSのリスクの上昇，ARDSの遷延などを招き，予後を増悪させるとの報告があり，ICUにおいても死の三徴による凝固障害が継続する場合，細胞外液を制限し[16]，輸血を中心とする．ヘモグロビン値は7～9 g/dLを目標とし[15]，RBC：FFP：Plateletの1：1：1の比率をめざすdamage control resuscitation（DCR）が有用であることが報告されている[16]．

③膀胱内圧のモニタリング

　ICU入室後は膀胱内圧を測定し，上述のごとく経時的膀胱内圧の測定を行い，ACSに対応する[14]．

④Open abdomenの管理

　Open abdomenが施行された場合は，2～3日ごとにTACの交換が必要である．Open abdomenの合併症として腸瘻や膿瘍の形成等がある．また，管理が1週間を超えると，腹壁の側方退縮をきたすためfascial closureが困難となり，広範な腹壁瘢痕ヘルニアをきたすことが報告され，早期閉腹をめざす必要がある．排液が多い場合には，電解質，体液バランスの管理にも注意が必要である[4, 14, 17]．

⑤目標RASS

　バイタルサインが安定し，すでに閉腹がなされた症例では，人工呼吸器離脱，抜管に向けた鎮静でよい．Intra-abdominal hypertensionをきたした場合の鎮静・鎮痛に関するエビデンスはまだ乏しいが[14]，膀胱内圧の測定は腹壁の緊張がない状態で行われるため，−4以下の深い鎮静を要する[14, 18, 19]．またopen abdomenを要した場合も，−4以下の深い鎮静を余儀なくされることが報告されている．

❸ 輸血トリガー

基本的に出血性ショックを伴うほかの外傷の場合と同様である．

1) 出血が制御され，バイタルサインが安定している場合

本邦における厚生労働省による血液製剤の使用指針（改訂版）では，輸血トリガーとして，RBC（赤血球製剤）はヘモグロビン値7 g/dL以下，FFP（血漿製剤）はPT-INR 2.0以上，30％以下，またはAPTTが各医療機関における基準の上限の2倍以上，25％以下，Platelet（血小板製剤）では5万/μL以下である[20]．

米国のガイドラインにおいても，バイタルサインが安定している場合は，RBCの輸血は，Hb＜7 g/dLをトリガーとしている．（急性冠症候群の場合には，Hb≦8 g/dL）ただし，Hb＜5 g/dLとなると組織酸素供給が不十分となるため，血液ガス分析等でチェックしこれを回避する[21]．

しかし，これらは，massive transfusion（24時間以内にRBCの10単位の輸血）を要する外傷患者を想定したものではないことに注意する．

2) バイタルサインが不安定な場合

出血から凝固障害をきたす患者では，ヘモグロビン値は7～9 g/dLを目標とする[15]．

死の三徴をきたし，DCSを施行した場合には，non-mechanical bleedingが継続するため，復温がなされ，バイタルサインが安定するまで輸液・輸血の継続が必要となる．この場合の最適な輸血トリガーに関しては未だ論争中である．

しかしながら，2001年米国同時多発テロによりアフガニスタン紛争が勃発し，2002～2005年イラク・アフガニスタンの戦場医療において，輸血を根本とした輸液が凝固障害の進行を抑制し，術後の浮腫，臓器障害を減らし予後を改善することが認識され，近年一般病院にも広まった（2004年には軍事医療のガイドラインにも採択）[16]．

このようなmassive transfusionを要する患者に対してDCRが提唱され，以下のようなコンセンサスが認められつつある．

- 大量の細胞外液輸液は希釈による凝固障害を増悪するため，これを制限する．
- 早期から凝固因子を補充する．RBC：FFP：Plateletは1：1：1の比率で輸血を行う[16]．

❹ 目標体温・可能な体位，避けたい体位，可能なADL

- 35℃以下は低体温であり凝固障害を助長するため，術後は速やかに35℃以上への復

温をめざす．復温が達成された後は，normothermia での管理を行う[15]．
- 可能な体位は頭部外傷，骨盤骨折など他部位の合併損傷にもよるが，バイタルサインが安定すれば，肝損傷によって特に問題となる体位はない．しかし，ACS が問題となる場合は，膀胱内圧はヘッドアップ 30°で 2.7 mmHg[18]，45°では 7.4 mmHg 上昇することが報告されている[22]．ACS のガイドラインにおいてもヘッドアップが腹腔内圧の上昇に関与する可能性が示唆されている[14]．これらのことから，体位変換によって呼吸，循環などに異常がみられれば，体位を戻す必要があると考えられる．また，open abdomen の場合には，体位の変換により，腸管脱出などの可能性があるため注意する．
- 可能な ADL については患者の合併損傷や全身状態による．ドレーンからの排液が多量な場合や open abdomen においてはベッド上安静を強いられる．呼吸，循環状態が安定し，閉腹がなされ，抜管が可能となり，フォローアップ CT で肝損傷の治癒が明らかであれば，離床が可能となる．

❺ 抗菌薬の有無・選択・投与期間

　Surgical Care Improvement Project（SCIP）[23] による抗菌薬の予防的投与のガイドラインは待機手術の患者に対しては確立されつつあるが，腹部外傷患者に対しては未だ確立されていない．Smith ら[24] は，外傷においても手術開始の 1 時間前に抗菌薬が予防投与され，抗菌薬選択が適正であること（SCIP のガイドラインに基づく），24 時間以内の抗菌薬の中止が厳格に行われた場合，surgical site infection（SSI）のリスクの有意な低下がみられ，在院期間が短縮されることを報告している．しかし，bile leak, biloma, 膿瘍などの合併症が起こった場合は，ドレナージ後も抗菌薬の長期使用を余儀なくされることがある．

❻ 再手術の適応（条件など）

- 術後出血．
- ACS をきたした場合．
- DCS の second look operation．
- Open abdomen により，腸瘻，膿瘍の形成，腹壁瘢痕ヘルニアとなった場合．
- 以下により，敗血症となった場合．
　①Bile leak による胆汁性腹膜炎を起こした場合（左右肝内胆管損傷がみられ，内科

的治療のみで改善がみられない場合，Roux-en-Yによる胆道再建を要することがある）．
②肝壊死組織の感染．
③膿瘍のドレナージにもかかわらず全身状態が増悪．
④Hemobiliaにおいて巨大なcavityを形成しこれが感染．

❼ ドレーンの有無・観察のポイント

1）ドレーンの有無

　ドレーン留置の目的は，術後出血，胆汁漏などの早期発見である[25]．初回手術でDCSが施行されたときは，ドレーンが留置されないことも多い．TACとしてNPWTが選択された場合は，陰圧持続吸引による管理のためドレーンは不要である．
　Fascial closureが施行された場合，肝下面，横隔膜下，ウインスロー孔などに術後出血，胆汁漏などのインフォメーションやドレナージを目的にドレーンが留置される．この場合，ペンローズなどの開放式ドレーンは膿瘍の合併率が高く，閉鎖式ドレーンが推奨されている[2]．術者に留置部位の申し送りを受け，X線により位置を確認しておく．

2）ドレーン観察のポイント

　観察のポイントは，各ドレーンからの性状と排液量に注意することである．
　胆汁漏に関して，International Study Group of Liver Surgeryより，肝切除後における胆汁漏の定義と治療による重症度分類が発表されている[6]．胆汁漏は，「ドレーンからの排液において，血清ビリルビン値の3倍以上の排液ビリルビン値が術後3日目に認められる，もしくは，胆汁漏のため侵襲的処置を要する，または，胆汁性腹膜炎により再開腹を要する」状態と定義されている[6]．
　ドレーンの早期の抜去は逆行性感染の点からは望ましいが，遅発性胆汁漏をきたす可能性も考慮に入れる必要がある．胆汁漏を認めた場合には，臨床症状が重要であり，穿刺ドレナージだけでなく再開腹が必要なこともある[6]．また保存的加療の場合も，ドレーンの入れ替えを要し，長期留置を余儀なくされることがある．

❽ 包帯交換のポイント

　初回手術において，fascial closureおよび皮膚縫合がなされた場合は，通常のガーゼあるいはテガダーム™などの創傷被覆材を使用する．浸出液が多い場合や発赤を認める場合

は創部を観察し，感染の有無を確認する．
　Open abdomenの場合には，2～3日ごとに腹腔内洗浄とTACの交換を行う[4, 17]．

❾ 画像フォローのタイミング

　CTはNOMのモニタリングや肝損傷術後の遅発性合併症の発見に有用である[5]．
　一般にNOMや肝損傷分類Ⅱ以下ではトランスアミナーゼの著明な上昇，SIRS，腹痛，黄疸，説明のつかないヘモグロビン値の低下などの臨床所見がなければ，ルーチンでのフォローアップCTの適応はないといわれている[2, 5]．
　しかし，Ⅲa以上などの重症肝損傷では受傷後10日目でのフォローアップCTの結果，全く愁訴がなくとも治療を要する合併症を認めるとの報告もあり，受傷後7～10日以内のフォローアップCTの有用性が示唆される[5]．
　また，経過中，肝損傷に伴う合併症を認めた場合は，これをフォローアップする．退院後のフォローアップCTは，入院中に治癒が確認された場合，必ずしも必要ないが，重症肝損傷では受傷後4～6週間で退院後のCTが施行される[2]．

❿ ICU退室条件

　ICUの滞在期間や入院期間などについて明確なコンセンサスは得られていない[26]が，少なくとも，
- 術後出血がない．
- 呼吸，循環状態が安定．
- ACSのリスクがない．
- 閉腹がなされている．

などが考慮される．

◆ 文献

1) 益子邦洋，山本保博：肝外傷．2005年後期日本消化器外科学会教育集会テキスト，pp25-34
http://www.jsgs.or.jp/cgi-html/edudb/pdf/20051025.pdf（2015年12月アクセス）
　→ 日本Acute Care Surgery学会理事長著書

2) Fabian TC：Liver and biliary tract.「Trauma, Seventh Edition」(Mattox KL, et al), pp539-560, McGraw Hill, 2008
　→ Traumaを扱う医師のバイブル

3) Wyrzykowski AD：Trauma damage control.「Trauma, Seventh Edition」(Mattox KL, et al), pp725-746, McGraw Hill, 2008
　→ Traumaを扱う医師のバイブル

4） Boele van Hensbroek P, et al：Temporary closure of the open abdomen: a systematic review on delayed primary fascial closure in patients with an open abdomen. World J Surg, 33：199-207, 2009
　　→ Open abdomen の TAC についてのシステマティックレビュー

必読 5） Yoon W, et al：CT in blunt liver trauma. Radiographics, 25：87-104, 2005
　　→ 肝損傷についての画像所見だけでなくよくわかる

6） Koch M, et al：Bile leakage after hepatobiliary and pancreatic surgery: a definition and grading of severity by the International Study Group of Liver Surgery. Surgery, 149：680-688, 2011
　　→ 待機的手術の術後症例において，Bile leak の定義と重症度を示す

7） Anand RJ, et al：Endoscopic retrograde cholangiopancreatography is an effective treatment for bile leak after severe liver trauma. J Trauma, 71：480-485, 2011
　　→ 重症肝損傷術後の Bile leak に対する ERCP による NOM の報告

8） D'Amours SK, et al：Major intrahepatic bile duct injuries detected after laparotomy: selective nonoperative management. J Trauma, 50：480-484, 2001
　　→ 主要な肝内胆管の損傷においても保存的に治癒することが報告

9） Carrillo EH, et al：Non-operative management of blunt hepatic trauma. Br J Surg, 85：461-468, 1998
　　→ 肝損傷の NOM に関するレビューだが，合併症の保存的治療法などが参考になる

10） Green MH, et al：Haemobilia. Br J Surg, 88：773-786, 2001
　　→ Haemobilia に関するレビュー

11） Forlee MV, et al：Haemobilia after penetrating and blunt liver injury: treatment with selective hepatic artery embolisation. Injury, 35：23-28, 2004
　　→ Haemobilia に関する TAE の有用性について

12） Moodley J, et al：Non-operative management of haemobilia. Br J Surg, 88：1073-1076, 2001
　　→ Haemobilia に関する TAE の有用性について

13） Bouras AF, et al：Management of blunt hepatic trauma. J Visc Surg, 147：e351-e358, 2010
　　→ 肝損傷の合併症とその対応について解説

14） Kirkpatrick AW, et al：Intra-abdominal hypertension and the abdominal compartment syndrome: updated consensus definitions and clinical practice guidelines from the World Society of the Abdominal Compartment Syndrome. Intensive Care Med, 39：1190-1206, 2013
　　→ WSACS による ACS のガイドライン

15） Spahn DR, et al：Management of bleeding and coagulopathy following major trauma: an updated European guideline. Crit Care, 17：R76, 2013
　　→ 大量出血をきたす外傷患者の治療ガイドライン

16） Holcomb JB, et al：Transfusion of plasma, platelets, and red blood cells in a 1：1：1 vs a 1：1：2 ratio and mortality in patients with severe trauma: the PROPPR randomized clinical trial. JAMA, 313：471-482, 2015 ★★★
　　→ Damage control resuscitation の有用性を示す多施設共同 RCT

17） Kushimoto S, et al：Usefulness of the bilateral anterior rectus abdominis sheath turnover flap method for early fascial closure in patients requiring open abdominal management. World J Surg, 31：2-8; discussion 9-10, 2007
　　→ Open abdomen 全般と管理が長期間となった場合の閉腹法などについて

18） Cheatham ML, et al：The impact of body position on intra-abdominal pressure measurement: a multicenter analysis. Crit Care Med, 37：2187-2190, 2009
　　→ 体位の腹腔内圧の影響を見た ACS のガイドラインを作成した WSACS による多施設研究

19） Cheatham ML, et al：Results from the International Conference of Experts on Intra-abdominal Hypertension and Abdominal Compartment Syndrome. II. Recommendations. Intensive Care Med, 33：951-962, 2007
　　→ WSACS の ACS のガイドラインの原本となった内容

20）「血液製剤の使用指針（改定版）」（厚生労働省医薬食品局血液対策課／編），2005
　　http://www.mhlw.go.jp/new-info/kobetu/iyaku/kenketsugo/5tekisei3b.html（2015年12月アクセス）
　　→ 日本の輸血ガイドライン

21) Napolitano LM, et al：Clinical practice guideline: red blood cell transfusion in adult trauma and critical care. Crit Care Med, 37：3124-3157, 2009
　　→ EAST（Eastern Association for Surgery of Trauma）とACCM（American College of Critical Care Medicine）の共同ガイドライン

22) McBeth PB, et al：Effect of patient positioning on intra-abdominal pressure monitoring. Am J Surg, 193：644-7; discussion 647, 2007
　　→ 膀胱内圧の体位による影響について検討

23) Stulberg JJ, et al：Adherence to surgical care improvement project measures and the association with postoperative infections. JAMA, 303：2479-2485, 2010
　　→ SCIPによる予防策の術後感染率に対する効果について報告

24) Smith BP, et al："SCIP"ping antibiotic prophylaxis guidelines in trauma: The consequences of noncompliance. J Trauma Acute Care Surg, 73：452-6; discussion 456, 2012
　　→ SCIPの外傷を対象とした検討

25) 藪下泰宏，他：肝切除後の予防的ドレーン管理．日本外科感染症学会雑誌，10：409-414，2013
　　→ 消化器外科領域におけるドレーンの適正使用

26) Stassen NA, et al：Nonoperative management of blunt hepatic injury: an Eastern Association for the Surgery of Trauma practice management guideline. J Trauma Acute Care Surg, 73：S288-S293, 2012
　　→ EASTの肝損傷に対するNOMのガイドライン

27) 新井正徳，他：腹部外傷におけるdamage controlの手術成績．救急医学，26：707-714，2002

28) Arai M, et al：A novel technique for managing open abdomen with the combined use of mesh-mediated traction and the bilateral anterior rectus abdominis sheath turnover flap method：how to do it. Surg Today, 45：1335-1339, 2015

29) 新井正徳，他：腹腔内圧．臨床麻酔，28：1944-1950，2004

第1章 外傷ごとの術後管理

D 腹部

2. 脾損傷の術後管理

井上潤一

Point

- 手術療法よりもカテーテル治療を含む非手術療法（NOM）が増加している．
- 手術では脾摘出になる場合が多い．部分切除が行われた場合は再出血に注意する．
- 脾摘後は脾臓摘出後重症感染症（OPSI）を予防するために必ずワクチンを接種する．
- NOMでは遅発性出血のリスクがあり，受傷後7日前後でのフォローアップ造影CTを行い仮性動脈瘤の有無を評価し，受傷後14日まで適切な観察下に置く．
- TAE後は脾膿瘍の発生に注意する．

はじめに

脾損傷に対する治療は画像診断とIVRの進歩により最近30年間で大きく変化した[1]．手術療法は全体の約10％に行われるのみで，多くの場合，経カテーテル的動脈塞栓術（TAE）を含む非手術療法（non-operative management：NOM）が選択される．その結果，脾臓摘出後重症感染症（OPSI：overwhelming post splenectomy infection）のリスクは減少したものの[2]，手術療法ではみられなかった再出血や梗塞，脾膿瘍について適切に管理することが求められている．本稿では脾損傷に対する開腹手術（OP）およびTAEの術後管理について解説する．

1 執刀医から管理チームへの申し送り

1）術式

a）OP

一般的に脾摘術が行われるが，機能温存目的に部分切除術が行われる場合もある．ごく

外傷の術後管理のスタンダードはこれだ！　97

軽い損傷の場合は組織接着シート（タコシール®）等で止血が行われる場合もある．腹腔内合併損傷の有無，出血量と輸血量，再手術／追加処置の可能性を確認する．

b) TAE

脾動脈本幹にコイルを留置する場合（本幹塞栓術）と出血源となっている血管を選択的に塞栓する場合（選択的塞栓術／遠位塞栓術）がある．

2) 術中に損傷し得ること

a) OP

不完全な血管処理による再出血，脾臓を後腹膜から脱転した部位の後出血，膵尾部からの剥離に伴う膵尾部損傷からの膵液瘻が起こり得る．

b) TAE

穿刺部位の血管損傷やカテーテル操作に伴う術中血管損傷が起こり得る．

3) ここに注意！

a) OP

手術が選択されるのは基本的にバイタルサインが不安定な場合で，高度な脾損傷か，重篤な合併損傷があり損傷脾を可及的すみやかに止血したい場合である．いわゆるダメージコントロールに準じた手術が行われている場合も多く，術後は凝固障害，低体温，代謝性アシドーシスといういわゆる"死の三徴"を補正するための治療が必要になる．

b) TAE

不十分な止血による再出血は術後24時間以内に発生する場合が多いことから，少なくとも翌日までは再度のTAEに備え血管造影用のシースを留置しておく．本幹をコイル塞栓した場合の再出血では，再度のTAEはできないため脾摘術を含む手術療法となる．

❷ 管理のコツ

1) OP

急性期では前述の死の三徴からの脱却をめざし，新鮮凍結血漿や血小板製剤の輸血，積極的復温，輸液や輸血による循環の回復を図る．米国と南アフリカの外傷センターによる多施設前向き共同研究では脾摘が早期感染性合併症の独立した危険因子となることが示されており，脾摘患者では感染症に注意しながら治療を進める[2]．退院後は後述するOPSIを予防するためにワクチン接種を行う．

2）TAE

再出血，遅発性出血，梗塞/膿瘍の管理が必要になる．

a）再出血

前述したように再出血は24時間以内に発生することが多いことからその間は血管造影用のシースを留置しておき，追加TAEができるようにしておく．

b）遅発性出血

遅発性出血の原因として被膜下血腫や脾内血腫の融解により内圧が上昇し出血する場合や仮性動脈瘤が破裂する場合がある（図1）．仮性動脈瘤に関するMuroyaらの報告によれば5施設104例のNOMが選択された鈍的脾損傷で，仮性動脈瘤を16例（15.4％）に認め，その診断は受傷後平均4.6日（SD2.1，range 1〜8日）に実施された造影CTで行われ，また仮性動脈瘤を認めた16例中8例はその後2〜10日で自然閉塞していた．これらのことからフォローアップ造影CTは受傷後7日目前後に撮影することを推奨している[3]．一方，アメリカ外傷外科学会による11施設からなる前向き研究ではNOMが選択された鈍的脾損傷383例において，受傷後24時間以降に脾摘を要した遅発性出血が入院中で12例

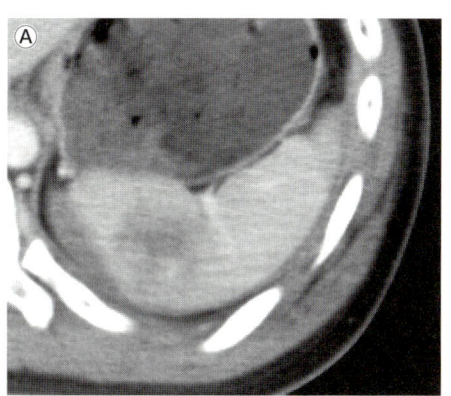

来院時腹部造影CT

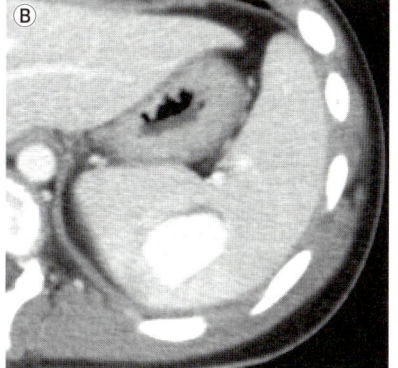

受傷7日目の腹部造影CT

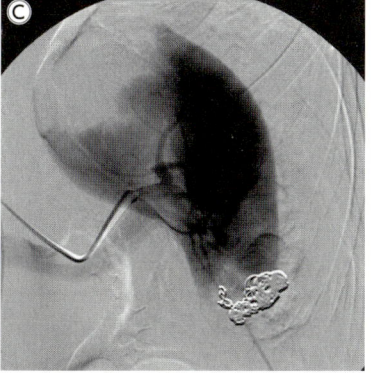

コイル塞栓術施行後

図1 ● 脾仮性動脈瘤
15歳男性．バイク運転中の事故にて受傷．
Ⓐ：来院時CTにてⅢa型脾損傷を認め選択的TAEを施行．
Ⓑ：受傷7日目のフォローアップCTで長径28 mmの仮性動脈瘤を認めた．
Ⓒ：破裂のリスクが高いと判断し，仮性瘤に対しコイル塞栓術を施行した

（3.1％，受傷3〜9日目），退院後1例（0.27％，受傷12日目）を認めたことから，受傷後10〜14日間は厳重な観察を要するとしている[4]．

仮性動脈瘤については自然閉塞するものがあることもわかってきたが，現状ではどのような瘤が閉塞し，どのような瘤が破裂しやすいのかが明らかでないことから，一般的には診断がついた時点でTAEを行う施設が多いと思われる．経過観察を選択する場合は破裂した場合のリスク，反復するCT検査での被爆，入院期間の延長等について患者と家族の同意を得ること，腹部エコーやCTでの経時的なフォロー，破裂時に即応できる体制が必要である．

頻度は少ないが脾損傷後に脾動静脈瘻を形成する場合がある．出血や腸管浮腫といった門脈圧亢進症をきたす場合は，TAEもしくは外科的治療の適応となる．

c）梗塞と膿瘍

TAEで選択的塞栓術を行った場合や近位塞栓でも短胃動脈からの側副血行が十分でない場合，塞栓血管の支配領域は梗塞を起こす[5]．また損傷容積自体が大きい場合にも梗塞が生じる．梗塞により塞栓後症候群（postembolization syndrome）とよばれる左上腹部痛，嘔気，発熱，イレウス，左胸水貯留といった症状を起こす．この梗塞部に感染をきたすと脾膿瘍に進展し，TAE後の約4％の症例に発生する．多くの場合，抗菌薬の投与と経皮的ドレナージにより治療することができる．CTで膿瘍周囲にガス像を認めた場合は積極的なドレナージの適応である．

❸ 輸血のトリガー

脾損傷に特化した輸血基準はない．一般的にヘモグロビン8 g/dL台，fibrinogen 150 mg/dL，血小板50,000/mm^{3}を目標に必要な輸血を行う．

❹ 目標体温，可能な体位，可能なADL

①体温：36℃以上に維持する

②可能な体位：特に制限はない

③可能なADL

ⅰ）OP：脾単独損傷であれば翌日から制限なく離床可能．

ⅱ）TAE：エビデンスのあるプロトコルはない．年齢，損傷形態，合併損傷の有無を考慮しながら検討する．一般的に日本外傷学会分類Ⅲ型損傷では翌日は再出血の危険があるため床上安静．翌々日から徐々にADLを上げて行き，5〜7日目にCTで再

評価したのち制限の完全解除とする．

❺ 抗菌薬の有無，選択，投与期間

a) OP

一般的な予定腹部手術に準ずる（第一世代セフェム）．

b) TAE

当日と翌日に，手術に準じ第一世代セフェムを投与する．脾膿瘍が疑われる場合は血液培養を行い，感受性のある抗菌薬を投与する．

❻ 再手術の適応

a) OP

再出血と膿瘍形成が再手術を考慮する主な原因となる．

再出血に関しては，腹痛の増悪，バイタルサインの変化，貧血の進行，画像検査上腹腔内液体貯留の増加等の所見を総合的に判断して決定する．輸血量の上限など施設としての基準をあらかじめ定めておき，それを超えた場合は再手術とするといった診療プロトコル定めておくことが有用である[6]．

膿瘍に関しては経皮的ドレナージが困難で発熱が続く場合，ドレーンが置かれているにもかかわらず有効な排液がなく発熱が続く場合などが適応となる．

b) TAE

仮性動脈瘤を認めた場合は再破裂のリスクを考慮し再度TAEを行う．

❼ 画像フォローのタイミング

a) OP

術後腹腔内膿瘍が疑われる場合に実施．

b) TAE

術後は定期的にベッドサイドで腹部超音波検査を行い，腹腔内液体貯留の変化を経時的にフォローし，バイタルサインの変化や貧血の進行がみられれば再出血を疑い造影CT検査を行う．その後は仮性動脈瘤の形成は前述の報告も含め受傷後5〜10日とされている

外傷の術後管理のスタンダードはこれだ！　101

ことから，その時期にフォローCTを行い，瘤形成の有無，梗塞の広がりを確認する．発熱，腹痛，血液検査でWBCやCRPの上昇がみられれば腹部CTを実施し膿瘍形成の有無を確認する．

❽ ICU退室条件

　脾単独損傷では術後24時間の再出血がないことを確認できれば退室可能である．大量輸血やダメージコントロール手術がなされた場合は全身状態の回復に応じて判断する．一般病棟入院中は仮性動脈瘤破裂のリスクが術後3〜14日前後まであることを本人に説明し，病棟スタッフにも周知しておく．

❾ OPSIに対するワクチン投与

　人体最大の免疫組織である脾臓では，血液中の抗原を捕捉する濾過機能，オプソニン化に必要な免疫グロブリンの産生，そして莢膜を有する細菌に対しIgM抗体産生を介しての効率的除去が行われる．脾摘によりこれら3つの働きがなくなることで感染防御能が低下し，なかでも莢膜を有する細菌は増殖能も高くその影響が強く現れる．

　OPSI重症感染症（OPSI：overwhelming post splenectomy infection）は脾摘症例の5％に発生する劇症型の感染症で，まさにoverwhelming（圧倒的な，抵抗できないほどの）急激かつ重篤な経過をたどり，数時間から数日で死に至りその死亡率は50〜70％ときわめて高い[7]．

　脾摘からOPSI発症までの期間は最短13日〜65年後まで報告されており，脾摘後2〜3年以内に発生するリスクが高いと言われている．

　起炎菌としては前述の莢膜を有する細菌が多く，肺炎球菌（50〜80％），髄膜炎（10〜15％），インフルエンザ菌（8〜10％），次いで大腸菌，ブドウ球菌，レンサ球菌の報告がある．

　OPSIの予防にはワクチン接種および患者とその家族への教育がきわめて重要である．ワクチンは現在脾摘後の接種が保険適用されているPPSV23（ニューモバックス®）を術後2週間を目安に接種する．再接種については5年ごとに行うことが望ましい．インフルエンザ菌に対するHibワクチン，髄膜炎菌に対するMenACWYワクチン（メナクトラ®）は保険適用でないことも考慮し，感染症専門医に相談し対応する．本人および家族にはOPSIのリスクを説明し，体調不良時は早期に医療機関を受診し，脾摘を受けていること，医療者側に伝えること，そしてワクチンを打つことはOPSIを予防するうえできわめて重要ではあるが，ワクチンを打ってもOPSIのリスクがゼロにはならないことをよく説明し指導

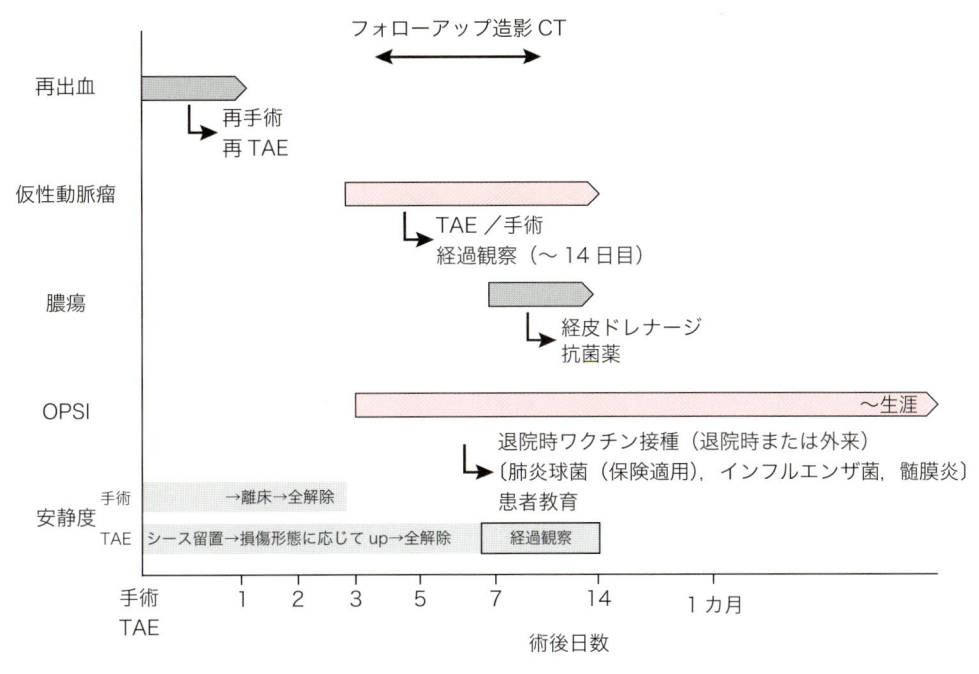

図2 ● 脾損傷の術後管理

する．

　TAE後の患者に対するワクチン接種の適応は明らかにされていないが，残ったviabilityのある脾臓の容積が30％以下の場合は脾摘に準じて接種を考慮する．

　脾摘患者に対する予防的抗菌薬投与に関しては，成人では脾摘後1～2年の内服と脾摘後敗血症の既往のある患者の生涯に渡る服用を勧める報告もあるが定まった見解は得られていない[8]．

⑩ まとめ

　図2に脾損傷の術後管理の概要を示す．TAE症例では再出血，仮性動脈瘤破裂，膿瘍という3つの術後合併症を念頭に置きつつ，受傷後14日目までのCT検査と離床に関するスケジュールを組むようにする．画像診断とTAEの適応判断と実施に関しては放射線科医と緊密な連携をとることも重要である．脾摘した場合はOPSI予防のためのワクチン接種を忘れずに行う．

◆ 文献

手術に関する知見や見解はほぼ出尽くしている．2000年代からはNOMに関する論文が大半となりNOM失敗の要因，再出血の時期と入院期間などについてさかんに研究されている．多施設研究や前向き研究は米国発が多いが，TAEについては日本の方が進んでいる場合もあり，その点をふまえて目を通すとよい

必読 1) Winter DH：Injury to the spleen.「Trauma, Seventh Edition」（Mattox K, et al, eds），pp561-580, McGraw-Hill, 2012
→ 言わずと知れた外傷診療のバイブル．まずは一読を

2) Demetriades D, et al：Blunt splenic trauma: splenectomy increases early infectious complications: a prospective multicenter study. J Trauma Acute Care Surg, 72：229-234, 2012

必読 3) Muroya T, et al：Delayed formation of splenic pseudoaneurysm following nonoperative management in blunt splenic injury: multi-institutional study in Osaka, Japan. J Trauma Acute Care Surg, 75：417-420, 2013
→ フォローCTの撮影時期，仮性動脈瘤の自然消失を示す．TAEの領域では日本が先行

必読 4) Zarzaur BL, et al：The splenic injury outcomes trial: An American Association for the Surgery of Trauma multi-institutional study. J Trauma Acute Care Surg, 79：335-342, 2015
→ 対して米国外傷外科学会による11のレベル1外傷センターでの前向き研究．TAE後に必要な観察期間を示す

5) Schnüriger B, et al：Outcomes of proximal versus distal splenic artery embolization after trauma: a systematic review and meta-analysis. J Trauma, 70：252-260, 2011
→ 近位（本幹）塞栓と遠位（選択的）塞栓の比較

6) Haan J, et al：Protocol-driven nonoperative management in patients with blunt splenic trauma and minimal associated injury decreases length of stay. J Trauma, 55：317-321; discussion 321-322, 2003

7) Di Sabatino A, et al：Post-splenectomy and hyposplenic states. Lancet, 378：86-97, 2011

8) Rubin LG & Schaffner W：Clinical practice. Care of the asplenic patient. N Engl J Med, 371：349-356, 2014

第1章 外傷ごとの術後管理

D 腹部

3. 腸管損傷・腸間膜損傷の初期治療と術後管理

白井邦博

Point
- 生理機能異常がなく早期に診断すれば，一期的根治術を行って，早期離床が可能である．
- 初期輸液でも循環不安定で，生理学的徴候に異常を認めれば，直ちに緊急開腹術を行う．
- 死の三徴の徴候を認めたら，DCRとDCSへ移行し，ACSを想定して術後OAMを行う．
- 腸穿孔の腹膜炎による重症敗血症では，SSCGに準じた治療と，ACSが疑われたら術後OAMを行う．

はじめに

　腸管・腸間膜損傷は，手術時期が受傷後5〜8時間を超えると，出血および腸管穿孔や虚血後の続発性腹膜炎による敗血症によって，合併症の発生率や死亡率は上昇する[1,2]．本稿では，腸管・腸間膜損傷の初期蘇生，術後と合併症の管理について解説する．

1 執刀医から管理チームへの申し送り

　腸管・腸間膜損傷は，遅発性腸管狭窄を除いてほとんどが緊急手術であり，活動性出血と腸管損傷合併の有無，他部位損傷の有無で手術適応を判断する．しかし，初療時の生理学的徴候によって治療方針や術式が異なる．

1）ショックなし，または初期輸液に反応（responder）

　全身状態は安定しているため，一期的に根治術を行う場合が多い．腸間膜損傷は，外傷学会分類[3]のⅡbで止血術や修復術，Ⅱaでも血腫が増大するなら，間膜切開後に出血点

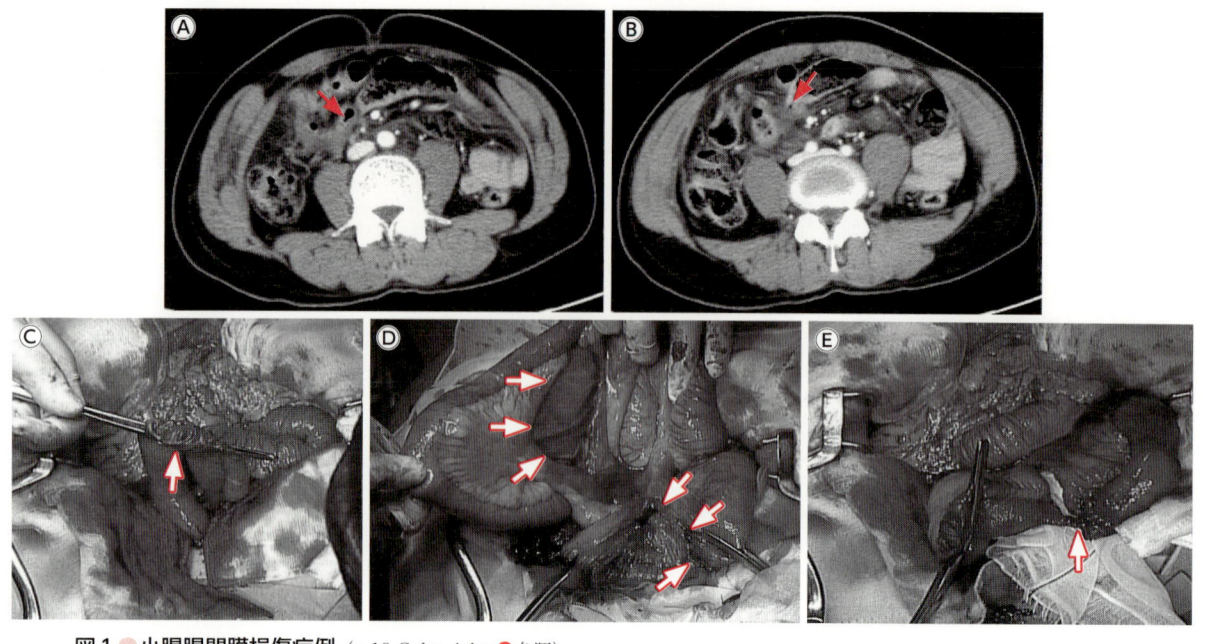

図1 ● 小腸腸間膜損傷症例 (p.10 Color Atlas ❽参照)
ⒶⒷ：術前の造影CT，Ⓐ：損傷小腸（➡），Ⓑ：腸間膜内のfluid collectionとfree air（➡），Ⓒ：50％以上の小腸穿孔（Ⅱa）（⇨），Ⓓ：漿膜損傷（Ⅰa）と腸間膜損傷（Ⅱb）（⇨），Ⓔ：小腸断裂（Ⅱb）（⇨）

を止血する（図1D）．腸管虚血を疑う場合は腸切除を考慮する．腸管損傷は，Ⅰaで漿膜筋層縫合術，Ⅱaは縫合閉鎖術，穿孔部が50％以上のⅡaやⅡbでは腸切除術と吻合術を行う（図1C）．結腸穿孔の場合は，経過時間や汚染の程度，腸管浮腫，年齢，全身状態によって人工肛門を造設することがある．

2) Transient-responder (TR) と non-responder (NR)

初期急速輸液に対して，循環動態が一過性に反応するが再度不安定に陥る場合（TR）や，全く反応しない（NR）場合は，直ちに緊急開腹手術を行う．さらに，生理機能の破綻である低体温，アシドーシス，凝固障害の死の三徴が出現すれば救命困難となるため，疑いや徴候があればdamage control surgery（DCS）[4, 5]を考慮する（図2）．手術は，急速な循環虚脱（収縮期血圧＜60 mmHg）の場合は大動脈遮断による一時止血後，出血部を用手圧迫や鉗子，タオルパッキングで一時的にコントロールする．腸管損傷部は，腸鉗子で把持して汚染をコントロールする．損傷部の修復は，結紮止血と自動縫合器による腸切除のみで再建しない．そして，手術の短縮やabdominal compartment syndrome（ACS：腹部コンパートメント症候群）[※1]を想定して一時閉腹を行い，術後はopen abdominal management（OAM）とする．また，出血に対してinterventional radiology（IVR）との併用療法も行うこともある[6]．

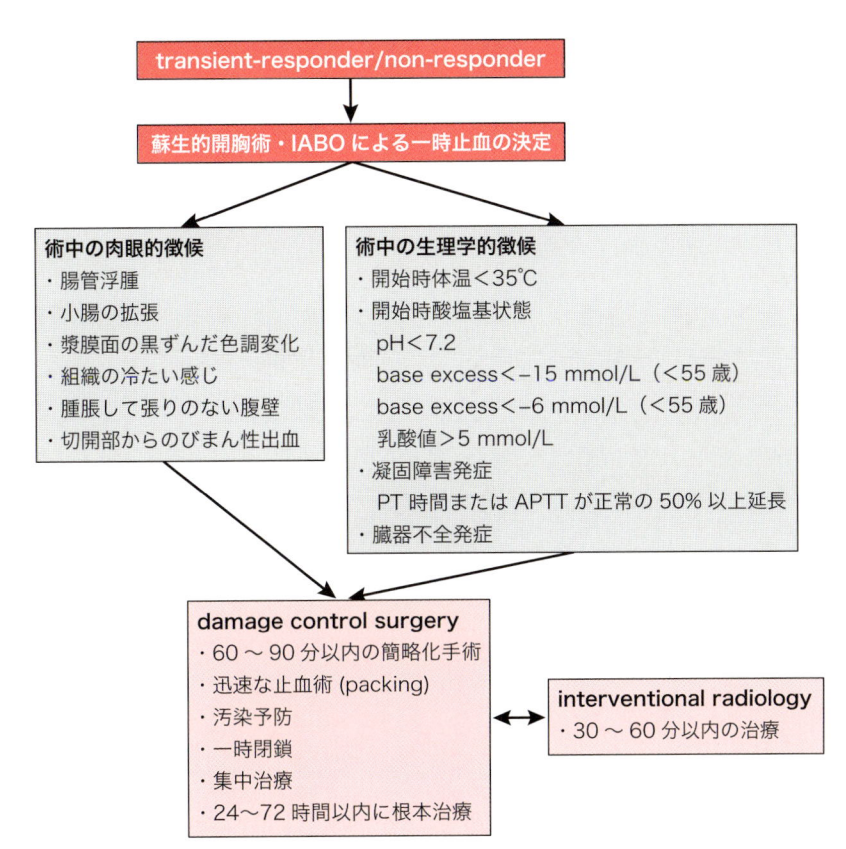

```
                transient-responder/non-responder
                              ↓
                蘇生的開胸術・IABO による一時止血の決定
                    ↓                    ↓
        ┌─────────────────────┐  ┌─────────────────────────────┐
        │ 術中の肉眼的徴候      │  │ 術中の生理学的徴候           │
        │ ・腸管浮腫           │  │ ・開始時体温＜35℃           │
        │ ・小腸の拡張         │  │ ・開始時酸塩基状態           │
        │ ・漿膜面の黒ずんだ色調変化│  │   pH＜7.2                  │
        │ ・組織の冷たい感じ   │  │   base excess＜-15 mmol/L（＜55歳）│
        │ ・腫脹して張りのない腹壁│  │   base excess＜-6 mmol/L（＜55歳）│
        │ ・切開部からのびまん性出血│  │   乳酸値＞5 mmol/L          │
        └─────────────────────┘  │ ・凝固障害発症               │
                    ↓            │   PT 時間またはAPTT が正常の50％以上延長│
                    ↓            │ ・臓器不全発症               │
                    ↓            └─────────────────────────────┘
                    ↓                          ↓
        ┌─────────────────────┐
        │ damage control surgery │
        │ ・60～90分以内の簡略化手術│ ←→ ┌─────────────────────┐
        │ ・迅速な止血術 (packing) │     │ interventional radiology│
        │ ・汚染予防              │     │ ・30～60分以内の治療   │
        │ ・一時閉鎖              │     └─────────────────────┘
        │ ・集中治療              │
        │ ・24～72時間以内に根本治療│
        └─────────────────────┘
```

図2 ● Transient-responder/non-responder の場合
（文献4～6を参考に作成）

> **一口メモ　※1 ACSとは**
> IAP＞20 mmHg でかつ新たな臓器障害/臓器不全が発生した場合．**第2章-2**を参照．

3）続発性腹膜炎による敗血症

　腸管穿孔では，受傷後早期の腹膜刺激症状は30％程度であり，CT での腸管断裂像や腸内容漏出，free air 所見の感度はそれぞれ7％，12％，44～55％と低い[7]．また，腸間膜断裂や血腫の増大は，早期CTでは不明確なこともある．この診断の遅延によって，手術時には腸穿孔や腸管虚血による腹膜炎で，重症敗血症/敗血症性ショックをひき起こす．この場合は，手術時間を短縮して腸切除術と洗浄ドレナージ術，腸瘻や人工肛門造設術，状態によっては一時閉腹でOAMを行うこともある．

2 管理のコツ・ポイント・目標RASS

1) 全身状態が安定した緊急手術の場合

腸管・腸間膜損傷のみの場合は，人工呼吸管理を行うことは少ない．ドレーンやカテーテルは早期に抜去して，早期離床とリハビリを促す．イレウスや縫合不全がなければ，数日で水分摂取を開始して食事へ移行可能なことが多い．

2) DCSが適応の場合

TRやNRでDCSを選択した場合，死の三徴の発症や進展を防ぐため，初期蘇生から術後までdamage control resuscitation（DCR）を行う[8, 9]．以下にDCRの構成を示す（表）．

a) 復温

低体温は凝固障害を悪化させるため，深部温（膀胱温）で計測して，35℃以上の平熱を目標とする．方法は，外気を温めて濡れた衣類の除去，加温した輸液や輸血の投与，加温加湿酸素，エアーウォームマットやブランケットを用いる．また，温水による胃洗浄や腹腔内洗浄，体外循環などの方法もある．

b) アシドーシスの是正

アシドーシスは，凝固障害を悪化させるだけでなく，臓器障害の進展や低灌流，致死的不整脈の発現，カテコラミン効果を低下させる．さらに，初期乳酸値が4.7 mmol/L以上，

表 ● Damage control resuscitation

a) 復温＞35℃
b) アシドーシスの改善 ・pH＞7.2 ・乳酸値の正常化
c) 低血圧の許容 ・収縮期血圧＝80〜90 mmHg（平均血圧＝50 mmHg） ・頭部外傷時は収縮期血圧＝80〜100 mHg
d) 厳格な輸液管理 　細胞外液の過剰輸液を回避
e) 止血蘇生 ・目標値：Hb＝7〜9 g/dL，血小板数＞5万/μL（頭部外傷＞10万/μL） 　　　　　　フィブリノゲン＞150〜200 mg/dL，PT-INR＜2 ・トラネキサム酸：受傷3時間以内，loading＝1 g/10分→1 g/8時間 ・カルシウム製剤＞0.9 mmol/L ・massive transfusion protocol（赤血球濃厚液20単位以上） 　→赤血球濃厚液：新鮮凍結血漿：濃厚血小板＝1：1：1 　→クリオプレピシテート製剤を使用

（文献8〜10を参考に作成）

2時間後の乳酸クリアランスが-20％以下は予後不良因子である[10]．このため，pH＞7.2と乳酸値の正常化を目標とする．

c) 低血圧の許容

主要臓器へ灌流を維持しながら，止血血栓が破壊されないように，一時止血が得られるまで血圧を80～90 mmHgで維持する．

d) 輸液制限

大量輸液は，高Cl性代謝性アシドーシスや希釈性凝固障害，低体温，ARDS，ACSなど予後を悪化させるため，輸液量を制限する．

e) 止血蘇生

出血で喪失した血液を早期に是正して，止血凝固機能を改善させるには，赤血球濃厚液（RCC）と新鮮凍結血漿（FFP），濃厚血小板（PC）の適正輸血が必要である．目標値はHb 7～9 g/dL，フィブリノゲン値150～200 mg/dL，血小板数＞50,000/μLとする．また，24時間で20単位以上のRCCを要する大量出血に対して，大量輸血プロトコール（massive transfusion protocol：MTP）の導入が報告されているが，最近RCC：FFP：PC＝1：1：1の比率の有用性が示されている[11]．さらに，抗線溶療法として受傷後3時間以内のトラネキサム酸投与，フィブリノゲン補充としてクリオプレシピテートの使用，凝固因子であるカルシウム製剤の補充を行う．

3）続発性腹膜炎による敗血症管理

重症敗血症・敗血症性ショックの管理はsurviving sepsis campaign guideline（SSCG）[12]に準じて行う．ショックを離脱すれば，積極的な体位変換と鎮静レベル（richmond agitation-sedation scale：RASS）を浅く（-1～0）して，人工呼吸器離脱の検討と早期離床をめざす．ただし，腹膜炎の程度によってはACSのために閉腹できず，OAMが必要なことがある．

4）Open abdominal management（OAM）

DCSや腹膜炎で手術時間短縮やACSを想定する場合は，一時閉腹後にOAMを行う．一時閉腹法は皮膚縫合やsilo closure，Wittmann patch，negative pressure wound therapy（NPWT：陰圧閉鎖療法）[※2]がある．NPWTは，腹腔内からの持続排液による腹腔内容量減少，体液管理や出血量の把握，吸引による腹壁や皮膚の良好な緊張によって，一次筋膜閉鎖に有用である[13]．OAM中は，低体温やアシドーシス，凝固障害，循環動態の改善を優先して，24～72時間後の閉腹を目標とする．さらに，腹腔内圧（intra-abdominal pressure：IAP）[※1]を経時的に測定して，ACSの発生をモニタリングする．このため，初期のOAM中は鎮静が深く（RASS -5～-2），体位変換も制限されることが多い．閉腹

困難例は，48時間ごとにドレッシングを交換して，腸瘻や膿瘍に注意しながら定型的閉腹をめざすが，不可能な場合は肉芽形成後に植皮を行う (planned giant ventral hernia)．この場合は，呼吸循環やIAP，患者の苦痛をモニタリングしながら，鎮静薬や鎮痛薬は徐々に減量して，段階的にリハビリをアップし，人工呼吸器からの離脱をめざす．

※2 NPWTとは

創部をドレッシング剤で密閉して持続陰圧をかけることで，創傷治癒を促進する．腹部の一次閉鎖法としても利用され，現在KCI社のV.A.C. ATS® 治療システムが保険収載されているが，腹部専用ではない．

③ 抗菌薬治療 [12, 14, 15]

腸管穿孔がない例は，予防的抗菌薬としてセファゾリン（セファメジン® α）を使用し，24時間で終了する．腸管穿孔例は，腸内細菌科のグラム陰性桿菌と *Bacteroides fragilis* をカバーした抗菌薬として，セフメタゾール（セフメタゾン®）やβラクタマーゼ阻害薬配合ペニシリン，第3世代セファロスポリン系とメトロニダゾール（アネメトロ®）の併用投与を行う．ただし，コントロール不良の糖尿病，ステロイドや抗癌剤の使用など免疫抑制状態（特に好中球減少症），感染源コントロール不良例などは，緑膿菌など耐性菌をカバーした広域抗菌薬を使用し，培養と感受性の結果でde-escalation[※3]を行う．明確な投与期間を示す報告はないが，予防投与は3日間以内，発症から感染源コントロールまで6時間以上経過した場合は，治療投与として7〜10日間とする．

※3 de-escalationとは

経験的に投与した広域スペクトラム抗菌薬を，培養と感受性試験の結果，臨床効果からその病原微生物をカバーする，より狭域スペクトラムの抗菌薬に変更する治療法．

④ 再手術と遅延手術

1）術後出血

術後に再出血する場合は手術の適応となるが，IVRで止血可能なこともある．

2）縫合不全

縫合不全のリスク因子は，遷延性ショックや組織低灌流，遅延腸吻合，大腸修復（特に左側）であり[16]，術後4～7日に合併することが多い．Minor leakage はドレナージで改善することもあるが，major leakage は手術適応となる．

3）イレウスと遅発性腸管狭窄

イレウスは定期手術よりも，虚血や腹膜炎の影響で合併しやすいが，虚血所見がなければ，胃管やイレウス管で治癒することが多い．遅発性腸管狭窄は，癒着や腸管虚血，壁内血腫，腸穿孔が原因で小腸に多い．1カ月以内の発症が多いが，数日以内や数カ月～1年後の例も報告され，結果的に手術となる[17]．

❺ ドレーンの有無・観察のポイント

ドレナージチューブは，結腸穿孔や汚染が広範な場合，縫合不全のリスクがある場合に留置する．排液が少量で汚染がなく，出血を認めなければ早期に抜去する．ただしDCSやOAM例は，長めの留置となる．特に腸瘻や膿瘍合併例では，長期間の留置を要する．

❻ 創部管理（長期OAMを除く）

通常の緊急手術と変わらず被覆材を貼付して，連日の消毒は行わず感染の有無を評価する．腸管損傷で汚染が強い場合やDCS例では，皮膚表層を開放してdelayed suture を行うことが，術後創部感染を少なくするとの報告がある[18]．

❼ その他の合併症

DCSや長期OAMの施行例では，耐性菌による肺炎やカテーテル関連感染，尿路感染症，深在性真菌症にも注意が必要である．

8 画像フォローのタイミング

術後再出血やイレウス，縫合不全など合併症がなければ必要ない．DCSやOAM管理中は，腸管や腸間膜の浮腫などの評価，腸瘻や腹腔内膿瘍など合併症の際に行う．

9 ICU退室条件

循環動態が安定して人工呼吸器を要さなければ，術後翌日に退室可能である．DCS例でも，閉腹して人工呼吸器から離脱すれば退室できる．72時間以内に閉腹できないOAM例は，48時間ごとのドレッシング交換をする際に，IAPを測定しながら徐々に閉腹するためモニタリングが必要となる．このため，ICUの個室で長期管理となる．

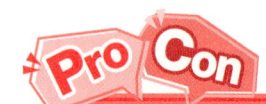

論点のまとめ

DCS・DCRの賛成論・反対論

【賛成論】
　DCSを要する症例は，DCRの併用によって救命率を向上させる．

【反対論】
　DCSとDCRの有効性を示す大規模比較試験はない．

文献

1) Fakhry SM, et al：Relatively short diagnostic delays (<8 hours) produce morbidity and mortality in blunt small bowel injury: an analysis of time to operative intervention in 198 patients from a multicenter experience. J Trauma, 48：408-414; discussion 414-415, 2000 ★
　→ 小腸損傷の診断と手術が受傷後8時間を超えると，合併症と死亡率が上昇する

2) Malinoski DJ, et al：A diagnostic delay of 5 hours increases the risk of death after blunt hollow viscus injury. J Trauma, 69：84-87, 2010 ★
　→ 消化管損傷の診断と手術が5時間を超えれば，腹腔内感染率や死亡率は上昇する

3) 「外傷用語集　改訂版2008」(日本外傷学会用語委員会／編)，春恒社，2008. http://www.jast-hp.org/yougo/yogo.pdf（2015年10月アクセス）

必読 4) Wyrzykowski D：Trauma Damage Control.「Trauma, Seventh Edition」(Mattox K, et al)，pp851-870, McGraw Hill, 2008
　→ 外傷治療のバイブル

必読 5) 「トップナイフ：外傷手術の技・腕・巧み」(Hirshberg A，他／著，行岡哲男／訳)，医学書院，2010
　→ 外傷外科のバイブル

6) Lin BC, et al：Management of ongoing arterial haemorrhage after damage control laparotomy: optimal timing and efficacy of transarterial embolisation. Injury, 41：44-49, 2010 ★
　→ DCS後の早期TAE併用療法の効果を示す論文

7) Iaselli F, et al：Bowel and mesenteric injuries from blunt abdominal trauma: a review. Radiol Med, 120：21-32, 2015
　→ 腸管腸間膜損傷のCT検査のレビュー

必読 8) Kaafarani HM & Velmahos GC：Damage Control Resuscitation In Trauma. Scand J Surg, 103：81-88, 2014
　→ DCRの概念を紹介

必読 9) Spahn DR, et al：Management of bleeding and coagulopathy following major trauma: an updated European guideline. Crit Care, 17：R76, 2013
　→ 必読．欧州の重症外傷の出血に対する止血蘇生のガイドライン

10) Régnier MA, et al：Prognostic significance of blood lactate and lactate clearance in trauma patients. Anesthesiology, 117：1276-1288, 2012 ★
　→ 外傷患者の予後予測因子として乳酸値と乳酸クリアランスの有用性

必読 11) Holcomb JB, et al：Transfusion of plasma, platelets, and red blood cells in a 1：1：1 vs a 1：1：2 ratio and mortality in patients with severe trauma：the PROPPR randomized clinical trial. JAMA, 313：471-482, 2015 ★★★
　→ FFP：PC：RBCのIC率の検討

必読 12) Dellinger RP, et al：Surviving sepsis campaign: international guidelines for management of severe sepsis and septic shock: 2012. Crit Care Med, 41：580-637, 2013
　→ 敗血症ガイドライン2012

13) Bruhin A, et al：Systematic review and evidence based recommendations for the use of negative pressure wound therapy in the open abdomen. Int J Surg, 12：1105-1114, 2014
　→ open abdomenの一時閉鎖法としてのNPWTのシステマティックレビュー

必読 14) Solomkin JS, et al：Diagnosis and management of complicated intra-abdominal infection in adults and children: guidelines by the Surgical Infection Society and the Infectious Diseases Society of America. Clin Infect Dis, 50：133-164, 2010
　→ IDSAの腹腔内感染の抗菌薬ガイドライン

15)「JAID/JSC感染症治療ガイド」（JAID/JSC感染症治療ガイド・ガイドライン作成委員会／編），ライフサイエンス出版，2014
　→ 本邦の抗菌薬ガイドライン

16) Burlew CC, et al：Sew it up! A Western Trauma Association multi-institutional study of enteric injury management in the postinjury open abdomen. J Trauma, 70：273-277, 2011 ★
　→ open abdomenの原因と合併症についての研究

17) 山本基，他：鈍的腹部外傷後の遅発性小腸狭窄の1例　本邦報告58例の検討を含めて．日腹部救急医会誌，33：1057-1060, 2013

18) Seamon MJ, et al：Skin closure after trauma laparotomy in high-risk patients: opening opportunities for improvement. J Trauma Acute Care Surg, 74：433-439; discussion 439-440, 2013 ★
　→ 腸管損傷とDCS患者に対する皮膚表層の開放術と一期的閉鎖術の合併症や予後の比較

D 腹部

4. 膵損傷の術後管理

清水正幸

Point
- 執刀医に主膵管損傷の有無と術式の確認を行う．
- 膵損傷の術後管理は，ドレナージが重要である．
- 敗血症や進行する臓器障害を認める場合は，ドレナージ不良な膵液漏や膵周囲膿瘍を疑う．

はじめに

　膵損傷の術後管理には外傷特有の注意点があり，予定手術や急性腹症の術後管理と同等に考えてはならない．膵単独外傷の場合は膵損傷にのみ焦点を当てて管理を行えばよいが，多発外傷の場合は治療すべきほかの外傷も念頭に置く必要がある．また，ダメージコントロール手術の場合は，二期的手術が必要であり初回手術の後はopen abdominal managementとなることもある．膵損傷の術後管理でまず確認することは，蘇生としての止血が完了していること，主膵管損傷に対して適切な診断と治療がなされていることである．本稿では，一般的な膵損傷の術後管理を中心に解説する．

1 執刀医から管理チームへの申し送り

　病棟に帰室後，まず麻酔科医より呼吸循環動態，術中出血量，尿量，体温，輸液や輸血の量，凝固機能を含む血液検査データなどの情報を得る．腹部外傷執刀医から確認すべき情報は，腹腔内出血に対する止血，再手術の必要性，膵損傷の分類と術式，腹部他臓器合併損傷の有無と術式である．

1）腹腔内出血に対する止血と再手術の必要性

　　腹腔内出血に対して十分な止血が完了しているかを確認する．止血困難でガーゼパッキングなどのダメージコントロール手術を行っている場合は，ガーゼ除去などの再手術が必要となるため，手術時期に関して腹部外傷執刀医と相談する．

2）膵損傷の分類と術式

　　膵損傷の分類，術式，ドレーンの部位，膵管チューブの有無を執刀医に確認する．膵損傷の分類は，日本外傷学会の膵損傷分類2008[1]（表1）を使用する．各分類に当てはまる術式は（表2）の通りである．Ⅰ型，Ⅱ型は主膵管損傷を伴わず，ドレナージを行う．Ⅱ型は必要に応じて膵縫合を行う場合もある．Ⅲb型は主膵管の損傷を伴うが，損傷部が体尾部の場合は尾側膵切除術を行う．頭部から頸部の損傷の場合は，拡大尾側膵切除術や尾側膵を再建する術式が行われる．尾側膵を再建する術式にはLetton-Wilson法[2]（尾側膵を温存し空腸と再建），Bracey法[3]（尾側膵を温存し胃と再建），Martin法[4]（尾側膵と頭側膵を再建），膵頭十二指腸切除などがある．Ⅲa型は膵実質の1/2以上の損傷を認めるが主膵管損傷を伴わないと定義される．Ⅲa型に対してはⅡ型またはⅢb型に準じた術式が

表1　膵損傷分類2008（日本外傷学会）

| Ⅰ型　被膜下損傷　subcapsular injury |
| Ⅱ型　表在性損傷　superficial injury |
| Ⅲ型　深在性損傷　deep injury
　　a. 単純深在性損傷　simple deep injury
　　b. 複雑深在性損傷　complex deep injury |

（文献1より引用）

表2　膵損傷分類と術式

膵損傷分類	主膵管損傷	損傷部位	術式
Ⅰ型	なし	頭部，体部，尾部	ドレナージ
Ⅱ型	なし	頭部，体部，尾部	ドレナージ，膵縫合
Ⅲa型	なし	頭部，体部，尾部	Ⅱ型またはⅢb型に準ずる
Ⅲb型	あり	体部，尾部	尾側膵切除
		頭部，頸部	拡大尾側膵切除 Letton-Wilson法 Bracey法 Martin法 膵頭十二指腸切除

選択される．すべての術式においてドレーンは必要である．損傷部より尾側膵の再建を伴う術式には膵管チューブ（主に外瘻チューブ）が留置される．

3）腹部他臓器合併損傷の有無と術式

膵臓は解剖学的に周囲を重要臓器（肝臓，脾臓，腎臓，胃，十二指腸，結腸，門脈，下大静脈，大動脈など）に囲まれており合併損傷を生じやすい．執刀医に他臓器合併損傷の有無と実施した術式を確認する．

❷ 管理のコツ・ポイント

1）手術後の早期の管理

呼吸循環動態を安定させることを優先させる．早期より呼吸循環が安定しない場合，腹部の原因としては持続する出血が考えられる．腹腔内出血の程度はドレーンからの出血量やヘモグロビン値の推移などを参考にする．また，腹部コンパートメント症候群にも注意が必要である．腹部の膨満が著明な場合は腹腔内圧を測定する．腹腔内圧が20 mmHg以上で新たな臓器障害が進行する場合は減圧目的の開腹も考慮する[5]．

2）腹腔内感染症のコントロール

術後数日経過してから問題となることは腹腔内感染症である．膵関連の感染症としてはドレナージ不良な膵液漏や膵周囲膿瘍が考えられる．膵損傷に対するすべての術式においてドレーンは留置されるが，術中に留置されたドレーンが必ずしも有効とは限らない．術後に発熱が持続する場合やいったん低下した白血球数やCRP値が再度上昇する場合，敗血症や進行する臓器障害を認める場合は，腹腔内感染症を疑い，腹部CTや腹部エコーなどの画像検査を行う．腹腔内膿瘍を認めた場合はCTガイド下ドレナージやエコーガイド下ドレナージを検討する．また，血液培養や膿瘍培養を採取し，抗菌薬の投与を開始する．膵液漏のドレナージが良好でも，ドレーンからの排液量が多い場合はソマトスタチンの投与，内視鏡的逆行性胆道膵管造影（endoscopic retrograde cholangiopancreatography：ERCP）での乳頭切開や膵管ステントの留置を考慮する．これらの方法はドレーンからの排液量を減少させる可能性はあるが，膵液漏の治癒期間への影響に関しては不明であり一定の見解はない．

3）術式別の注意事項

a）ドレナージ

膵損傷に対してドレナージのみを行った症例ではドレーンの性状と排液量に注意する．膵液漏の排液量が極端に多い場合は主膵管損傷の有無を再度確認することが望ましい．特に深在性損傷であるが主膵管損傷なしと判断したⅢa型は注意が必要である．主膵管損傷の確認はERCPで行う．

b）膵切除

外傷患者に対して尾側膵切除術を行った後に膵内外分泌機能障害を生じることは稀とされているが，術後より血糖コントロールが悪化する例も認める．特に上腸間膜静脈を右側に超えて拡大尾側膵切除を行った場合，糖尿病や慢性膵炎の既往のある患者などは新たな糖尿病を発症したり，術後より血糖コントロールが不良となる場合がある．一般的に重症患者の血糖値はNICE-SUGAR study[6]より144〜180 mg/dLを目標に管理するのが望ましい．また，膵切除を行った場合は脾臓も合併切除されることが多い．その場合は脾臓摘出後重症感染症（overwhelming post splenectomy infection：OPSI）の予防目的で退院前に肺炎球菌ワクチンを接種する．

c）尾側膵と消化管を吻合する術式

尾側膵と消化管を吻合する術式にはLetton-Wilson法，Bracey法，膵頭十二指腸切除がある．膵空腸吻合や膵胃吻合に縫合不全を生じた場合，漏れ出た膵液は胆汁や腸液により活性化される．活性化された膵液は吻合部周囲に仮性動脈瘤を形成し，術後しばらく経過してからの腹腔内出血や消化管出血の原因となり得る．

❸ 輸血のトリガー

止血が完了していない場合や循環動態が不安定な場合はヘモグロビン値10 g/dL以上を目標として赤血球液（red blood cells：RBC）を輸血する．外傷初期診療より大量輸血が必要な場合は輸血開始時より新鮮凍結血漿（fresh frozen plasma：FFP），濃厚血小板（platelet concentrate：PC）も投与する．FFP：PC：RBCの投与割合を1：1：1にした群では，1：1：2にした群と比較し，失血による死亡率が低下すると報告[7]されており投与割合の参考にする．大量輸血を行った場合は高カリウム血症や低カルシウム血症の合併に注意する．また，止血が完了し循環動態が安定している場合はヘモグロビン値7 g/dL以上を目標にRBCを輸血する．

④ 目標体温・可能な体位，避けたい体位・可能なADL

　　術中や術後の低体温は凝固機能の低下，易感染性などの観点から保温することが望まれる．術後の発熱に対して薬物や冷却による解熱療法を行うべきかに関する一定の見解はない．膵損傷手術の術後の体位に関しては特に制限はない．集中治療室に入室中であっても早期より必要なリハビリテーションを開始し早期離床をめざす．

⑤ 抗菌薬の有無・選択・投与期間

　　穿通性腹部外傷に対する予防的抗菌薬投与に関するEASTのガイドライン[8]に準じると，術前に広域スペクトラムの抗菌薬を1回投与する．管腔臓器損傷があれば抗菌薬を追加投与するが，24時間以内とする．管腔臓器損傷がなければ術前の1回投与のみで予防投与は終了する．

⑥ 再手術の適応（条件）

　　術後早期より出血が持続する場合は，再開腹し止血を行う．晩期の腹腔内出血は膵液漏や膵空腸吻合の縫合不全などに起因することが多い．この場合はIVR（interventional radiology）を第一選択とするが，止血困難な例には再手術を行う．また，ドレナージ不良な膵液漏や膵周囲膿瘍に対しては再手術よりもCTガイド下ドレナージやエコーガイド下ドレナージを第一選択とする．

⑦ ドレーンの有無・観察のポイント

　　膵損傷の術後のドレーンは閉鎖式ドレーンを用いることが多い．ドレーンの吸引の有無に関しては一定の見解はない．観察のポイントは出血と膵液漏である．膵液漏は感染を伴わない時期は暗赤色であるが，感染を伴うと混濁し灰白色に変色する．膵液漏はISGPF（International study group of pancreatic fistula）[9]による定義と分類が多く引用される．それによると膵液漏の定義は「ドレーン排液量にかかわらず血清アミラーゼ値の3倍以上の排液アミラーゼ値が術後3日以上持続する場合」であり，重症度は（表3）の通りである．ドレーンの留置期間が長くなるとドレーンにバイオフィルムが形成されたり，逆行性感染の原因となるため，膵液漏が否定的な場合や，膵液漏があっても軽快して不必要になったドレーンは早めに抜去する．

表3 ● 術後膵液漏分類の主なパラメーター

	Grade A	Grade B	Grade C
全身状態	良	大抵は良	不良
特殊な治療*	なし	あり/なし	あり
エコー/CT所見	所見なし	所見なし/所見あり	所見あり
持続するドレナージ+ （3週間以上）	なし	大抵はあり	あり
再手術	なし	なし	あり
膵液漏に関連する死亡	なし	なし	可能性あり
感染徴候	なし	あり	あり
敗血症	なし	なし	あり
再入院	なし	あり/なし	あり/なし

＊末梢または中心静脈栄養，抗菌薬，経腸栄養，ソマトスタチン，低侵襲なドレナージ
＋ドレーンの有無にかかわらない
（文献9より引用）

⑧ ガーゼ交換のポイント

　予定開腹手術の術後管理と同様に行う．術後48時間以後の創部の消毒や被覆は不用である．ドレーンや膵管チューブの刺入部を観察し固定のしかたや位置に問題のないことを確認する．

⑨ 画像フォローのタイミング

　術後に腸管蠕動が低下し麻痺性イレウスとなる例があるため，定期的に腹部単純X線を撮影し経口摂取開始の時期の参考とする．また，ドレーンや膵管チューブが抜けてくる場合があるため撮影時には必ず位置を確認する．術後経過中に腹腔内感染症が疑われた場合は腹部CTや腹部エコーなどの画像検査を追加する．

⑩ ICU退室条件

　呼吸循環動態が安定し，持続する腹腔内出血や進行する臓器不全がなければICUの退室は可能である．各施設の退室基準に従う．

文献

1） 日本外傷学会臓器損傷分類委員会：膵損傷分類2008（日本外傷学会）．日外傷会誌，22：264, 2008
2） Letton AH & Wilson JP：Traumatic severance of pancreas treated by Roux-Y anastomosis. Surg Gynecol Obstet, 109：473-478, 1959
3） Bracey DW：Complete rupture of the pancreas. Br J Surg 48：575-576, 1961
4） Martin LW, et al：Disruption of the head of the pancreas caused by blunt trauma in children: a report of two cases treated with primary repair of the pancreatic duct. Surgery, 63：697-700, 1968
5） Kirkpatrick AW, et al：Intra-abdominal hypertension and the abdominal compartment syndrome: updated consensus definitions and clinical practice guidelines from the World Society of the Abdominal Compartment Syndrome. Intensive Care Med, 39：1190-1206, 2013
　→腹部コンパートメント症候群に関するガイドライン
6） Finfer S, et al：Intensive versus conventional glucose control in critically ill patients. N Engl J Med, 360：1283-1297, 2009 ★★★
　→重症患者における強化インスリン療法と従来型インスリン療法のRCT．結果から強化インスリン療法は否定的であるが，議論の余地が残る
7） Holcomb JB, et al：Transfusion of plasma, platelets, and red blood cells in a 1:1:1 vs a 1：1：2 ratio and mortality in patients with severe trauma: the PROPPR randomized clinical trial. JAMA, 313：471-482, 2015 ★★★
　→大量輸血が必要な外傷患者に対する輸血割合に関するRCT．FFPやPCの割合を増加させた群で失血死が減少した
8） Goldberg SR, et al：Prophylactic antibiotic use in penetrating abdominal trauma: an Eastern Association for the Surgery of Trauma practice management guideline. J Trauma Acute Care Surg, 73：S321-S325, 2012
　→腹部外傷の予防的抗菌剤投与に関する数少ないガイドラインの1つ
9） Bassi C, et al：Postoperative pancreatic fistula：an international study group（ISGPF）definition. Surgery, 138：8-13, 2005
　→国際的ワーキンググループによる術後膵液漏に関する定義と分類

第1章 外傷ごとの術後管理

D 腹部
5. 十二指腸損傷の術後管理

山崎元靖

Point
- 十二指腸損傷の術式は多彩で，かつ十二指腸損傷に特有の術式もある．
- 損傷形態，発症から手術までの時間，患者の全身状態などによって術式が選択される．
- 早期診断が難しい場合があり，診断遅延例は予後が不良である．
- 比較的稀であるため，標準治療が確立しにくく，施設や術者による差が生じる．

はじめに

　十二指腸損傷は，腹部鈍的外傷のなかでも比較的稀な外傷[1]であるが，合併症発生率や死亡率は高く[2]，治療に難渋する．周囲をさまざまな臓器に囲まれており，合併損傷や全身状態も治療方針に大きな影響を与える．また後腹膜に位置するため，後腹膜腔へ穿通する例等では正確な早期診断が難しい．診断遅延の場合は，組織のダメージが大きく，かつ解剖学的に可動性が乏しいことから，通常の消化管手術のような修復や再建が難しく，縫合不全，狭窄に代表される合併症を併発しやすい．胆汁，膵液，胃液などの大量の消化液が通過する部位という特性から，仮に縫合不全を合併すると再度修復することに難渋し致死的となる場合もある．

1 執刀医から管理チームへの申し送り

1) 術式

　十二指腸損傷の術式は多彩で，それらを組み合わせたり，十二指腸損傷特有の術式[3,4]もある（表）．まずは術式自体をよく理解する必要がある（図1〜7）．

表　十二指腸損傷に対する術式

	穿孔部閉鎖
1	単純閉鎖（simple closure）
2	漿膜パッチ（serosal patch）
3	十二指腸空腸Roux-en-Y吻合

	付加手術
4	幽門閉鎖術（pyloric exclusion）
5	十二指腸憩室化術（diverticulization）
6	逆行性チューブ十二指腸瘻

	切除再建
7	十二指腸部分切除術
8	膵頭十二指腸切除術

（文献4より引用）

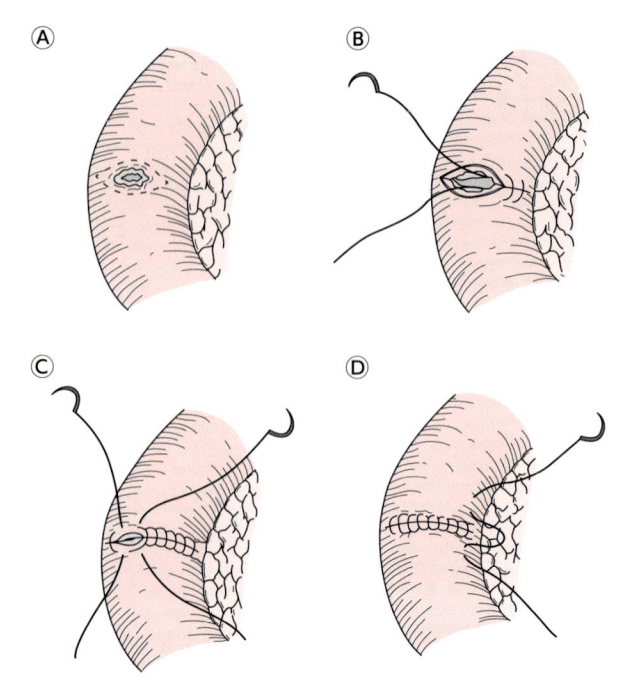

図1　単純閉鎖（simple closure）
Ⓐ：鈍的外傷では破裂部周囲が挫滅しているのでデブリードマンを行う．
Ⓑ～Ⓓ：狭窄を防ぐために短軸方向に閉鎖する
（文献3より引用）

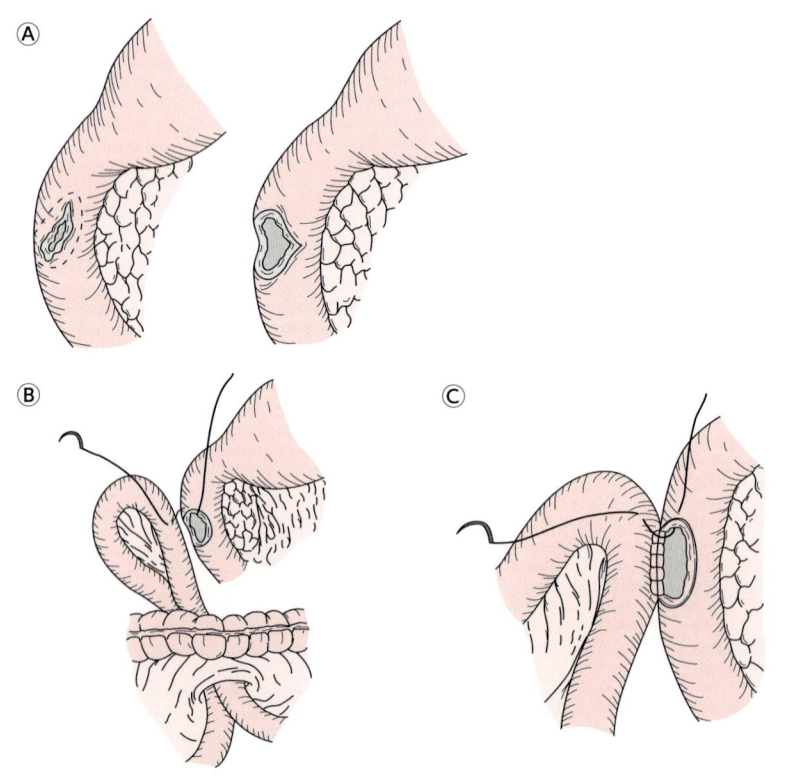

図2　漿膜パッチ（serosal patch）
Ⓐ：破裂部周囲をデブリードマンする．Ⓑ，Ⓒ：健常な小腸壁を用いて破裂部を閉鎖する
（文献3より引用）

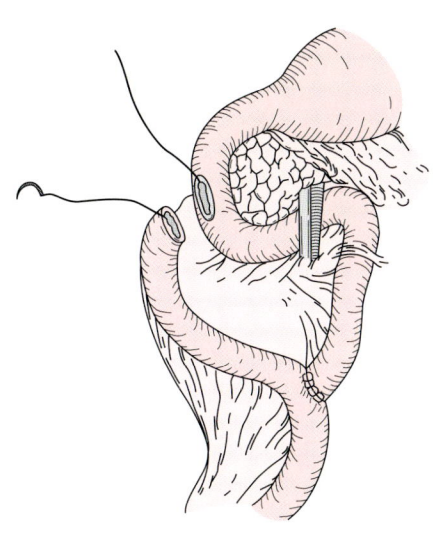

図3 ● 十二指腸空腸Roux-en-Y吻合
損傷部をデブリードマンした後，挙上空腸と吻合
（文献3より引用）

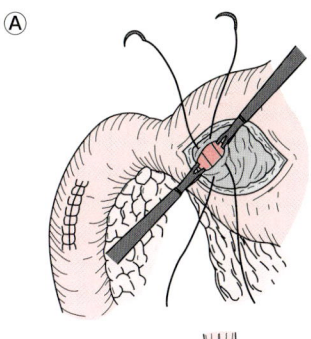

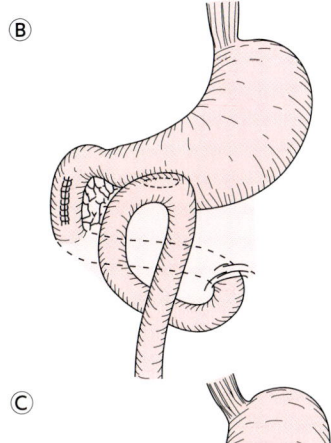

図4 ● 幽門閉鎖術（pyloric exclusion）
Ⓐ：幽門前庭部を切開し，胃内腔から幽門を縫合閉鎖する．
Ⓑ：原法では，胃空腸吻合を追加する．
Ⓒ：筆者の施設では，胃空腸吻合ではなく，胃瘻造設を追加する場合が多い
（文献3より引用）

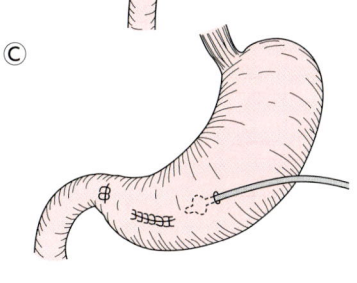

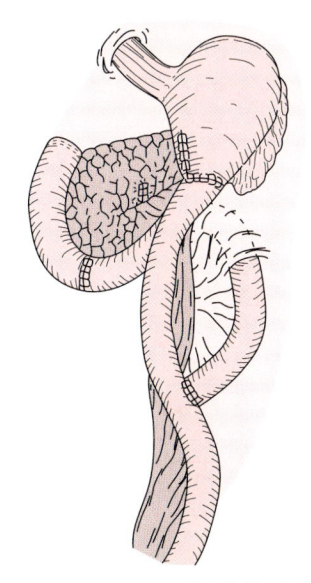

図5 ● 十二指腸憩室化術（diverticulization）
原法はBillroth-Ⅱ法で再建するが筆者らはRou-en-Y法で再建している
（文献3より引用）

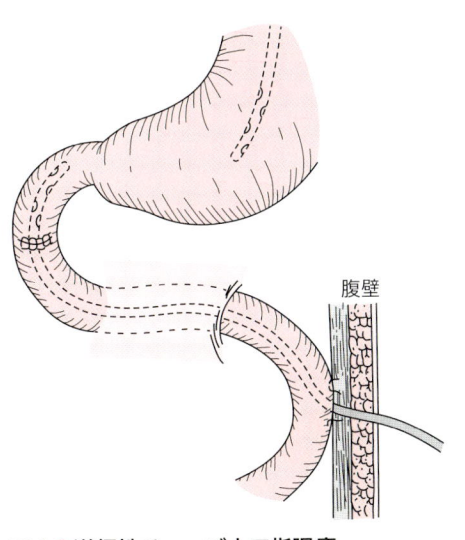

図6 ● 逆行性チューブ十二指腸瘻
縫合部の減圧のために逆行性チューブ十二指腸瘻を行うこともある．先端が損傷部にあたらないように注意
（文献3より引用）

外傷の術後管理のスタンダードはこれだ！ 123

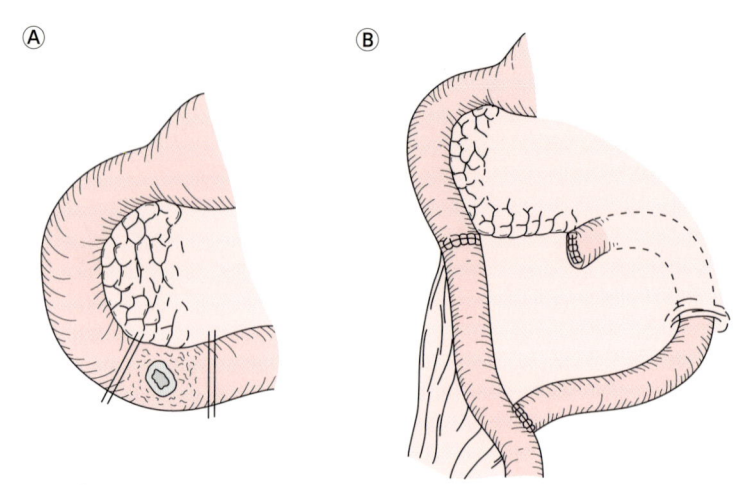

図7 ● 十二指腸部分切除術
Ⓐ：損傷部位を全周性に切除．Ⓑ：十二指腸端々吻合が無理な場合はRoux-en-Y法にて再建する
（文献3より引用）

2) 損傷の部位・形態, 合併損傷の有無

　半周以上の大きな破裂を修復した場合は術後狭窄の可能性が，高度の損傷例や膵損傷合併例は縫合不全や膵液瘻の可能性が高くなる．十二指腸は解剖学的に複雑であるため，術中診断が困難な場合もある．執刀医がKocher授動術を行い，十二指腸全体や周囲を十分に観察したか否かを確認する．

3) 腹腔内および後腹膜腔の汚染・炎症の程度

　損傷の程度や，受傷から手術までの時間，合併損傷の有無によって周囲組織の汚染や炎症の程度が大きく異なるのが十二指腸損傷の特徴である．高度な汚染や炎症を伴う場合は，縫合不全等の合併症の可能性が高くなるため，付加手術が行われてきた．最近は，鋭的損傷例や新鮮例では付加手術を追加しても単純な手術と比較して合併症や死亡率を改善せず，入院日数の延長が指摘[5, 6]されるなど，以前と比較すると付加手術を避ける傾向にあるが，鈍的高度損傷例や診断遅延例等については通常の修復法では縫合不全のリスクが高く，付加手術も有用であると考えられる．

4) 経腸栄養用のチューブの有無と留置位置

　十二指腸損傷の術後に縫合不全等の合併症が発生すると長期間，経口摂取が困難になるため，受傷部位より肛門側での経腸栄養を可能にする術式を選択することが望ましい．通常の空腸瘻造設や経鼻空腸瘻留置のほか，損傷部位をバイパスする再建方法などが選択される．

❷ 管理のコツ・ポイント，目標RASS

　　全身管理に関しては，合併損傷や全身状態に影響されるため，十二指腸損傷に特有な特記すべき管理法はない．合併症の発生率が高いことから，修復部位を通過するような経腸栄養の開始は慎重に行う．ドレーンはインフォメーション目的以外に，合併症発生時には生命を左右する治療用ドレーンとなることから，抜去時期や事故抜去防止については十分に注意する必要がある．

❸ 輸血トリガー（Hb, Fib, Plt）

　　十二指腸損傷に特有な輸血トリガーはない．一般的な腹部外傷に準じる．

❹ 目標体温・可能な体位，避けたい体位・可能なADL

　　十二指腸損傷に特有の目標体温はないが，合併損傷を有している場合はそちらに準じる．体位管理やADLについては，単独の十二指腸損傷の場合は一般的な腹部手術に準じるが，重症例では合併損傷や全身状態によって決定する．

❺ 抗菌薬の有無・選択・投与期間

　　原則として非全層性損傷では抗菌薬は不要．全層性損傷の場合は必要だが，損傷形態，受傷から診断までの時間，腹腔内および後腹膜腔の汚染の程度，全身状態，合併損傷などによって抗菌薬を選択する．新鮮例で損傷部位も小さく，汚染も軽度の場合は，腸内細菌をターゲットにして，術前・術中のみ，または術後24時間以内の予防的投与で構わない．一方，汚染が高度の場合や，後腹膜のように洗浄やドレナージが困難な部位が汚染している例では，腸内細菌や嫌気性菌をターゲットとして1～2週間程度の期間を目安に投与する．

❻ 再手術の適応

　　画一的に論じることは難しいが，一般的に合併症発生時にドレーン等の保存的治療だけでは治癒しないと考えられる場合が再手術の適応となる．特に縫合不全に対してただちに再手術をすべき場合があり，速やかに執刀医に報告する．

❼ ドレーンの有無・観察のポイント

ほとんどの手術でドレーンが留置される．血性の排液はもちろん，縫合不全を疑わせる胆汁様の排液や，膵液瘻を示唆する混濁した排液には注意が必要である．損傷修復後の狭窄や麻痺性イレウスによる胃管排液増加にも注意したい．

❽ 包帯交換のポイント

前述のようなドレーンの性状や量以外に，創感染や腹部膨満（麻痺性イレウス）などをチェックする．

❾ 画像フォローのタイミング

縫合不全や膵液瘻等の合併症が疑われたときはCT等の画像検査を随時行う．筆者は，経過が順調な場合でも，十二指腸損傷については合併損傷を伴うことが多いこと，解剖学的に臨床症状が不明瞭になりやすいことから，術後1週間程度を目処にCTの再検を行うことが多い．

❿ ICU退室条件

十二指腸損傷に特化した退室基準はない．

一口メモ 「医師間の連携が重要！」

十二指腸損傷は比較的稀な外傷であり，残念ながら多くの場合，十二指腸損傷の手術経験に乏しい術者によって執刀されることになる．早期に診断できた小さい単純な穿孔であれば問題は少ないかもしれないが，複雑な損傷や診断遅延例などは，執刀医自身も術後経過を十分に予測できない場合もあろう．術後管理を担当する救急医や集中治療医との協力関係が相対的に重要になる．

◆ 文献

1）Ballard RB, et al：Blunt duodenal rupture：a 6-year statewide experience. J Trauma, 43：229-32, 1997
2）Biffle WL：Duodenum and Pancreas, TRAUMA 7th edition, 603-619, McGraw-Hill Professional, 2012
必読 3）北野光秀：十二指腸損傷の手術術式，救急医学，29：937-994，2005
4）清水正幸：十二指腸損傷の診断と治療，救急医学，35：349-353，2011
5）Seamon MJ, et al：A ten-year retrospective review：does pyloric exclusion improve clinical outcome after penetrating duodenal and combined pancreaticoduodenal injuries? J Trauma, 62：829-833, 2007
6）Dubose J：Pyloric Exclusion in the Treatment of Severe Duodenal Injuries：Results from the National Trauma Data Bank, Am Surg, 74：925-929, 2008

第1章 外傷ごとの術後管理

E 腎

1. 腎，尿管，膀胱損傷の術後管理

川嶋太郎，当麻美樹

Point
- 腎，尿管，膀胱損傷の手術適応，術式を理解しておく．
- 手術手技に伴う合併症，術後管理中に起こり得る合併症を理解しておく．

はじめに

　尿路系外傷は保存的に加療できるものも多く，特に腎損傷ではIVRを含めた保存的加療が選択され，外科治療が選択される割合は10％以下に過ぎない[1]．つまり全身状態の評価や造影CTによる損傷形態の把握が重要となる．したがって手術適応となった症例は重症患者であると理解し，術前/術中の状態（出血量，他臓器損傷の合併など）を含め，きめ細やかな術後管理を行う必要があることは論じるまでもない．術後合併症は生じるものと考え治療介入が遅れることのないように慎重に術後管理を行う必要がある．本稿では，術後出血や局所感染（創感染や膿瘍形成など）といった一般的な術後合併症に加え，腎損傷・尿管損傷・膀胱損傷の手術適応や手術術式を概説し，術後管理で気をつけるべきポイントにつき説明する．

1 腎損傷の手術，術後管理

1）手術適応

　鈍的外傷の際の急性期手術適応は損傷腎からの出血により適切な初期輸液・輸血療法を行っても循環の安定が得られない症例，いわゆるnon responder症例であり，蘇生としての緊急開腹止血術を余儀なくされる．この多くは腎茎部血管損傷や粉砕腎である．また，腹部他臓器損傷などにより緊急開腹術が施行され，術中に拍動性で増大傾向が著しい後腹

膜出血（expanding /pulsatile retroperitoneal hematoma）がみられる場合も後腹膜を開放し，腎損傷の有無を確認し手術を行うことがある．

また，鋭的損傷では，従来は多くが手術適応とされてきたが，循環動態が安定している症例では，IVRなどにより手術を回避できる症例もある．約50％で保存的加療が可能とされている[1]が，腹腔内臓器損傷（特に腸管損傷）の可能性を念頭に置いたフォローアップの必要がある．

2）執刀医から管理チームへの申し送り

a) 術式

腎損傷の手術は大きく摘除手術と修復手術（部分切除術，縫合術）に分けられる．また，腎動脈本幹損傷に対する血行再建手術も含まれる．

摘除手術では片腎となることに留意するのに対し，修復手術では尿漏による感染症，出血に留意する．腎盂，腎杯が損傷されている場合は，合併症である出血，尿漏（urinary extravasation）を予防するために確実な閉鎖縫合に努める必要がある．切除面を有茎大網弁，腹膜後腹膜組織などで補強し合併症予防とすることがある．おのおのの手術手技に関しては成書を参照されたい[2〜6]．

●腎摘除手術
・高度の腎損傷を認め修復が困難と判断されたとき．
・循環動態が不安定な場合でダメージコントロールの一環として摘出手術を行う場合．

●腎部分切除手術，腎修復手術
バイタルサインが安定していると判断された症例で，腎損傷が上極，下極いずれかに局在している場合や穿通性外傷など．

b) 術中に損傷し得ること

開腹操作による定型的腎手術に伴う合併症を理解しておくこと．血管損傷，腸管損傷の可能性を考慮しておく．部分切除では特に尿管損傷の可能性も考慮しておく．

c) 今回の術式で術後に生じ得る合併症

術式により残存腎容量は異なるが，最も重要なことは残存腎機能の温存であり血液検査データ，尿量を参考に十分な輸液と利尿を得ることである．

外傷に伴う腎手術の場合，通常開腹アプローチで行われる．開腹手術における一般的合併症である術後出血（後出血），感染症（創感染，腹腔内膿瘍），術後癒着性イレウスなどは考慮しておく．腎手術後の合併症としては尿漏，尿瘤（urinoma）が最も注意するべきものである．その他，血行再建に伴う吻合部狭窄，仮性動脈瘤，動静脈瘻などがあげられる．尿瘤は最も多い合併症であり，巨大な尿瘤や感染性尿瘤については，尿管ステント留置に加え経皮的ドレナージが必要になる．また，腎部分切除後に起こる尿漏についても尿

管ステントによる保存的加療が行われる．抗菌薬に反応が乏しい感染や膿瘍形成についても同様に経皮的ドレナージが必要になることがある．これらの術後合併症を検出するには造影CTが強力なツールとなる．合併症が疑われた場合は速やかに遅延相を含む造影CT検査を行う必要がある．

晩期の合併症として二次性高血圧症を認めることがある．降圧薬による保存的加療を行うが，コントロール不良の場合は原因の腎摘出を必要とすることがある．

3）管理のポイント，目標RASS

全身状態を観察し，前述合併症の出現に注意する．過鎮静は特に必要ない．

4）輸血トリガー（Hb，Fib，Plt）

大量の後出血がない状態であれば厚生労働省の輸血基準を1つの目安とし，Hb 7以下，Fib100 mg/L以下，Pltは5万/μL以下で輸血を考慮する．しかし，全身状態が不安定な場合では，血液検査データに変化が出てくる前に対処が必要である．乳酸値，base excessなども参考にRBC，FFP，Pltの投与に踏み切る．参考文献を参照していただきたい[7, 8]．

5）目標体温，可能な体位，可能なADL

低体温は術後出血を助長する可能性があるため，積極的保温に努める．体位，ADLに関して特別な制限は必要ない．早期離床に努める．

6）抗菌薬の有無，選択，投与期間

尿路系手術はCDCガイドラインでは準清潔手術に該当している．第二世代セフェム（セフメタゾール1回1g　1日3回など）が投与の適応となる．術後24時間までの抗菌薬投与は許容できるものの，どこまで続けるかについては，各施設，関係各科における投与期間を参考にして行う．術中に他臓器損傷を認めた場合など汚染手術，不潔/感染手術では治療としての抗菌薬使用となり，意味合いを異にすることに留意する．

7）再手術の適応（条件など）

循環動態が維持できないような大量の後出血では再手術の適応となる．そのほかは術後合併症の項目（**第2章**参照）を参照し保存的加療で治療困難な場合は手術となることがある．

8）ドレーンの有無，観察のポイント

腎摘除部・修復部（後腹膜）にドレーンが留置されている．大原則は「ドレーンは後出血や尿漏がないことを確認して抜去する」である．通常，術後早期には血液の混入を認める．後出血が疑われる場合は，排液量に加え必要に応じ排液のHbを測定し，循環血液中のHbとの差を参考にすることも必要である．

修復手術や部分切除手術後では，尿が混入していないか（leakしていないか）を常に疑っておく必要がある．そのためには排液量，尿量の比較や場合によりBUN/Cre測定が必要になることがある．また，仮性動脈瘤形成後の腎盂への破裂により大量の血尿を生じることがあり併せて注意を要する．

9）包帯交換のポイント

手術創部の汚染がみられた場合に交換する．創感染が疑われる場合は，創部培養の提出や創部の開放が必要になることがある．

10）画像フォローのタイミング

感染に伴う発熱や貧血の進行など前述合併症を疑う場合には造影CT検査（遅延相を含む）を行う．また，スクリーニング目的に術後1週間を目安にフォローCTを行ってもよいかもしれない．

11）ICU退室条件

各施設により一般病棟の受け入れ体制が異なると思われるが，抜管されておりADLアップができる状態であればICU管理は必要ない．

❷ 尿管損傷の手術，術後管理

尿管損傷は尿路系外傷の2％程度と稀である．多くが医原性であり，外傷においては銃創が大部分を占める[1]．

早期（他臓器損傷の緊急開腹術時や数日以内）に尿管損傷が見つかった場合は再建手術の適応となる．しかし，時期が遅れると尿による炎症のため，癒着や尿管狭窄が起こり手術困難となる．その場合は期間を置いて炎症が落ち着いた後に再建手術が可能となることがある．

1）執刀医から管理チームへの申し送り

a）術式

　　　全身状態が落ち着いていれば再建手術を考慮する．損傷した尿管の長さ，位置により術式が異なる．2cm程度の損傷であれば端端吻合が可能である．それ以外では健側尿管への吻合や膀胱を利用するもの，腸管を利用するものなどがある．

　　　全身状態が不安定な患者については，腎瘻や損傷近位尿管の体外ドレナージのみを行い，2次的再建とする[9]．手術手技に関しては成書を参照されたい[2-6]．

b）術中に損傷し得ること

　　　尿管損傷をきたしている外傷患者ではその他の後腹膜臓器損傷をきたしていることがある．開腹手術に伴う他臓器損傷（腸管，血管）の可能性は常に残される．

c）今回の術式で術後に生じ得る合併症

　　　開腹手術における一般的合併症として術後出血（後出血），感染症（創感染，腹腔内膿瘍），術後癒着性イレウスなどは考慮しておく．吻合部狭窄が最も注意すべき合併症である．

2）管理のポイント 目標RASS

　　　本稿腎損傷の項目を参照．

3）輸血トリガー（Hb，Fib，Plt）

　　　本稿腎損傷の項目を参照．

4）目標体温，可能な体位，可能なADL

　　　本稿腎損傷の項目を参照．

5）抗菌薬の有無，選択，投与期間

　　　本稿腎損傷の項目を参照．

6）再手術の適応（条件など）

　　　再手術を考慮する状況は後出血である．吻合部狭窄でも再手術を考慮する場合がある．

7) ドレーンの有無，観察のポイント

尿管ステントおよび後腹膜（吻合部）ドレーンが挿入されることが多い．尿管再建時には吻合部狭窄を予防するために，比較的ラフに縫合されることが多い．そのため留置された後腹膜（吻合部）ドレーンは，尿瘤を予防するため排液が出ないことを確認して抜去する．尿管ステントは尿管造影検査で吻合部のleakがないことを確認して抜去する．抜去時期は数週間から6週間程度かかることがある．

8) 包帯交換のポイント

本稿腎損傷の項目を参照．

9) 画像フォローのタイミング

早期の画像評価は術後合併症を疑うタイミングで行う．吻合部狭窄を評価するために，3カ月後を目安にCT検査（排泄相）やエコーによる水腎症の評価を行う．

10) ICU退室条件

本稿腎損傷の項目を参照．

❸ 膀胱損傷の手術，術後管理

膀胱の腹腔内破裂は尿流出に伴う腹膜炎を回避するため，原則手術適応となる．腹膜外破裂では，uncomplicated extraperitoneal bladder injuryでは保存治療（膀胱留置カテーテル挿入のみ）が，complicated extraperitoneal bladder injuryでは外科的治療が必要となる．Complicated extraperitoneal bladder injuryとしては，骨盤骨折による骨片が膀胱壁を貫通し刺入されたもの，直腸損傷や膣損傷を合併しているもの，膀胱頸部損傷，骨盤骨折に対する観血的整復固定術が必要な場合などがある．また，出血により頻回の膀胱タンポナーデを起こす場合も手術適応となることがある[1, 3]．

1) 執刀医から管理チームへの申し送り

a) 術式[2〜6]

修復術を行う．膀胱破裂部の粘膜，筋層を2層で縫合閉鎖する．膀胱は伸展性がよいため，狭窄を気にすることはなくwater tightに縫合される．

b) 術中に損傷し得ること

膀胱三角部の修復を行った症例では，尿管損傷の可能性を考慮する．

c) 今回の術式で術後に生じ得る合併症

術後出血により膀胱タンポナーデをきたした場合は洗浄によるタンポナーデの解除を行う必要がある．解除を行った後に出血源精査のため膀胱鏡を実施する．縫合部からのleakを確認するために膀胱造影を考慮する．複雑な修復を行ったものでは特に考慮すべきである．膀胱三角部の修復を行ったものは，尿管狭窄に注意する．

2）管理のポイント，目標RASS

尿量低下時は膀胱タンポナーデの可能性を考慮する．

3）輸血トリガー（Hb，Fib，Plt）

本稿腎損傷の項目を参照．

4）目標体温，可能な体位，可能なADL

本稿腎損傷の項目を参照．

5）抗菌薬の有無，選択，投与期間

本稿腎損傷の項目を参照．

6）再手術の適応（条件など）

膀胱タンポナーデをきたした症例のうち，洗浄により解除できないものや膀胱鏡での止血が困難な出血症例は再手術を考慮する．吻合部leakのある症例や尿管損傷を起こした症例でも再手術を考慮する．

7）ドレーンの有無，観察のポイント

腹腔内ドレーン（縫合閉鎖部やダグラス窩），膀胱バルーンが挿入される．腹腔内ドレーンは排液が減少するのを待って抜去する．膀胱バルーンは，縫合部への緊張緩和のために1～2週間程度留置した後に抜去する．

8) 包帯交換のポイント

本稿腎損傷の項目を参照．

9) 画像フォローのタイミング

膀胱バルーン抜去時には膀胱造影を行いleakがないことを確認する．

10) ICU退室条件

本稿腎損傷の項目を参照．

文献

必読 1) Summerton DJ, et al：European Association of Urology Guidelines on Urological Trauma 2015. http://Uroweb.org/wp-content/uploads/EAU-Guidelines-Urological-Trauma-2015-v2.pdf（2015年11月アクセス）

2)「Atlas of Trauma/Emergency Surgical Techniques: A Volume in the Surgical Techniques Atlas Series 1 edition」（Cioffi WG, et al）pp198-218, Saunders, 2013

3)「外傷の手術と救急処置」（冨田善彦, 他／編）, pp10-61, メジカルビュー社, 2011

4)「手術動画とシェーマでわかる 外傷外科手術スタンダード」（日本Acute Care Surgery学会, 他／編）, pp196-209, 羊土社, 2012

5)「Atlas of Surgical Techniques in Trauma」（Demetriades D, et al, eds）, pp228-239, Cambridge University Press, 2015

6)「Advanced Trauma Operative Management（ATOM）：Surgical Strategies for Penetrating Trauma 2nd Edition（Jacobs LM）, Cine Med, 1900

7) 厚生労働省ホームページ：［要約］赤血球濃厚液の適正使用. http://www.mhlw.go.jp/new-info/kobetu/iyaku/kenketsugo/5tekisei3b01.html（2015年11月アクセス）

8) Spahn DR, et al：Management of bleeding and coagulopathy following major trauma: an updated European guideline. Crit Care, 17：R76, 2013

必読 9) Morey AF, et al：Urotrauma: AUA guideline. J Urol, 192：327-335, 2014

第1章 外傷ごとの術後管理

E 腎

2. 外傷性腎損傷の NOM での管理
（IVRを中心に）

金井信恭

● はじめに

　外傷性腎損傷は鈍的外傷，貫通性外傷に分けられるが，本邦にて圧倒的に多い鈍的外傷を中心に述べる．腎損傷では他の腹部実質臓器損傷と同様に，まず受傷腎からの出血の制御についての判断が求められるが，その診断には造影CTが有用であり[1,2]，撮像法および注目すべきポイントについて解説する．腎損傷では軽症例が多く，即緊急手術に至る症例は比較的少ないため，本稿ではNOM（nonoperative management）での管理を中心に，なかでもIVR（interventional radiology）の適応とそのタイミング，IVRの実際について述べる．

① 外傷性腎損傷

　腎臓は泌尿・生殖器のなかで最も外傷により損傷を受けやすい．損傷の原因としては，交通外傷が最も多く，労働災害やスポーツによる墜落や打撲などがこれに続く．鈍的腹部外傷の約8～10％に腎損傷を認める[3]．腎は後腹膜臓器であり周囲を下位肋骨や腰背筋に囲まれている．通常，腎周囲への出血は後腹膜の線維性被膜によるタンポナーデ効果から自然止血される軽症例が多いため，保存的治療で治療可能である場合が多いが，稀に出血性ショックをきたし，IVRや手術を要する．また，合併損傷も約50～70％に認められ，頭部外傷，胸部外傷，他の腹部実質臓器損傷，骨盤外傷などの合併は生命予後が左右されるため，治療戦略が重要となる．受傷機転として体のどの部位をどのように受傷したかは大事な情報であり，特に高所墜落などにより強い剪断力の加わった減速性の外傷では腎茎部損傷を念頭に置く必要がある．腎損傷では肉眼的血尿を認める場合が多いが，必ずしも血尿の程度と損傷の程度は一致せず，肉眼的血尿がないことで腎損傷がないとは判断できない[4]．また腎損傷は泌尿器系損傷であることから尿の溢流と受傷後合併し得る感染を早期に把握，認識すべきである．

MSCTによる腎損傷評価

1990年代末に臨床に導入されたMSCT（multi-slice CT）の登場以来，時間・空間分解能が圧倒的に向上した．時間分解能の向上により撮像時間の大幅な短縮と広範囲での多時相撮像が可能となり，近年では全身CT（trauma pan-scan）を行う施設も増えている．腹部外傷ではまず出血源の検索が重要となるため，原則として当院では単純，造影にて動脈相（約40秒後），実質相（100〜120秒後）を撮影し，損傷形態，血腫量の評価および血管外漏出像の有無，合併損傷の有無を確認している[1]．泌尿・生殖器損傷の場合は尿漏の評価のため，時間が許せば遅延（排泄）相（約300秒後）を撮影するが，受傷時には評価が困難である場合も多く，再度経過観察してよい場合があるため，必要に応じてフォローアップを行う．尿漏がみられる場合は移行部の損傷が疑われるため重症度が高い．また，造影している実質が造影されない場合は腎動脈損傷を考える．実際の読影において画像の間に乖離がみられる場合も臨床上経験するが，実質臓器損傷は必ずしも挫傷や裂傷範囲を反映するとは限らず，血腫や腹水などもあるため，MPR（multi-planar reconstruction）により立体的に損傷分類のより客観的な評価や治療戦略を立てるうえで重要なのはもちろんであるが，対側の腎評価も忘れてはならない．診断が可能であるが，**適切なプロトコールでMSCTを撮像し，評価・読影することがNOMのうえでも重要な判断材料，根拠**となる．そこから得られた情報をいかにして治療方針に生かしていくかの習熟が必要である．

③ 急性期出血のコントロール

本邦では外傷初期診療ガイドラインに基づいた標準化プログラム（JATEC™：Japan advanced traume evaluation and care）[6]が広く普及している．外傷診療では生理機能に影響の大きい緊急度を重視する．治療の優先度として緊急度が高いのはショックから離脱できない腹腔内出血であり，蘇生的意味での緊急開腹術が必須である．次に循環の安定した腹腔内出血や実質臓器損傷では出血持続の有無を評価し，早期に開腹術やIVR（特にTAE：transcatheter arterial embolization）による止血の要否を判断する．循環動態が完全に破綻している状況下での根治術は外傷死の三徴であるアシドーシス・低体温・凝固異常により，予後不良となるため，蘇生目的でDCS（damage control surgery）を行い，状態の安定を図った後，二期的に根治をめざす手術法もある．IABO（大動脈遮断バルーンカテーテル）の適応・使用法に関しては他稿に譲る．

表 ● AAST腎損傷分類

Kidney injury scale		
Grade*	Type of injury	Description of injury
Ⅰ	Contusion	Microscopic or gross hematuria, urologic studies normal
	Hematoma	Subcapsular, nonexpanding without parenchymal laceration
Ⅱ	Hematoma	Nonexpanding perirenal hematoma confirmed to renal retroperitoneum
	Laceration	<1.0 cm parenchymal depth of renal cortex without urinary extravagation
Ⅲ	Laceration	<1.0 cm parenchymal depth of renal cortex without collecting system rupture or urinary extravagation
Ⅳ	Laceration	Parenchymal laceration exteding through renal cortex, medulla, and collecting system
	Vascular	Main renal artery or vein injury with contained hemorrhage
Ⅴ	Laceration	Completely shattered kidney
	Vascular	Avulsion of renal hilum which devascularizes kidney

＊ Advance one grade for bilateral injuries up to grade Ⅲ
（文献8を参考に作成）

④ 外傷性腎損傷の治療

　腎損傷に対する治療方針は生命危機を回避すること，損傷腎の機能をできる限り温存すること，合併症を防止することであり，腎損傷に対する治療法は大きく，手術療法とNOMである保存的治療法，IVRの3つに分けられる．基本的には患者のバイタルサインを見ながら，他合併損傷との兼ね合いで治療が考慮されるが，2005年にEAU（European Association of Urology）により，腎損傷を含めた泌尿生殖器損傷の治療ガイドライン[7]が作成され，アメリカ外傷学会（AAST：American Association for the Surgery of Trauma）の損傷分類[8]（表）に基づいた，2014年度改訂版[9]の成人に対する鈍的腎損傷治療方針を引用する（図1）．基本的に前項と同様に循環動態が不安定であれば開腹術，安定していれば原則NOMが考慮される．Grade1～2に関しては保存的治療が主体となるが，Grade 3以上でIVRが考慮される．Grade 4～5の血管損傷例に対しては，血管造影および選択的血管塞栓術と開腹術の選択肢となる．Van der Wildenらは206例のGrade 4～5のハイグレードの患者に対し，154例（74.8％）でNOMを選択し，うち25例に血管塞栓術を行い，NOMを完遂し得なかったものは，154例中12例（7.8％）であったと報告している[10]．ハイグレードの患者に対しNOMを選択した場合には，適宜造影CTにて後述する合併症の早期認知を心がけるべきである．また近年一部の重症外傷患者はトラウマバイパスなどで地域拠点外傷センターに集約する傾向があり，高機能初療室やハイブリッド手術

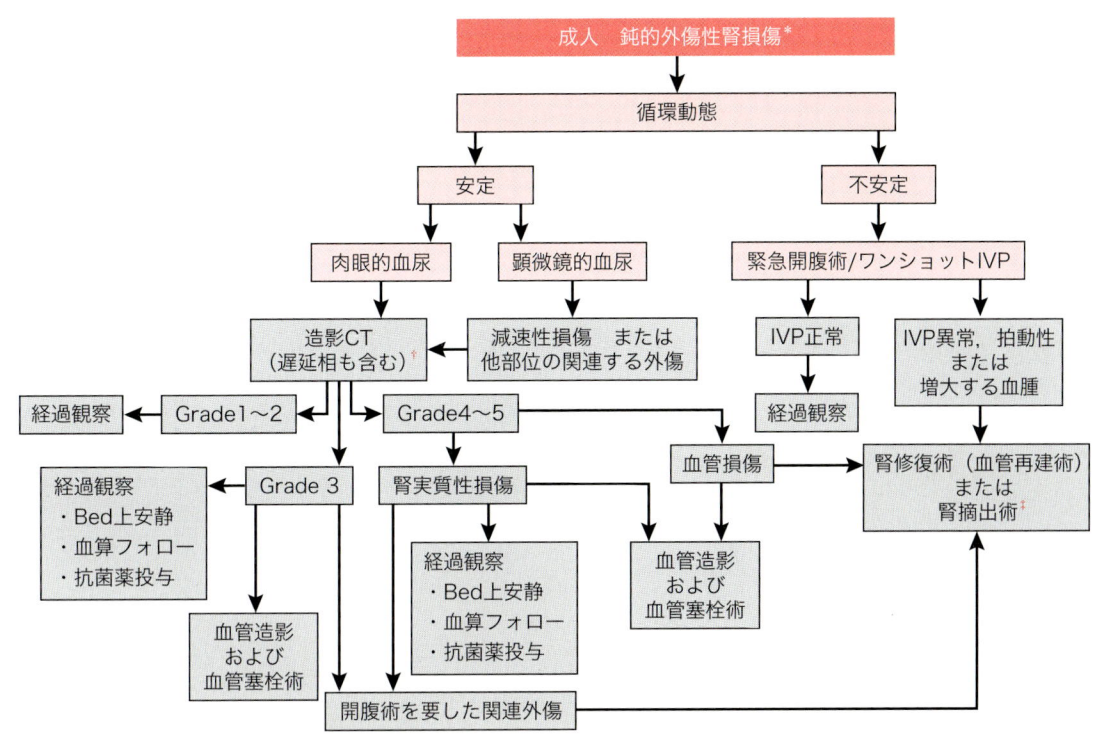

図1● EAUによる鈍的腎損傷治療方針

* 受傷機転や理学的所見から腎損傷が疑われた場合
† 腎損傷の画像診断：CTスキャンは循環動態が安定している患者において鈍的または穿通性腎損傷を評価する場合にgold standardである．CTスキャンが利用できない場合にはIVP，血管造影，シンチグラム，MRIなど他のモダリティーで評価する
‡ 腎修復術（血行再建術）または腎摘出術：残存腎はなるべく温存することが望ましいが，腎組織のviabilityやその修復方法に関しては手術中になされる
（文献9より引用）

室などにおいて施設内での移動も少なく，安全かつ迅速にCT検査，IVR，緊急手術への一連の流れが，医師間連携も含めてスムーズに行われている．

1）IVR

腎損傷に対してのIVRによるNOMは技術の向上や画像診断周辺機器，デバイスの進化もあり，止血操作がより確実となり近年治療成績が向上している．適応は先に撮影された造影CTにおいて**造影剤の血管外漏出像や仮性動脈瘤が認められた場合，肉眼的血尿が大量であり進行性の貧血がみられる場合**などであり，Grade 3以上でIVRが考慮され，近年ではGrade 4～5の腎動脈解離や閉塞などの腎茎部血管損傷に対してのステント留置術[11]など，その適応は広がっている．茎部動静脈損傷例では出血性ショックをきたす場合が多く，緊急手術により血行再建術，腎摘出術が行われる場合があるが，先にIVRにより一時的に出血をコントロールし，緊急手術を準緊急手術に変え得る場合もあり，外傷外科医・IVR医の連携が鍵になる．手技上の注意点としては，腎動脈は終動脈であり，塞栓部位よ

り末梢は梗塞に陥るため，マイクロカテーテルを用いて責任動脈のなるべく末梢から塞栓できることが後の腎実質温存の観点から望ましい．しかし血管外漏出像が大量にみられ，循環動態が不安定な場合には一時的にバルーンカテーテルの使用を考慮し，速やかな塞栓による止血が優先されるため比較的広範囲の塞栓も許容される．TAE後は梗塞範囲を含めた残存腎形態を確認することが望ましい．塞栓物質は一般的に，一時塞栓物質であるゼラチンスポンジと永久塞栓物質であるマイクロコイル・NBCA（n-butyl-2-cyanoacrylate）が用いられる．凝固異常が明らかである場合は患者の凝固能に依存しないNBCAによる塞栓がより有用である．NBCAの使用に関しては，日本IVR学会よりIVR手技の実践的指針となるよう，「血管塞栓術に用いるNBCAのガイドライン2012」[12]が公表されている．NBCAはX線透視下で視認できないため，混合する油性造影剤との混合比や使用方法など習熟が必要である．IVRを行っている最中に循環動態が保てなくなった場合には臨機応変に手術に移行できるバックアップ体制をとり，IVRに固執するあまり手術タイミングを逃さないことも肝要である．

2）手術

腎損傷の手術の適応は，①粉砕腎または腎茎部血管損傷例などで補液，輸血によっても血圧が維持できないnon responder，②開腹した場合に増大する血腫や拍動性の腎周囲血腫がみられた場合などがあげられる（第1章-E-1参照）．腎外傷の手術治療の原則は早期の出血のコントロールと可及的に腎を温存することであり，基本的には腹部正中切開により，腹腔側からアプローチする[13]．

❺ 外傷性腎損傷の合併症とNOMの注意点

腎損傷の合併症としては早期では後出血および感染，晩期では高血圧と尿管狭窄，水腎症の認知が重要である．NOMでは採血によりHb値を経過観察し，貧血が進行し再出血が疑われる場合には適宜造影CTにより仮性動脈瘤の有無をチェックする必要がある．後出血は尿路へ出血し膀胱タンポナーデをきたす場合もあり，造影CTにて仮性動脈瘤を認めた場合はTAEを要する．また経過中に発熱があり，炎症反応の上昇など感染徴候を認めた場合は，やはり造影CTを施行し尿貯留腫や膿瘍に対してdouble Jステント留置や経皮的ドレナージが必要かどうかを検討するべきである．しかし初療時に尿漏がみられても尿貯留腫が次第に縮小し自然に吸収される場合もあり[14]，その判断は難しい．高血圧は晩期合併症として広く知られているが，多くは一過性である．水腎症は放置した尿漏の炎症や感染による尿管の線維化，狭窄で発生する．遷延する尿漏や漸次増大傾向にある症例では，double Jステント留置や経皮的ドレナージが必要となる．

症例　15歳男性，自転車を立ってこいでいて転倒，右側腹部を強く打撲し救急搬送．Responder．FAST陽性．緊急腹部単純・造影CTを施行した（図2～5）．

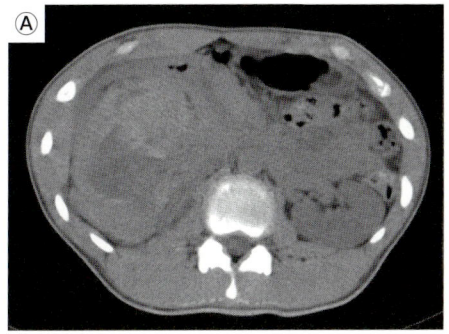

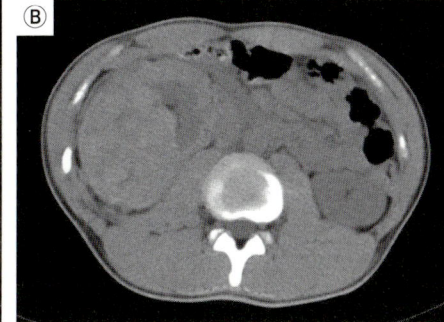

図2●単純CT
右腎周囲に高吸収を示す血腫を認め，腎は断裂している
（文献15より転載）

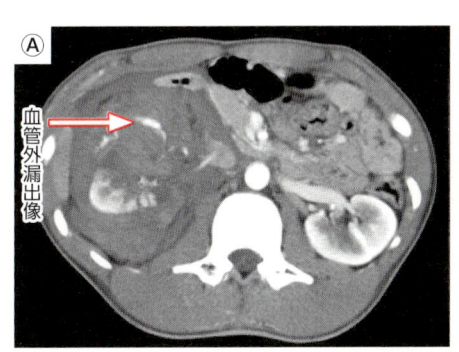

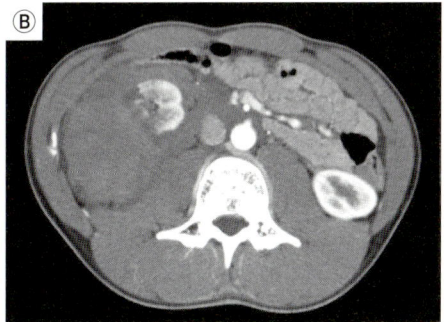

図3●動脈優位相
右腎皮質は完全に断裂しており，血管外漏出像（⇨）を認めた
（文献15より転載）

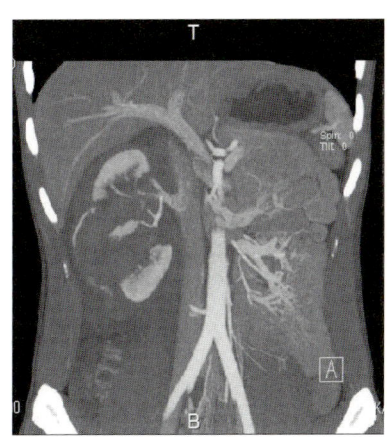

図4●冠状断MIP像
（文献15より転載）

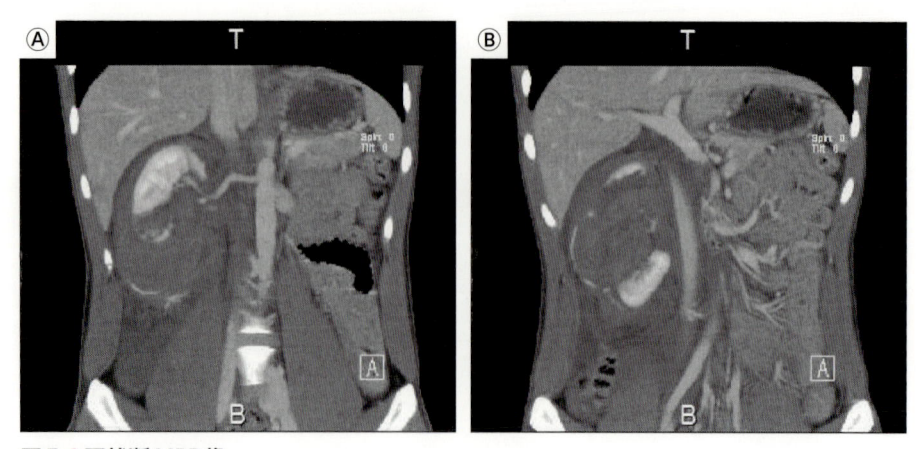

図5 ● 冠状断MPR像
立体的に損傷形態が捉えられ，損傷腎形態，血管外漏出像，血腫の拡がりが明瞭である

　外傷性腎損傷AAST Grade 4型と診断．転院先で血管造影施行，活動性の出血はみられず保存的に加療した．NOMにて血腫は漸次縮小し，尿溢流もみられたものの縮小し，受傷から21日後軽快退院した．

おわりに

　外傷性腎損傷では，近年の画像診断，特にMSCTおよびIVRの進歩により緊急手術例は減少している．NOMによる低侵襲で腎温存が可能なIVR（TAE）や保存的加療が優位となっているが，厳重に経過観察ができ，いつでも手術に移行できる医師間・他職種間の連携を含めた病院体制の構築が大前提となる．

文献

1) 岡本英明：腎損傷に対するX線CTの有用性．聖マリアンナ医科大学雑誌，26：691-703，1998
2) 「外傷専門診療ガイドラインJETEC」（日本外傷学会／監，日本外傷学会外傷専門診療ガイドライン第1版編集委員会／編），へるす出版，2014
3) Wessells H, et al：Renal injury and operative management in the United States: results of a population-based study. J Trauma, 54：423-430, 2003
4) 中島洋介：腎外傷の病態と治療．日本医事新報，4441：60-64，2009
5) 金井信恭，他：マルチスライスCTによる多発外傷の診断．日独医報，48：pp229-234，2003
6) 「外傷初期診療ガイドラインJETEC™ 第4版」（日本外傷学会，日本救急医学会／監，日本外傷学会外傷初期診療ガイドライン改訂第4版編集委員会／編），へるす出版，2012
7) Lynch TH, et al：EAU guidelines on urological trauma. Eur Urol, 47：1-15, 2005
8) The American Association for the Surgery of Trauma：Table 19 Kidney injury scale. http://www.aast.org/library/traumatools/injuryscoringscales.aspx#kidney（2015年10月アクセス）

必読 9) Summerton DJ, et al：European Association of Urology Guidelines on Urological Trauma, Limited Update April 2014：pp1-30.
http://uroweb.org/wp-content/uploads/24-Urological-Trauma_LR.pdf（2015年10月アクセス）
→ 2014年に改訂されたEAUのUrological Traumaガイドライン

10) Van der Wilden GM, et al：Successful nonoperative management of the most severe blunt renal injuries: a multicenter study of the research consortium of New England Centers for Trauma. JAMA Surg, 148：924-931, 2013 ★
→ 2013年に報告されたAAST Grade 4以上の高度損傷206例の多施設研究

11) Lopera JE, et al：Traumatic occlusion and dissection of the main renal artery: endovascular treatment. J Vasc Interv Radiol, 22：1570-1574, 2011

12) 「血管塞栓術に用いるNBCAのガイドライン2012」（日本IVR学会/編）
http://www.jsir.or.jp/docs/nbca/130107_NBCA.pdf（2015年11月アクセス）

13) 荒川創一, 他：腎外傷の手術.「Urologic Surgery シリーズ9 外傷の手術と救急処置」（馬場志郎, 松田公志/編）, メジカルビュー社：pp14-23, 2001

14) Kikuchi M, et al：Conservative management of symptomatic or asymptomatic urinoma after grade III blunt renal trauma: a report of three cases. Hinyokika Kiyo, 60：615-620, 2014

15) 金井信恭：腹部外傷. 救急看護ケア・アセスメントとトリアージ, 12-1月号, pp18-19, 2014

第1章　外傷ごとの術後管理

F 骨盤 / 臼蓋

1. 骨盤骨折 / 臼蓋骨折の術後管理

速水宏樹

Point
- 最も注意すべき術後合併症は感染である．特に緊急外傷外科手術後の感染は，その後の機能再建手術を困難にし得る．
- 術後ADLは骨折型，術中固定性，バイオメカニカルを考慮した専門性の高い判断を必要とし，執刀医との意思疎通が必須である．
- 周術期においては，深部静脈血栓症・肺塞栓症予防を考慮する．

はじめに

　骨盤骨折は骨盤輪骨折および寛骨臼骨折に分類され，それぞれ対応や考え方を変えて臨まなければならない．骨盤輪骨折は骨盤への直接的な外力の加わりによって受傷する．結果として後腹膜を中心とした大量出血へつながり，緊急外傷外科手術を必要とする場合も多い．さらに整形外科的にも疼痛を中心とした後遺症や坐位・立位バランスの獲得，股関節回旋変形の整復，早期荷重を目的に待機的手術が行われる．一方，寛骨臼骨折は大腿骨・大腿骨頭を介して外力が寛骨臼へ伝達されることで受傷する．そのため，ショックなどへ陥ることは少ないといわれる．手術は股関節機能再建が主な目的となり，解剖学的に正確な整復位獲得が必要とされる．

　骨盤骨折の術後管理においては各術式とも感染などの一般的術後合併症に加え，禁忌肢位やADL制限など慎重な管理が必要である．さらに，深部静脈血栓症や肺塞栓症のハイリスク患者であり，その予防にも配慮していかなくてはならない．

1 創外固定術

　　創外固定術の適応は部分不安定型骨盤骨折がよい適応となる．垂直不安定性を伴う，完全不安定型骨盤骨折には別途牽引を併用する必要がある．骨性の出血をコントロールすることや骨盤骨折を良好な整復位に保持することが目的となる．患者の全身状態によっては根治的固定法として用いられる場合もある．主に前方創外固定術が行われているが，以前はC-Clampに代表される後方創外固定術も行われていた．後方創外固定器は長期使用に不向きであり，短期使用に限られ，救命手段の1つとして位置付けるべきであり，そのため最近使用頻度は少ない．装着方法には腸骨稜にハーフピンを数本刺入するhigh route法と下前腸骨棘付近より刺入するlow route法があり，最近はsubcristal pelvic external fixator[1]も使用されることがある（図）．

1）執刀医から管理チームへの申し送り

　　いずれの術式においても術中に起こし得る合併症としては**外側大腿皮神経損傷**に注意すべきである．損傷した場合には大腿前外側部のしびれや感覚鈍麻を呈することが多い．
　　術後に生じる合併症としては**ピン刺入部の感染**が問題となる．特に今後，整形外科的手術を控えている場合には，感染を起こすと手術が困難となり，ADL拡大の遅れや変形・疼痛などの後遺症を残すこととなり，注意が必要である．

2）管理のコツ・ポイント

　　ピン刺入部の感染予防がポイントである．根治的固定の場合には2〜40％の感染率と報告されている[2]．ピン刺入部の清潔を保つことが重要であることは論じるまでもない．ピンと周辺軟部組織との間に動きがあることや不均等な張力がかかっていることは感染を惹起する．また，ピンの固定性が悪いと感染の原因となることがある．当院ではピンと軟

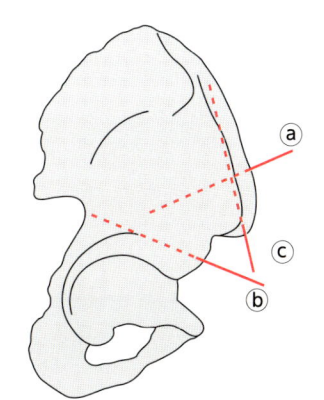

図　創外固定器のピン刺入経路
Ⓐ：high route，Ⓑ：low route，Ⓒ：subcristal pelvic external fixator（文献1を参考に作成）

部組織との間に過度な動きが生じないよう，ガーゼを皮膚とハーフピンクランプの間に充填し，できる限りピンと軟部組織が擦りあわないよう工夫している．また浸出が減少した際には，シャワー浴を速やかに開始し，患者の自己管理による清潔保持をめざして行っている．

3) 可能な体位・避けたい体位

　　前方創外固定単独では不安定性の主体をなす後方要素の破綻を制御するには限界がある．したがって，創外固定の装着を行った際にも，ある程度のADL制限が行われる．創外固定によってどの程度のADL拡大が可能であるかの報告はない．当科での実際を紹介すると，部分不安定型骨盤骨折の場合にはベッド挙上は疼痛に応じて可能とし，側臥位は創外固定器に干渉しない程度としている．坐位や健側立位においても後方要素へのストレスを生じることを述べている報告[3]もあり，ADL拡大に関しては骨盤骨折の形態や不安定性，固定期間によって対応を調整することも多い．

4) 追加手術への判断

　　全身状態が許す限り，速やかに内固定への置換を行い根治的固定とする．創外固定器を根治的固定とする場合のピン抜去のタイミングは6〜8週程度であるが，仮骨形成の程度を見てタイミングを計る．

5) 包帯交換のポイント

　　ピン刺入部の管理に関しては，前述した通りである．浸出が多い場合には適時ガーゼ交換を行ったほうがよい．その際，悪臭の有無など感染徴候に十分注意する．感染を起こしてしまった場合には軟膏処置や洗浄を行う．感染が制御できない場合にはピン抜去を行い，必要に応じてピンの刺し換えが必要である．

6) 画像フォローのタイミング

　　創外固定装着後も，不安定性が高い場合には転位の可能性がある．基本的には週1回程度の頻度でよいと考えている．その際，ピン周囲の透梁像などの緩みのサインがないか注意することも必要である．

❷ 腹膜外骨盤内ガーゼパッキング

腹膜外骨盤内ガーゼパッキングは初期大量輸液への反応が乏しい症例に適応がある．臍下正中より進入し，腹直筋を経由して腹膜外脂肪層へ到達，用手的に脂肪層を左右に剥離して骨盤内へ進入しガーゼを充填する．タンポナーデ効果および直接的な圧迫止血が可能である．その際，骨盤の不安定性を有していると，パッキング効果が十分に発揮されない可能性があるため，創外固定やpelvic binderで骨盤骨折の安定性を獲得する必要がある．

1) 執刀医から管理チームへの申し送り

腹膜外骨盤内ガーゼパッキングに関しては比較的安全に行うことができる．管理チームとしては，パッキング時に認められる脂肪層内の血腫や出血の程度を知っておくことは，今後の加療に際して重要な情報となる．

腹膜外骨盤内ガーゼパッキングに関する術中損傷の危険性として腹膜損傷があげられる．腹腔内圧上昇時の腸管脱出は再建が困難となりやすいため注意して展開する必要がある．神経・血管損傷としては，閉鎖神経・動脈損傷の可能性がある．閉鎖神経損傷では股関節内転筋力の低下・不全が起こる．また，外腸骨動脈も近傍を走行しており注意が必要であろう．

術後合併症としては感染があげられる．感染症の発生率に関する報告は少ないが，35%程度との報告がある[4]．また，開放性骨盤骨折における骨盤内ガーゼパッキングは特に感染に注意が必要である．abdominal compartment syndrome（ACS：腹部コンパートメント症候群）に関しては，骨盤内ガーゼパッキングが発症の危険性を高めるとの報告[5]もあるが，ガーゼパッキングは大量輸液に反応の乏しい症例に行われていることから，ガーゼパッキングを要する症例では大量輸液等によりACSが起こりやすい[6]．

2) 管理のポイント

腹膜外骨盤内ガーゼパッキングはdamage control surgeryの一環として行われることが多い．したがって，術後管理のポイントは死の三徴の回避と全身状態の立ち上げに尽くすことであろう．パッキング部は皮膚のみ閉創されていることが多い．異物を留置しているため，感染に関しては一層の配慮が必要であろう．感染を起こした場合には整形外科手術は行えず，後遺症を残す結果となる．

3) 再手術のタイミング

全身状態が改善し止血が得られたと判断した後に，ガーゼの除去を行う．出血が継続している場合にはガーゼを挿入し直す場合もある．一般的には術後48時間以内に行われる

場合が多いが，明確な根拠はない．腹腔内出血に対するガーゼパッキングにおいては48時間以内を推奨する意見が多く，72時間以上の経過で合併症や死亡率の上昇を認めるとの報告[7]があることから，これに準じているものと考えられる．ガーゼ抜去後は洗浄を行った後，白線部，皮下・皮膚を縫合する．洗浄は今後の整形外科的手術を考えると，十分行うべきだが，凝血塊を剥がすと再出血の可能性があるため慎重に行う．ガーゼ充填部にドレーン留置を行ってもよい．感染の可能性が高いため，浸出液の性状や発赤などに留意して創部・ドレーン管理を行う．

❸ 骨盤輪骨折・寛骨臼骨折に対する観血的内固定術

急性期を経過した後の待機的手術となる場合が多い．骨盤は血流が豊富であり化骨形成が早いため，受傷後2〜3週間以内のできるだけ早い時期に手術を行う．術式は多彩であり，骨折型に応じて使い分けられる．一般的に骨盤輪骨折，寛骨臼骨折ともに，展開が大きくなることが多いため，輸血や自己血回収装置を用意することが望まれる．

1）執刀医から管理チームへの申し送り

骨折部を展開するため出血量が多くなる．動脈損傷を起こした場合には大量出血をきたし，ときに塞栓術を要する場合もあるため，**術中・術後出血量**に注意する．

術後の禁忌肢位やADL制限に関しては，**骨折型や術中固定性，また荷重伝導**などのバイオメカニカル的視点も必要であり，高い専門性を求められるため執刀医に確認しておく必要がある．例えば寛骨臼後壁骨折では股関節屈曲・内転・内旋位が転位を起こす肢位となるため注意すべきである．主な術式による術中・術後の合併症や注意点を**表1**にまとめる．

表1 ● 骨盤輪骨折・寛骨臼骨折の主な術式別合併症

術式	術中・術後合併症
Kocher-Langenbeck approach	坐骨神経損傷，上殿動脈損傷，異所性骨化，大腿骨頭壊死，臼蓋内へのスクリュー逸脱
ilio-inguinal approach	大腿動静脈損傷，大腿神経損傷，精索損傷，坐骨神経麻痺，鼠径ヘルニア，臼蓋内へのスクリュー逸脱
modified stoppa approach	腹膜損傷，閉鎖動静脈損傷，閉鎖神経損傷，外腸骨動脈損傷，坐骨神経麻痺，臼蓋内へのスクリューの逸脱
spinopelvic fixation（with spinal instrumentation）	スクリューの脊柱管内穿破，神経根損傷，インプラント突出による褥瘡
ilio-sacral screw	第5腰神経損傷，スクリューの脊柱管内穿破，神経根損傷

2）抗菌薬の有無・選択・投与期間

インプラントを使用する整形外科手術では術前60分前〜術直前の初回静脈内投与を行うことが推奨される．また抗菌薬は第一世代，第二世代セフェム系が推奨されている．抗菌薬投与期間は48時間以内が推奨とされ，72時間以上の長期投与で耐性菌の出現率が増す[8]．

3）ドレーン管理

ドレーンの留置に関しては，留置の有無で深部感染や血腫形成，創離開，再縫合に関して有意差を認めないとの報告がある[9]．ドレーン留置を行う場合には閉鎖式ドレーンとし，48時間以内のできる限り早期に抜去することが推奨されている[8]．

4）再手術の適応

再転位をきたし，今後の機能障害や後遺症の危険性がある場合にはrisk & benefitを考慮して再手術を行う．

5）画像フォローのタイミング

基本的に週1回程度の画像検査でよいと考えている．荷重増加時などには適時撮影を追加してもよい．

4 深部静脈血栓症，肺塞栓症予防

血栓予防を行わない場合，骨盤骨折患者の静脈血栓塞栓症の発生率は61％とされ[10]，術後死亡の原因の1つであることから血栓予防は重要である．抗凝固療法を使用した場合でさえDVTの発生率は12％まで達する[10]．骨盤骨折手術では，Kocher-Langenbeck approachで発生頻度が高い[11]．

2008年の「日本整形外科学会静脈血栓塞栓症予防ガイドライン」では骨盤骨折や多発外傷は高リスク群に分類され「間欠的空気圧迫法あるいは抗凝固療法」を行うものとされている[12]．海外における深部静脈血栓症（deep vein thrombosis：DVT）/肺塞栓症（pulmonary embolism：PE）の治療・予防に関するガイドラインとして米国の「第9版ACCPガイドライン（2012）」，英国の「NICE臨床ガイドライン（2012）」，欧州の「ESCガイドライン（2014）」が出されている．

静脈血栓予防としては早期離床を意識することは重要である．間欠的空気圧迫法は有効な方法とされている．特に出血リスクが継続している患者に有用である．抗凝固薬とし

ては出血の危険性や半減期が短いこと，拮抗薬の存在から低分子ヘパリンが推奨されている[10, 13]．本邦ではエノキサパリンが使用可能である．他の代替薬としてはフォンダパリヌクスや低用量未分化ヘパリンを用いてもよい．「整形外科学会静脈血栓塞栓症予防ガイドライン」では抗凝固療法として低用量未分化ヘパリンが推奨されている[12]．

抗凝固薬の開始時期は受傷後24時間以内もしくは血行動態安定後に開始する[10]．終了時期はACCPガイドライン[13]では最低10〜14日，さらに術後35日までの投与を推奨している．NICEガイドライン[14]では術後6〜12時間で低分子ヘパリンを再開し，28〜35日続けるとしている．12週の投与を推奨する報告もある[10]．低分子ヘパリンやワーファリン，アスピリンが使用される．

手術前後におけるIVCフィルターの一次予防としての挿入は積極的には推奨されていない[10, 13]．IVCフィルターが有用である質の高いエビデンスはなく，一方でフィルターによる合併症があるためである．抗凝固療法が禁忌で，72時間以上ベッド上安静を必要とする患者や静脈血栓症の既往・再発のある患者に使用を考慮してよいとする報告もある[10, 14]．IVCフィルター挿入を行った場合にはIVCフィルターによる合併症を予防するため，患者が動けるようになった時点での抜去を勧めている．

スクリーニング検査にはMRV（magnetic resonance venography）や超音波検査が用いられる．超音波検査は有用であるが，下肢外傷の合併例では検査を行いにくい，また骨盤内の静脈塞栓に関してはMRVの方が優れている[15]．無症候性DVTを除外する目的でのスクリーニング検査は十分なエビデンスがなく勧められない．

一口メモ ①本邦における抗凝固薬

本邦でDVT，PEの予防（再発抑制は除く）に使用可能な抗凝固薬は未分画ヘパリン，ワーファリン，エノキサパリン，フォンダパリヌクス，エドキサバンがある．各薬剤の使用法や特徴を表2にまとめる．

一口メモ ②Morel-Lavallee lesion

骨盤骨折では，時に閉鎖性デグロービング損傷を合併する場合があり，特にMorel-Lavallee lesionとよばれる．Morel-Lavallee lesionでは皮下血腫が大量に貯留し，感染をきたすことがある．Hakらは受傷からデブリードマンまでの期間が13.1日で，46％で培養が陽性であったと報告している[16]．感染や診断が遅れた場合には創を開放して対応する必要が生じる場合もある[16, 17]．3日以内で診断し，小切開での洗浄・ドレーン留置で対応可能であった報告[17]があり，早期診断を意識する．開放創や軟部壊死を合併した場合にはNPWTの使用を検討してもよい．

表2 ● 本邦におけるDVT/PE予防に使用可能な抗凝固薬（2015年10月現在）

一般名	ヘパリンナトリウム ヘパリンカルシウム	ワーファリン カルシウム	エノキサパリン ナトリウム	フォンダパリヌクス	エドキサバン
代表的 商品名	カプロシン®皮下注 ヘパリンナトリウム 等	ワーファリン	クレキサン®	アリクストラ®	リクシアナ®
適応	血栓塞栓症の治療 および予防	血栓塞栓症の治療 および予防	股関節全置換術，膝 関節全置換術，股関 節骨折手術患者の術 後静脈血栓予防	下肢整形外科手術 施行患者の静脈血 栓症予防	膝関節全置換術， 股関節全置換術，股関 節骨折手術患者の術 後静脈血栓予防
用量	10,000～15,000 単位/日を2～3回 の分割投与もしくは 持続投与	1回1～5 mg 1日 1回より開始し，目 標INRへ増減して 調整	1回1,000 IU 1日 2回皮下注	1回2.5 mg 1日1 回皮下注	1回30 mg 1日1 回経口投与
指標	用量調節時はAPTT の正常値上限	PT-INR 1.5～2.5 を目標	—	—	—
拮抗薬	プロタミン	ビタミンK	プロタミン	—	—
半減期	0.5～1時間	35～40時間	約3.2時間	14～17時間	4.9時間
術前中止 時期	低用量では4時間 以上前	3～5日以上前	12時間以上前	36時間以上前	24時間以上前
特徴・ 注意点	拮抗薬があり，半減 期が短い ヘパリン依存性血小 板減少症（HIT）	導入時には他の抗凝 固薬（ヘパリンなど） を併用 高度腎障害時は原則 禁忌	未分画ヘパリンより 出血リスクが低い 拮抗薬があり，半減 期が短い 高度腎障害時は禁 忌，HIT，原則14 日以内の使用	高度腎障害時は禁忌 予防は1.5 mg，2.5 mgのみ適応，原則 14日以内の使用	唯一の経口薬，高度 腎障害時は禁忌 原則入院時のみ，14 日以内の使用

＊再発予防…リバーロキサバン（イグザレルト®）とエドキサバンは『深部静脈血栓症および肺血栓塞栓症の治療及び再発抑制』への適応がある
＊腎機能・年齢・体重などによって用量調節が必要

文献

1) Solomon LB, et al：The subcristal pelvic external fixator: technique, results, and rationale. J Orthop Trauma, 23：365-369, 2009
2) Mason WT, et al：Complications of temporary and definitive external fixation of pelvic ring injuries. Injury, 36：599-604, 2005
3) Tonetti J：Management of recent unstable fractures of the pelvic ring. An update conference supported by the Club Bassin Cotyle. (Pelvis-Acetabulum Club). Orthop Traumatol Surg Res, 99：S77-S86, 2013
4) Papakostidis C & Giannoudis PV：Pelvic ring injuries with haemodynamic instability: efficacy of pelvic packing, a systematic review. Injury, 40 Suppl 4：S53-S61, 2009
5) White CE, et al：Haemodynamically unstable pelvic fractures. Injury, 40：1023-1030, 2009
6) Ertel W, et al：Incidence and clinical pattern of the abdominal compartment syndrome after "damage-control" laparotomy in 311 patients with severe abdominal and/or pelvic trauma. Crit Care Med, 28：1747-1753, 2000
7) 「外傷救急のパラダイムシフト ダメージコントロールサージェリー 新しい概念と治療法」（葛西 猛／編），診断と治療社，2013

8) 「骨・関節術後感染予防ガイドライン2015」(日本整形外科学会, 日本骨・関節感染症学会/監, 日本整形外科学会診療ガイドライン委員会骨・関節術後感染予防ガイドライン策定委員会/編), 南江堂, 2015

9) Lang GJ, et al：Efficacy of surgical wound drainage in orthopaedic trauma patients: a randomized prospective trial. J Orthop Trauma, 12：348-350, 1998

10) El-Daly I, et al：Thromboprophylaxis in patients with pelvic and acetabular fractures: A short review and recommendations. Injury, 44：1710-1720, 2013

11) Sen RK, et al：Risk factors of venous thromboembolism in Indian patients with pelvic-acetabular trauma. J Orthop Surg (Hong Kong), 19：18-24, 2011

12) 「日本整形外科学会静脈血栓塞栓症予防ガイドライン」〔日本整形外科学会肺血栓塞栓症/深部静脈血栓症(静脈血栓塞栓症)予防ガイドライン改訂委員会/編〕, 南江堂, 2008

13) Falck-Ytter Y, et al：Prevention of VTE in orthopedic surgery patients: Antithrombotic Therapy and Prevention of Thrombosis, 9th ed：American College of Chest Physicians Evidence-Based Clinical Practice Guidelines. Chest, 141：e278S-e325S, 2012

14) NICE guidelines：Venous thromboembolism in adults admitted to hospital: reducing the risk. 2010. http://www.nice.org.uk/guidance/cg92/evidence（2015年11月アクセス）

15) Stannard JP, et al：Deep-vein thrombosis in high-energy skeletal trauma despite thromboprophylaxis. J Bone Joint Surg Br, 87：965-968, 2005

16) Hak DJ, et al：Diagnosis and management of closed internal degloving injuries associated with pelvic and acetabular fractures: the Morel-Lavallée lesion. J Trauma, 42：1046-1051, 1997

17) Tseng S & Tornetta P 3rd：Percutaneous management of Morel-Lavallee lesions. J Bone Joint Surg Am, 88：92-96, 2006

第1章 外傷ごとの術後管理

G 四肢骨

1. 四肢コンパートメント症候群の術後管理

杉本一郎

Point

- コンパートメント症候群の原因としては70％が骨折によるものとされている．裏を返せば30％は骨折がなくとも発生している．
- 鎮静下にある患者ではコンパートメント症候群の発見が遅れやすい．そのため疑ってかかることが大事．
- 見るだけではなく，頻回に触ってみること．
- 疑いがあれば筋区画内圧測定を頻回に行う．
- 整形外科医と連携をとり，筋膜切開のタイミングを逃さないこと．
- コンパートメント症候群が完成してしまうと悲惨な廃用肢しか残らない．

はじめに

　　コンパートメント症候群とは，筋肉を筋膜に包まれた小部屋（コンパートメント）と考え，その内部の圧力が上昇するために起こる循環障害である．鎮静下や意識障害のある状態では患者側からの訴えがないために発見が遅れ，重大な後遺症を残してしまうことになる．コンパートメント症候群の後遺症は非可逆的であり，集中治療における成果を台なしにしてしまう．

確認すべき情報

・現在コンパートメント症候群を懸念している部位はどこか．
・危険因子の有無について
・理学所見がとれないような意識障害等の有無，出血傾向を助長する既往，骨折や圧挫の有無，ガーゼ・包帯・シーネ等継時的観察の妨げとなるものの存在．

- 血行再建後にはコンパートメント症候群は高率に発生するため，予防的に遠位の筋膜切開を行うこともある．
- 担当者全員で患部を触れて硬さを確認し，増悪の判断の基準とする．
- 発症からの時間，整形外科医への連絡，手術室への入室までの時間．

❶ 病態

　個々の筋肉は外周を筋膜で包まれているが，筋膜は伸張性に乏しく筋組織が腫脹しても追従することができず内圧が上昇することになる．外力による挫傷や筋内の出血により，筋肉が腫脹しはじめると，ある程度までは筋膜下の圧力の上昇は緩徐であるが，次第に内圧の上昇により微細循環（特に静脈還流）が妨げられるようになる．しかし，筋内への血液の流入は動脈圧のために止まらない．このため，筋内に動脈血は流入し続けるが排出（静脈還流）の障害によりうっ血し，ますます筋肉の腫脹は増悪するという悪循環に陥る．

　このようにしてさらに腫脹が進みコンパートメント（筋区画）内圧が上昇すると，コンパートメント内への動脈血の流入も阻害されるようになってしまう．こうなると血流の低下は，血管内の微小血栓の発生をはじめさまざまな要因で組織を阻血に陥らせてしまう．

　高齢者においては，アスピリンをはじめ抗凝固薬が投与されていることがきわめて多く，年齢相応の血管脆弱性も関与し筋内血腫の形成により重篤化しやすく，危険因子である．

❷ 症状と診断

　古典的には6P（図1）と呼ばれる理学的な徴候が有名である．しかし，末梢動脈拍動の消失などはすでに手遅れになっているサインであり，すべての兆候が完成するまでみていては手遅れになるだけである．そのうえ，それぞれが有意とする絶対的な基準がなく主観的なものである．そもそも外傷のため局所の色調や腫脹などは正常であるはずがない．それを踏まえて局所の所見を異常であると判断できるためには豊富な経験が必要である．また，最も重要な「疼痛」「麻痺」「知覚障害」などは意識障害や鎮静下の患者では情報を得ることができない．ここがICUにおいてコンパートメント症候群が警戒されるべき理由である．したがって目標とすべきRASSは，ICU入室時から患者からの所見が信頼できる「−1（〜0）」であるべきだが，実際のところ外傷による痛みや混乱もあり容易ではない．実際に重要なポイ

すべての徴候が出現すれば手遅れ

Pain（痛み）
Pallor（蒼白）
Polar/Poikilothermia（冷感）
Paresthesia（知覚異常）
Pulselessnes（脈触知不能）
Paralysis（麻痺）

意識障害のある患者ではすべての徴候を見ることはできない

図1　6P徴候

ントは筋肉の**「硬さ」**である．患部の筋腹を手でつかむことにより内圧の上昇は知ることができる．健側肢が存在すれば比較も容易である．自動的に収縮させた診察者の筋肉の「硬さ」と同等であれば筋区画内圧は高いと推測できる．また，皮膚の水疱（図2）の出現は血行障害の結果である可能性が高く，その増大を計測している場合ではなく，即座に次なる診断方法として内圧測定に移るべきである．

客観的な診断方法として，筋区画内圧の計測がある．これは，実際に針を筋膜に穿通させて血圧計測器を用いて計測する．かつては水銀血圧計を応用していたが人手が必要なために，ICUにおいては動脈圧モニターのモジュレーターを使う方が有用であろう（図3）．

使用する針は先端が組織片で閉塞されないように工夫された針（側孔付き・縦溝付き・wick内蔵等）が勧められているが，現時点では国内で使用できるものはStryker社の計測装置にセットされたものしかなく，高価であることが難点である（図4）．

現在，経時的に連続かつ安定的に内圧をモニターする方法はなく，測定の都度に針先か

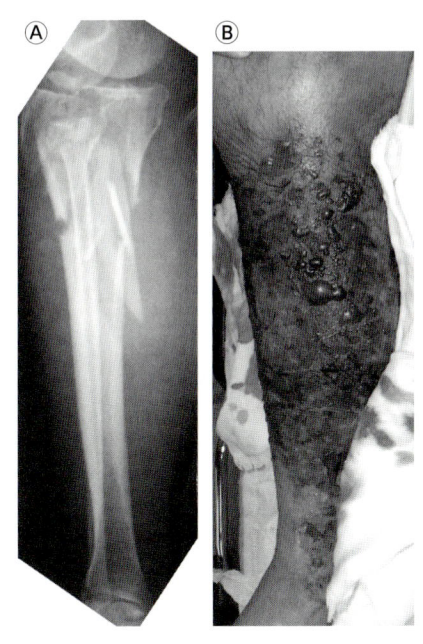

図2 ● 水疱形成 (p.10 Color Atlas ❾参照)

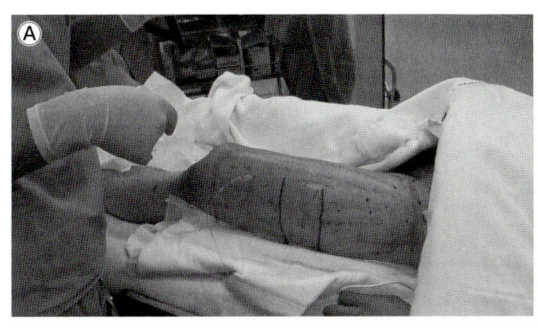

図3 ● 内圧測定法 (p.11 Color Atlas ❿参照)
Ⓐ：大腿コンパートメント区画内圧計測中．Ⓑ：大腿コンパートメント内圧測定値

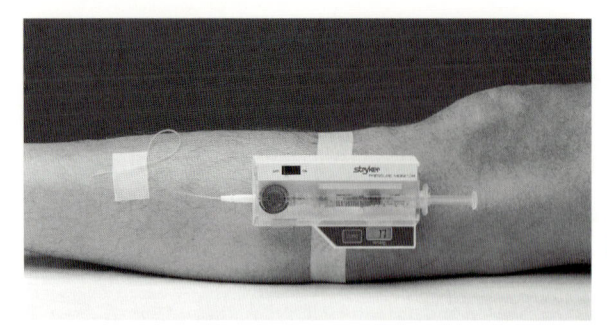

図4 Stryker社の計測装置（intra-compartmental pressure monitor）
（Stryker社ホームページより転載）

ら生理食塩液もしくはヘパリン生食を数mL注入して針先端の凝血塊を排除し，形成された生理食塩液溜まりの内圧を計測することになる．注入直後は高圧を示すが，その後平衡状態に達した時点での圧を計測値とする．上肢は手部で把握動作や巧緻な運動が可能でなければ，温存する意義が薄くなる．一方で，下肢においては一部の関節機能が障害されても荷重可能であれば，歩行機能の再獲得が獲得できる可能性が高い．そのため，上肢の除圧基準はより厳格となる．下肢においては切開の基準となる内圧は30～40 mmHgである．特に前腕では，機能障害がADL上より大きな問題となることもあり，切開の適応内圧は下肢よりも10～15 mmHg低圧と考えるべきである．

❸ 治療

1）避けたい体位・肢位

先に述べた区画内圧上昇の悪循環に陥ったコンパートメントの救済は筋膜切開しかない．もちろん，シーネやギプス・包帯などの内圧を上昇させる可能性のあるものはすべて除去する．不安定な骨折はさらに内圧を上昇させるので創外固定法などを用いて骨折を安定させる．循環不全が病態であるとするならば，患肢の挙上はさらに循環を悪化させるとして挙上は禁忌とされている成書は多いが，筆者は経験上，挙上を中止することで減張切開が不要となった経験はない．

コンパートメント内圧の上昇から6時間以上経過すると，減圧後も不可逆的な阻血による壊死は進行する．Ritenour[1]らは筋膜切開が遅れると切断率が2倍，死亡率が3倍以上増えるとしている[2]（表）．受傷からの搬送時間，全身検索や初期の処置時間を考えると，ICU入室後に残された時間は多くないのである．

2）減張のための筋膜切開

筋区画の減圧において減張切開が合理的かつ有用な方法である．筋膜切開後10分程度

表 ● 筋膜切開が遅れると死亡率3倍以上，切断率2倍増加

合併症（n＝73）	早期筋膜切開群（n＝294）	遅延筋膜切開群
筋切除	11％	25％
切断	15％	31％
死亡	6％	20％

（文献3を参考に作成）

で区画内圧は安全な圧まで低下する[3]．一方で減張切開による下記①〜④のような問題もある．

　①開放創をつくることによる感染の問題
　②出血の助長，血腫形成
　③切開操作時に神経・血管損傷を合併する可能性
　④筋体と創瘢痕との癒着による運動障害と醜状瘢痕

感染はその後の骨折治療において内固定金属を留置する際の危険因子である．
いったん骨折に対し金属を留置してしまうと，その後の感染治療には難渋する．血行障害が合併した骨髄炎においては患部は猖獗を極め治療に難渋する．
熱傷における減張切開は伸張しなくなった真皮を切り開くものであり，真皮の切開はコンパートメント症候群においては無意味である．神経血管に損傷を加えずに正確に筋膜を切開し除圧することが重要であり，解剖学的な知識が欠かせない．展開をはじめれば出血により十分な視野も得られない．そのため，整形外科医との連携と，手術室のような整った環境が必要である．しかし，整形外科医の到着を待っているうちにコンパートメント症候群が完成してしまうことは絶対避けねばならず，疑いのある時点で整形外科医に連絡をとる．

3）減張切開の実際

a）前腕

前腕には掌側・背側・撓側の3つの筋区画がある．第一に除圧をすべきなのは掌側のコンパートメントである．浅指屈筋（FCU）と尺側手根屈筋（FDS）の筋間を侵入展開し，前骨間神経を含む深指屈筋まで除圧する．瘢痕拘縮を避けるため関節部の皮膚皺線には直交しないように，カーブさせるかジグザグに皮切する．多くの場合，掌側の切開で除圧が得られるため，まず掌側を切開し，評価をしたうえで背側の除圧を検討する（図5）．

b）大腿

大腿には前方・内側・背側の3つのコンパートメントがあるが，一般に前方と背側のコンパートメントで発生することが多い．そのため，まず前方と背側のコンパートメントの除圧を行う．外側からの皮切展開で前方と背側のコンパートメントの除圧が可能である．切開後，評価をしたうえで内側の除圧を検討する（図6）．

外傷の術後管理のスタンダードはこれだ！　157

Ⓐ Henryのアプローチ
前腕掌側の代表的な皮切法痕拘縮をさけるため一直線の皮切をさける

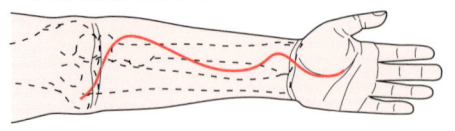

Ⓑ ジグザグ状

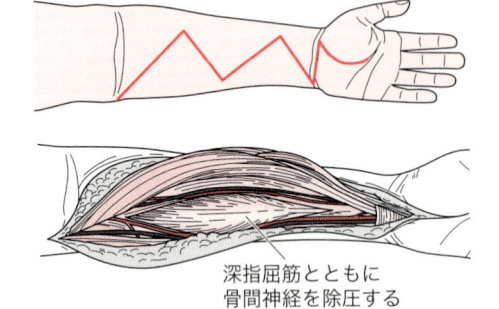

深指屈筋とともに骨間神経を除圧する

図5● 前腕掌側コンパートメントの除圧
（文献9を参考に作成）

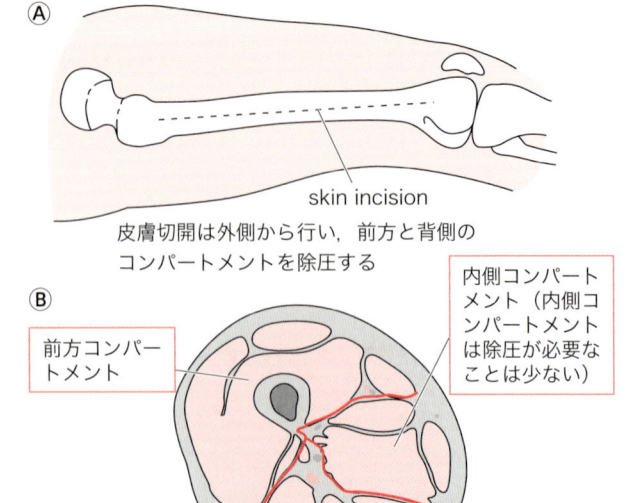

Ⓐ
skin incision
皮膚切開は外側から行い，前方と背側のコンパートメントを除圧する

Ⓑ
前方コンパートメント
内側コンパートメント（内側コンパートメントは除圧が必要なことは少ない）
この筋間から侵入除圧する
背側コンパートメント

図6● 大腿コンパートメントの除圧

c) 下腿

　下腿には前方・外側・背側・（背側）深部の4つのコンパートメントがあり，すべてに除圧が必要な場合も多い．ポイントは背側深部コンパートメントの確実な除圧にあるが，低侵襲に行うことは困難である．減圧のための筋膜切開にはsingle-incision fasciotomyとdouble-incision fasciotomyの2つがある（図7）．軟部組織が乏しいため**プレート等による骨折の内固定を併用するためには，内側の創は望ましくないために外側からすべてのコンパートメントを除圧する方法が有用であることもある**[4,5]．習熟しないうちはdouble-incision fasciotomyによる内外側両側からのアプローチが望ましい[6]．

　遠位・近位に小皮切開から皮下トンネルを作成して，筋膜を裂くように盲目的に切開するskip incisionによるコンパートメント開放法は，神経を損傷する危険があることや背側深部コンパートメント開放は困難であることもあり，われわれは行っていない．

4）抗菌薬の投与

　循環不全が基礎にある病態であるため，創は易感染性であり抗菌薬の投与は必要である．周術期の抗菌薬と同様に切開前に創部への標的の移行を考えて予防投与を開始し，出血や洗浄により局所薬剤濃度が低下することを念頭に置きMIC（最小発育阻止濃度）を考え投与する．われわれの施設では肛門の近傍など特定の菌種による感染が特に懸念されるような状況以外では，セファゾリンを第一選択としている．投与期間は創閉鎖に至るまでであ

Ⓐ Single-incision fasciotomy　　Ⓑ Double-incision fasciotomy

前方コンパートメント
脛骨
骨間膜
外側コンパートメント
脊側深部コンパートメントへの侵入経路
腓骨
背側コンパートメント
背側深部コンパートメント

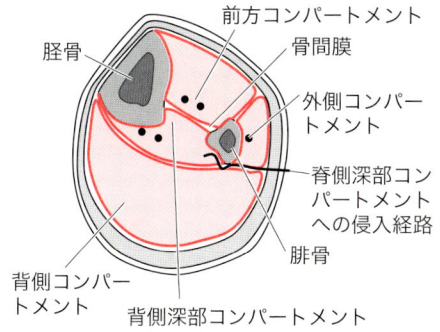

posteromedial incision　　anterolateral incision
背側と脊側深部コンパートメントへの侵入法　　外側と前方コンパートメントへの侵入路

図7●下腿のコンパートメント
- - - ：深部への到達経路．
●：損傷をさけたい主要な神経血管
（Ⓐは文献4，Ⓑは文献6を参考に作成）

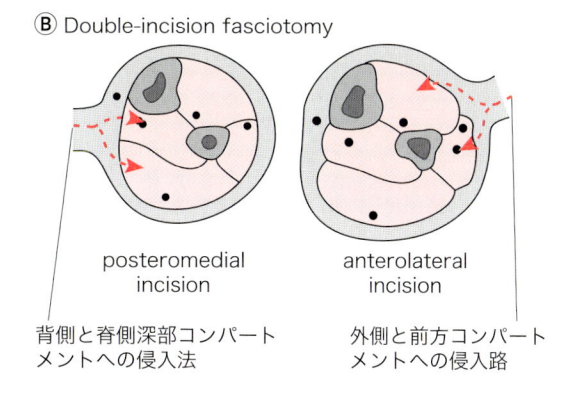

るが，仮に即時閉鎖が可能であっても術後24時間は有効血中濃度が維持されるように投与している．

5）ドレーンの有無とその管理

　　筋膜切開後，区画内外における血腫形成を避けるためドレーンを留置する．持続吸引の閉鎖式ドレーンを使用することも多い．皮膚縫合（創閉鎖）が完全にできなかった場合（短時間でバッグ内の陰圧が失われる場合）は深部に大気を吸引してしまう．また，バッグ内に体液が貯留するとともに陰圧は低下する機種が多いことを知っておかなければならない．出血量が少なく凝血塊が形成されにくい症例の場合には開放式ドレーンも有用である．ただし，毛細管現象で廃液させるため常に乾燥したガーゼで覆われていることが必要であり，ガーゼ上層まで湿潤してきた状態で放置してはならない．そのため「〇〇時間ごとのガーゼ交換」というルールは無意味で，頻回な観察と随時の交換が必要である．長期間ドレーン留置をしても凝血塊を形成しはじめると排出することができず，逆行性感染が起こりやすくなるため，開放ドレーンは翌日に除去をする．閉鎖式ドレーンであっても長期間の留置はせず，われわれは100 mL/日の排液量を抜去の基準としている．創内に大きな血腫形成が懸念される場合は，手術室において創の開放と洗浄を行う．その際には壊死・血行不全となった組織，筋肉を切除する．筋肉の切除は機能障害に直結するが，壊死した筋肉を残しても感染の危険性が増すだけであり，すでに変性に陥っていればその筋の機能回復は期待できない．だからこそ，早期の診断と筋膜切開が重要なのである．

6）筋膜切開後の創の管理と閉鎖

　　筋膜は開放したまま縫合しない．可能であれば，皮下組織や脂肪とともに皮膚は一期的

に縫合する．その際には，皮下組織も必ず縫合する必要があり，真皮層以上のみ縫合しても血行途絶のため創縁は壊死し，感染を起こしてしまう．また緊張の強い無理な縫合も同様である．こういった場合は開放創のまま管理し二期的閉鎖を選択する．

7）筋膜切開後閉鎖できなかった場合の管理

　それでは一期的に閉鎖できなかった場合であるが，ガーゼ交換により管理できる程度の滲出液量の場合にはガーゼ表層まで滲出が到達しない時期に交換していけば，二期的（遷延）創閉鎖まで管理できる．ガーゼ交換時に創からの再出血を起こさないように，非固着性ガーゼや人工真皮を創面に貼付しておくことは有効である．表面の乾燥予防に軟膏等の塗布も有効であるが，抗菌薬含有であっても効果は期待できない．

　二期閉鎖に向けて管理していくなかで，普及してきたNPWT（持続陰圧療法）は有効である．当初吸引圧は125 mmHgで間歇吸引が推奨されていたが，現在では二期的創閉鎖までの創部の滲出液の管理が目的であるとして，50〜75 mmHg程度の低陰圧で圧変動による疼痛の軽減のため持続吸引を行うことが多い．

　創閉鎖には植皮を併用することもあるが，筋肉表面との癒着が起こる．血行良好な筋腹に植皮することは植皮の成功率を高める．一方でのちに硬くなった植皮が筋収縮の妨げとなってしまうため，最小限にとどめたい．

　そこで，二期的縫合を行うまでの間，積極的に創面積の縮小を図っていく方法もある．シューレース（shoelace）法（図8）・バシール（Basirl）法[7]（図9）などがある．NPWTと併用すると創閉鎖において植皮併用を回避できることが多い．

● 最後に

　筋膜切開は執刀する側からすると「こんなに開いてしまったら，100％感染がないことを確認できなければ内固定手術できません」と言いたくなってしまう．しかし，コンパートメント症候群が完成してしまった症例に対して治療を行うよりは大きく開放していてもコンパートメント症候群が完成していない方がずっと治療は行いやすいうえに，よい治療結果が得られる．減張のための筋膜切開をためらってはならないのである．

　寛解したのち，外来において患者さんは残存した機能障害に意識が集中し，満足度は低下する．救命されたことを喜びICUにおけるスタッフの献身に感謝しながらも，最後に訴えは機能障害に集中する．

　コンパートメント症候群は対処が遅れると重大な機能障害が起こる．緊急性の高い病態であることを理解していただきたいと願う．

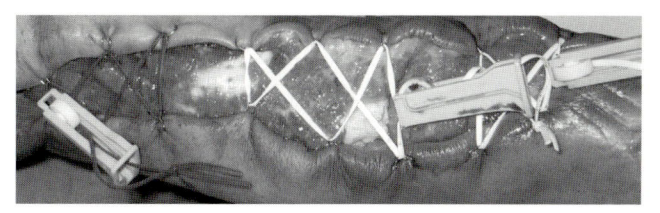

図8●シューレース（shoelace）法 (p.11 Color Atlas⓫参照)
靴ひも状に血管テープ等をかけて，徐々に創縁を引き寄せる．シリコンのテープは結んでも解けてしまうので工夫が必要

人工真皮

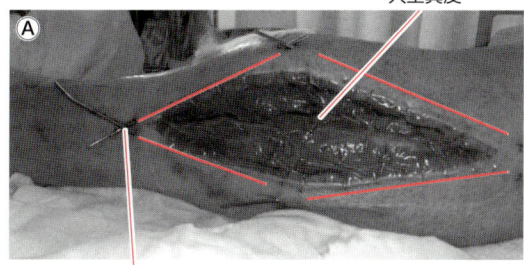

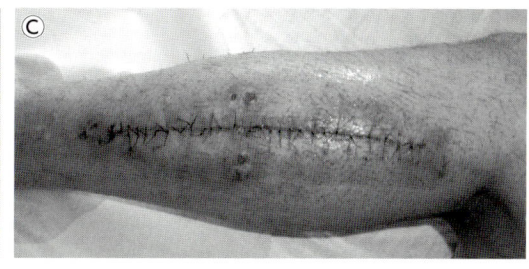

鋼線を矩形に刺入する

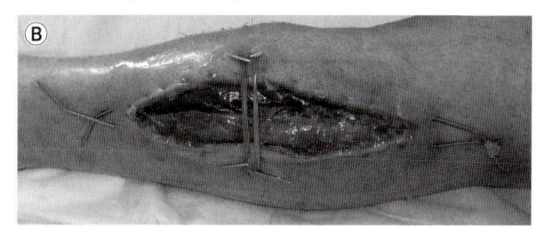

張力をかけて少しずつ閉鎖していく

図9●バシール（Bashir）法 (p.11 Color Atlas⓬参照)

文献

1) Abouezzi Z, et al：A critical reappraisal of indications for fasciotomy after extremity vascular trauma. Arch Surg, 133：547-551, 1998
2) Ritenour AE, et al：Complications after fasciotomy revision and delayed compartment release in combat patients. J Trauma, 64：S153-1561; discussion S161-162, 2008
3) Nwakile IO, et al：A single volar incision fasciotomy will decompress all three forearm compartments: A cadaver study. Injury, 43：1949-1952, 2012
4) Single-incision fasciotomy for compartmental syndrome of the leg in patients with diaphyseal tibial fractures, J Orthop Trauma, 22：723-730, 2008
5) Masten FAⅢ, et al：Diagnosis and Management of Compartmental Syndromes. J Bone Joint Surg Am, 62：286-291, 1980
6) Mubarak SJ & Owen CA：Double-incision fasciotomy of the leg for decompression in compartment syndromes. J Bone Joint Surg Am, 59：184-187, 1977
7) Bashir AH：Wound closure by skin traction: an application of tissue expansion. Br J Plast Surg, 40：582-587, 1987
8) McQueen MM, et al：Acute compartment syndrome. Who is at risk? J Bone Joint Surg Br, 82：200-203, 2000
9) 新藤正輝：前腕コンパートメント症候群．「OS NOW Instruction No.2」（金谷文則／編），メジカルビュー社，2007

外傷の術後管理のスタンダードはこれだ！　161

G 四肢骨

2. 開放骨折の術後管理

杉本一郎

Point

- 開放骨折の本態は軟部組織損傷である．
- 循環不良な組織は徹底的に切除する．ICU入室後も追加切除の必要性を常に念頭に置き観察する．
- 漫然と抗菌薬投与をしても無意味である．
- 創外固定の管理は難しいものではない．

はじめに

　開放骨折は骨折が皮膚を穿破して，体外と交通した損傷である．受傷後早急に処置できなければ重篤な感染症である「骨髄炎」を引き起こす．この感染を予防することが第一の目的で，その先に骨折の治療と運動機能の再獲得がある．

　3カ月以内に骨癒合していたはずのものが，いったん骨髄炎となると年単位の入院となり，運動機能にも重篤な障害を残す．最悪切断が必要な場合もあり得る．開放骨折の治療において最も聞きたくない言葉が「骨髄炎」である．また，運動器であるために早期に機能回復を得るための治療（リハビリテーション）はICU滞在中も行われなければならない．体位変換が可能で，可動域訓練も可能な強固な固定が行われた状態でICU入室となることが望ましい．

表 ● Gustilo 分類

type Ⅰ	開放骨折に伴う創の長さは 1 cm 以下でかつきれいなもの
type Ⅱ	創の長さは 1 cm 以上で，かつ創周囲の軟部組織損傷・弁状創・遊離した組織を伴わないもの
type Ⅲ	10 cm 以上の創を伴う分節骨折や広範な軟部組織損傷・外傷性の切断肢 銃創や土壌汚染の強いもの（farm injury）は骨折形や創の大きさにかかわらずⅢとなる
Ⅲ_A	適切な（損傷のない）組織で創閉鎖可能であったもの
Ⅲ_B	骨が覆えないような軟部組織の欠損があり，被覆のためには組織の移行を要するもの
Ⅲ_C	患肢の温存のためには修復が必要な血管損傷があるもの

（文献1を参考に作成）

❶ 執刀医から管理チームへの申し送り

1）術式：今後の軟部組織再建プラン，骨折の治療プラン

重度の開放骨折は単回の手術で治療が終了することは少なく，その後の staged operation を前提に初日は ICU へ帰室してくることも多い．今後の予定を確認しそれに合わせて管理を行う．

2）術中に損傷し得ること：神経損傷の可能性と観察すべき所見を確認しておく

意識障害や鎮静下の症例では術中には所見がとれない．麻痺の存在が覚知されるのは ICU で覚醒した後であるため，どのような部位の症状を見るべきか聞いておく．

3）開放骨折の分類

有名なものとして Gustilo 分類がある（表）．臨床上簡便で，この分類を必ずつけて表現するようにすると整形外科医に伝わりやすい．

注意すべきことは，受傷直後の状態で判断せず，デブリードマンが終了した段階で決定するということである．再現性の低い分類とされているが，一般にうろ覚えのために誤ることも多いうえに，改訂もあったため混乱があることも理由である．銃創・土壌汚染のあるもの・粉砕骨折は創の大きさにかかわらず，最重症の type Ⅲ であると考え管理する[2]．

❷ 管理のコツ

開放骨折の治療は初期段階から整形外科医と連携しながら行われているはずである．し

かし，今日の整形外科医は外傷の専門家としては訓練が不十分なことがある．よって，知恵をもち寄り治療を進めていくことが重要である．

❸ 輸血トリガー

一般的な輸血基準でよいが，骨折部の止血が終わっているはずのICUの患者が輸血が必要となる場合，隠れた出血源の存在を疑う．例えば，外傷性の動脈瘤の存在など．

❹ 可能な体位，避けたい体位，可能なADL

整形外科医に術後に確認しておくと同時に，リハビリテーションのオーダーも行ってもらう．

早期リハが可能な程度には骨折が固定されていることが前提で，それができていなければ，手術室に行った意味がない．

良肢位の保持

ICU滞在を余儀なくされる状況では，自動的には運動することがなくても，他動的に運動させ外傷のない関節もリハ等ですべて動かして可動域を確保する必要がある．なかでも手・指部の可動域訓練は特に重要で，2週間放置すると拘縮が発生し不可逆性である．開放骨折であっても，可動域訓練ができるようには骨折治療がなされていなければならない．手術までの間に固定を行う場合には，良肢位に固定する必要がある（図1）．

❺ 抗菌薬の有無・選択・投与期間

近年，開放骨折に対する抗菌薬の局所投与法がとり上げられているが，本稿では経静脈投与による抗菌薬投与について述べる．

一般に開放骨折創で問題となるのは体表の常在菌やブドウ球菌に代表されるグラム陽性球菌である．そのため，第一選択はβ-ラクタム系の抗菌薬であり，われわれの施設では耐性菌出現頻度の低いセファゾリン（1回1g　1日4回）を選択することが多い．Gustilo Ⅲではグラム陰性桿菌をターゲットとしてアミノグリコシドを1日単回（once-daily dosing）の投与追加する[3]．この投与法は1980年代に確立され，多様な抗菌薬が開発された現在でも「golden standard」と称されている．土壌汚染（farm-related injuries）に

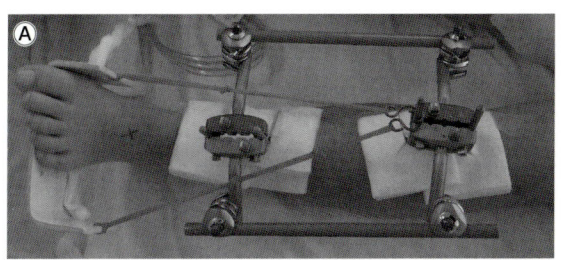

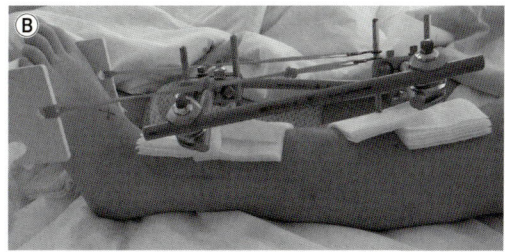

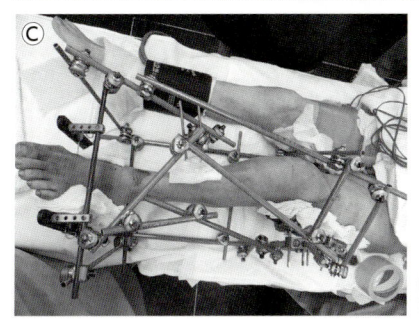

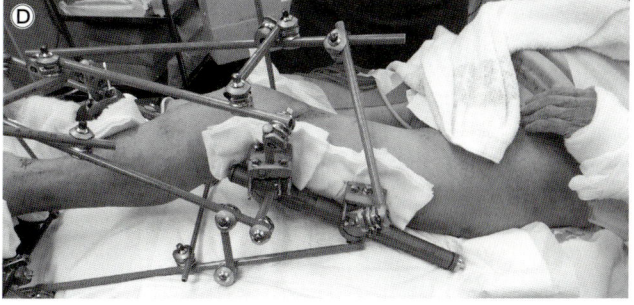

図1● 初期（一時的な）創外固定（p.12 Color Atlas ⓭参照）

Ⓐ，Ⓑ：尖足予防．尖足予防のため短期間であっても予防処置として良肢位の保持を行う．この症例は自作の創外固定器用足底板を装着している．

Ⓒ，Ⓓ：大腿から足部までの長大な創外固定．この症例は大腿骨・脛骨・足関節と多発骨折であったため，このような創外固定を設置した．籠状に患肢を取り囲むフレームは挙上する台としても機能する．膝窩・腓腹の圧迫を避けることができ静脈還流を阻害しない利点がある．大腿骨部のピンサイトは皮膚の動きを抑えるために，このように大量のガーゼを込める

おいては高力価のペニシリン（1回2g　1日4回）をクロストリジウムに対して使用することが勧められる．クリンダマイシンはβ-ラクタム系と同様に使用することができ，βラクタム系のアレルギー症例にも使用できる．一方でニューキノロンは選択肢に入りそうだが，骨芽細胞抑制があり開放骨折症例には使用を避けるべきである[4]．

抗菌薬の投与期間であるが，まず受傷から投与開始までの時間が短いほど感染症の合併は少ない．搬入直後に開始すべきである．投与期間は重度のものでは，72時間は継続する．GustiloⅠ・Ⅱでは術後（血流の良い組織で被覆できてから）24時間は持続するようにする[1]．

❻ 再手術の適応

1）髄内釘やプレートなどによりすでに骨折の最終的な固定が終わっている場合

今日，開放骨折の固定は，良好な血流をもつ組織で被覆できれば受傷直後に行っても問題ないとされている．しかし，この「良好な血流をもつ組織」というのがpitfallである．一般に外傷においては「zone of injury」という概念があり，開放骨折をきたすようなエ

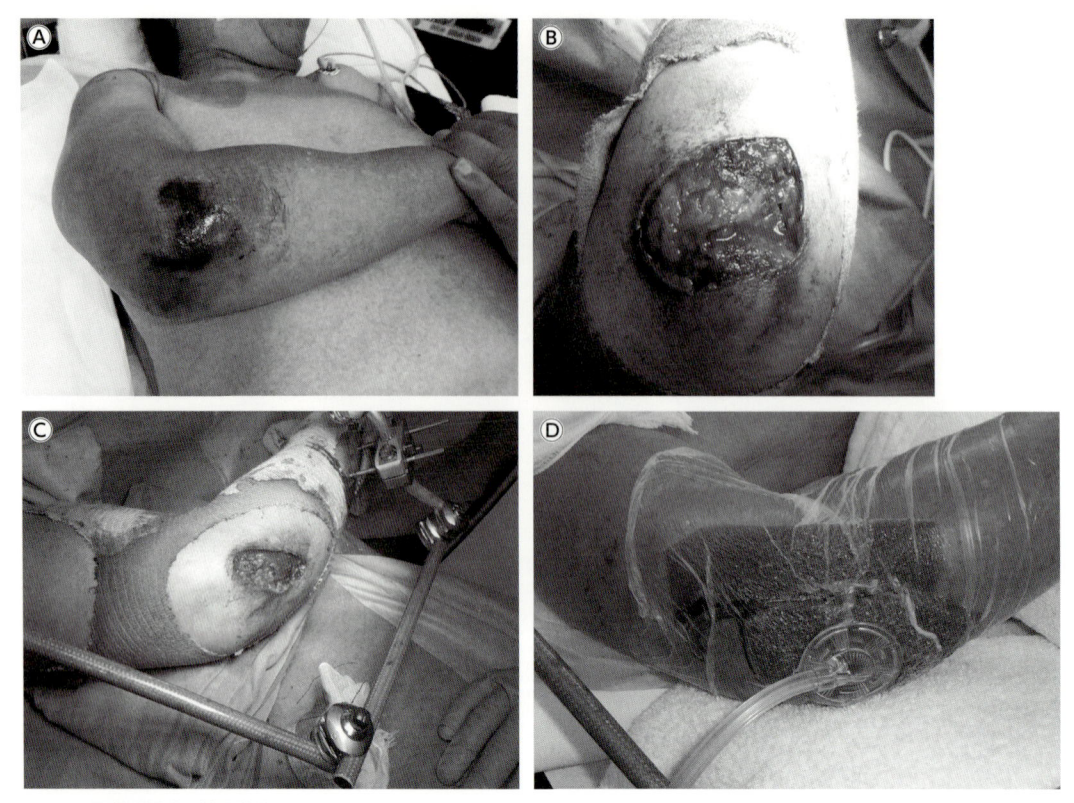

図2● 開放骨折の管理例 (p.12 Color Atlas ⑭参照)

肘関節開放性脱臼骨折症例である．徒手整復では整復位が保持できなかったため，デブリードマンのうえ，肘関節屈曲位で創外固定により整復位を保持した．
脱臼の放置は，骨の圧迫による循環障害（前腕以下壊死）や麻痺の可能性があり容認できない．
Ⓐ：受傷時，ひじの皮膚の状態はpinholeではあるが，Gustilo I ではないことに注意．
Ⓑ：「活きの悪い」組織を切除．もう一期的な創閉鎖はできないため，Gustilo Ⅲ bである．
Ⓒ：関節が再脱臼してしまうため屈曲位で創外固定で保持せざるをえなかった．そのため緊張が強く創縫合は無理と判断した．
Ⓓ：欠損創はNPWTで被覆．プレートの到着を待って，固定手術．肘が伸展可能となったため，二期的閉鎖が可能であった

　ネルギーが加わった場合，開放骨折の創部だけではなく広い範囲に傷害を受けていると想定するもので，それを踏まえて治療を行うべきである．一見健常そうにみえて一時縫合した傷がその後癒合が悪く，離開してしまうようなことが起こる可能性があるということであり，術後は頻回な観察が必要である（図2）．

　時間の経過とともに，創周囲の皮膚の色調が暗色となってきて血行障害やダメージが顕在化してくることはよくみられることではあるが，創の癒合不全が起こりやすい状態であることを認識しなければならない．壊死範囲の確定を待たずに縫合や局所皮弁を行ってしまうと，その後，壊死や循環不良による感染が起こってしまう．数日から10日前後までで，皮膚や軟部組織のダメージ範囲は確定する．感染を起こしてからでは手遅れであり，それ以前に整形外科担当医と連絡をとり，デブリードマンと植皮などの対策を講じていく（図3）．

　整形外科医としては，内固定を行った場合には創部をすべて一期的に閉鎖しなければな

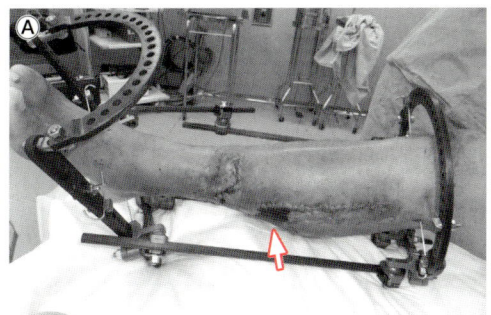

図3 開放骨折にコンパートメント症候群を合併し,一部が壊死した症例
(p.13 Color Atlas ⑮参照)

Ⓐ:下腿外側に黒色化した壊死を認める(⇨).
Ⓑ:デブリードマンを行ってみると,広範に死腔を形成しており,循環不良の皮膚・皮下組織を切除した.
Ⓒ:分層植皮で閉鎖し,髄内釘への骨折固定の変更も行い得た.

本来,黒色痂皮化するまで待機する必要はなく,壊死が起これば随時デブリードマンを行うべきであるが,実際に行ってみるとこのように大きな欠損が生じる可能性もあり,対応できる環境で行うようにする.
この症例もデブリードマン部の直下は骨折であり,中途半端なデブリードマンと処置は許容されない

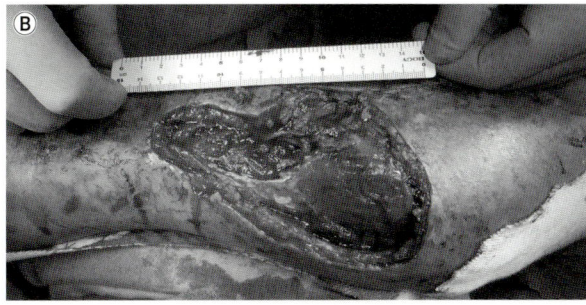

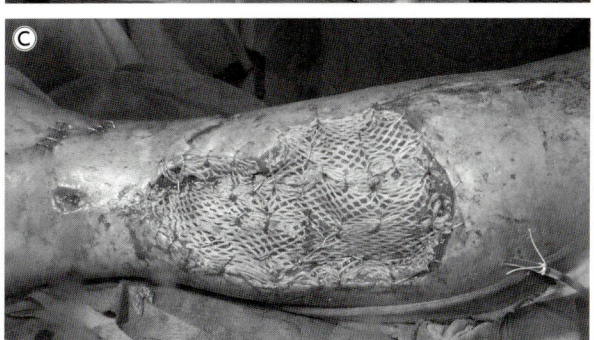

らないという宿命を背負っている.巨大な内固定金属に感染が起これば,金属の抜去を余儀なくされ,それは敗北と感じてしまう.一方で,患肢は受傷直後から腫脹しはじめて,術後も腫脹は進行する.また,術中操作により,腫脹は増悪する.そのために,創縫合はかなりの張力をかけて行うことになることがある.あらかじめ皮弁等を併用して,創に緊張がかからないように閉鎖もできるように準備をするべきであるが,そうでない場合過緊張であっても金属の露出を避けるべく強引に縫合することがある.このような場合,数日のうちに癒合不全の傾向が明らかになるので,早めに整形外科担当医と連絡をとり,デブリードマンと植皮などの対策を講じていく.

軟部組織損傷に対して,筋皮弁を行っている場合,何を観察してモニタリングしていくかを確認しておくこと.遊離皮弁であれば,術者も24時間院内で待機しているかもしれないが,観察する「眼」は多いほどよい.通常皮弁のトラブルはうっ血からはじまることが多く,トラブルが疑われたらすぐに執刀医に連絡をする.翌朝ではいけない!

❼ ドレーンの有無・観察のポイント

ドレーンは逆行性感染を防ぐため,閉鎖式の吸引ドレーンを使用する.術翌日にはドレーン量が減少してくることが普通で,われわれは排液量が24時間当たり100 mLを下回ればドレーンを除去するようにしている.

ここで近年普及してきた持続陰圧療法（NPWT）について述べておく．本来は肉芽形成促進のために開発されたものだが，開放骨折においては開放創からの閉鎖式ドレナージとしての使用が行われることがあるためである．

NPWT

近年NPWTが本邦でも認可された．吸引装置をパッドを介して皮膚の欠損した軟部組織損傷部にとり付け，軟部組織の再生を促進するものである．しかしながら，万能の武器ではなく問題点もある．この治療法においては，軟部組織の修復は肉芽の形成によってなされるため，創の閉鎖までに長い時間を要し，感染を起こしてしまうことがある．特に金属や腱などが露出している場合は感染の合併に対しての覚悟が必要である．また，形成された肉芽は周囲との瘢痕癒着を起こしており，運動障害を引き起こしてしまう．

そのため，開放骨折におけるNPWTの使用においては，考え方を変える必要がある．長時間をかけて肉芽を盛り上げる従来の方法とは異なり，余計な滲出液を吸引しながら，外界と遮断されたwet-dressingとしての短期使用法である．搬入当日に筋皮弁等により軟部組織を修復できれば理想的であるが，多発外傷や全身状態が悪ければ当日に行うことは困難であるうえに，整形外科医すべてが行える手技ではないという医療資源上の問題もある．そこで，初日の手術は創外固定などの骨折の固定と損傷創の清浄化のみを行い，軟部組織損傷部は皮膚の縫合閉鎖にこだわらず本法により閉鎖管理とする方法である（図2）．この場合には数日以内（理想的には72時間以内[5]）には筋皮弁等により軟部組織を修復することが必要となる．この時間があれば医療資源上の問題は転院を含め解決できる．

NPWT装置の設定であるが，吸引圧と吸引時間の2項目の設定がある．

軟部組織の修復を肉芽の形成によって行う場合には，吸引圧は125 mmHg程度の高陰圧とし，5分吸引−2分休止などのサイクルをくり返すのが原法である[6]．しかし，吸引圧の変動による疼痛や皮膚表面のシール材の滲出液による剝離などの問題があり，持続吸引とする施設も増えている．

外界と遮断されたwet-dressingとして短期使用する場合には，50〜75 mmHg程度の低陰圧で持続吸引とする．

なお，軟部組織損傷部のパッド交換であるが，原則として手術室で麻酔下に交換すること，その際に創部洗浄と循環不良な組織のデブリードマンを行うことが勧められる．現実的に困難な症例では，厳重な清潔操作をICU内で行うことになる．保険上は2〜3回/週が限度であり，それ以上の交換は病院の負担が起こってしまう．また，保険上使用限度は28日とされているうえ，転院や外来通院では適応外となる．

8 包帯交換のポイント

　ICUに入室した時点での開放骨折部の状態により，その後管理していく方法も変わってくる．今日の重度開放骨折治療において注視すべきは軟部組織の状態であり，その治療が開放骨折治療の成否を決める．骨折自体の治療は軟部組織損傷が修復されなければ手が付けられないのである．

　近年，開放骨折治療において初期創外固定を用いることが多くなった．一時的な骨折固定法として創外固定を用い，その後最終的な骨折固定法に変更する二期的手術（Staged Operation）とすることで重度の開放骨折治療成績は向上している．この方法はDCO〔damage control orthopedic（surjery）〕とよぶこともあるが，実際にdamage controlとするほど重傷ではないことも多く，局所（骨折部）のdamage controlに過ぎないとして議論がある．しかし，呼称はともかく，搬入と同時に初期創外固定を行うことは，体動を可能とする．従来牽引や安静により，体位変換もままならなかったICUにおける管理に寄与している．

　かつて多用された患肢の牽引療法は非開放性の骨折でも使われることは少なくなり，すでに小児などの特殊な治療となっている．開放骨折に対して牽引療法を行うことは望ましくなく，この点はすでに議論は終わっている．どうせ開けて正確に整復固定するのだから，引っ張っていてもしょうがない．それよりも早く手術室に行ける状態にすることが，初期治療の目的である．

1）シーネやギプスなど外固定により固定されているもの

　いきなりギプス固定のケースは少ないだろうが，シーネ固定は容易に骨折の整復安定性が得られ，軟部組織の損傷も軽度な場合には有用な方法である．

● シーネ・ギプスの管理

　注意点としては外表や軟部組織が覆われてしまい，観察しにくくなる．そのため，状態の悪化の覚知が遅れてしまう．創部の観察は頻回に行いたいが，シーネやギプスのまき直しは，整復した骨折が「ずれ」てしまう危険性がある．そのため，滲出や出血が上層ににじんできた場合，時間帯別にどうするかを，整形外科医とあらかじめ確認しておくことが重要である．

　ギプスを受傷直後に装着した場合にはその後の患部の腫脹により，コンパートメント症候群の増悪や血行障害を引き起こす可能性がある．その際にはギプスに割を入れるか除去して除圧する必要がある．

　副木により包帯を用いて固定するシーネ固定において伸縮性のある弾性包帯を用いる場合，巻き重ねることで圧迫は増加していくことに注意する．そのため，筆者は昔ながらの伸縮性のない安価な包帯を愛用している．皺をつくらずに非伸縮性包帯が巻けることは重

要な手技であり，時間があるときに練習しておくことをお勧めする．

　シーネ・ギプスによる骨折固定法の原則は「二関節固定」といわれ，原則として骨折部位の上下2関節を含めて固定する．例えば，下腿骨折においては膝関節と足関節が動かないように，大腿から足部までを固定するのが原則である．そのため，広範な固定により深部静脈血栓症（DVT）を惹起しやすい点は念頭に置くべきである．

2）一時的な創外固定（temporary external fixation）により固定されているもの

　一方で創外固定により骨折を固定すると体位の制限がなくなる（図4A）．分層植皮などと併用することも可能であり（図4B），また挙上するように創外固定を組むことで患肢の浮腫を低減させる効果もある（図4D）．

　ここで，創外固定の管理について述べる．

● 創外固定の管理

　後に予定されている次回手術が円滑に行われるように管理する．感染が起こってしまう

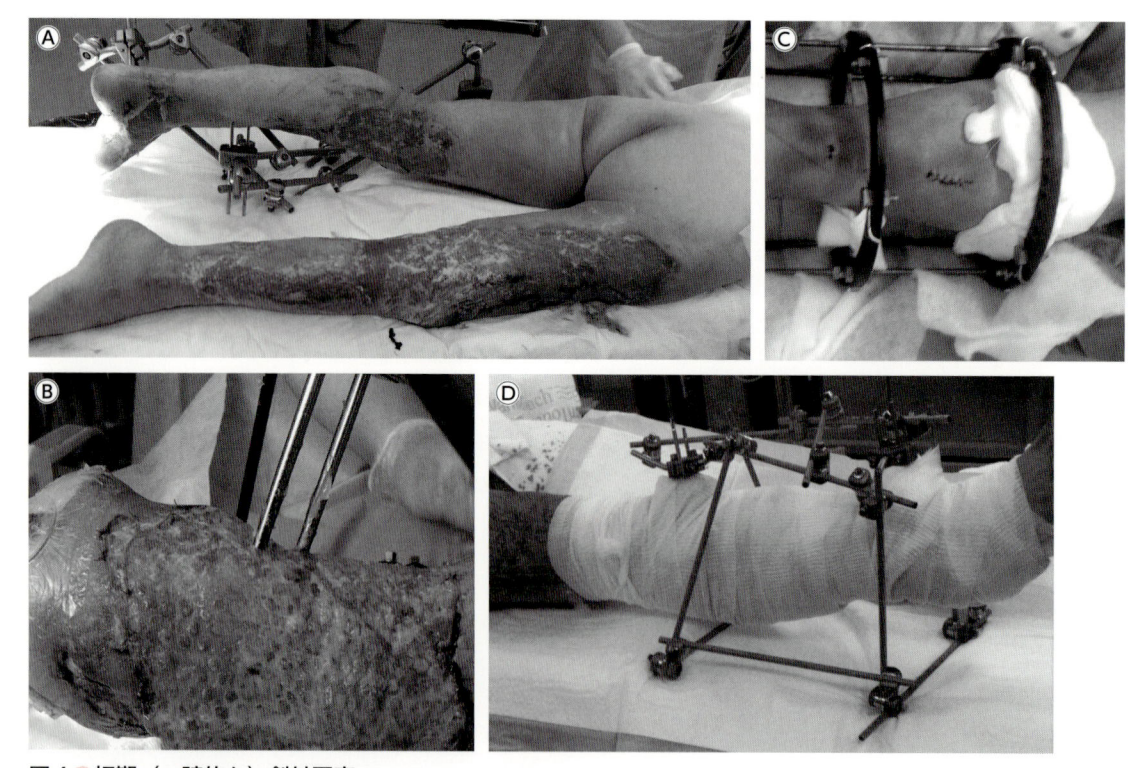

図4　初期（一時的な）創外固定（p.13 Color Atlas ⑯参照）
Ⓐ：熱傷合併例：創外固定してしまえば，腹臥位も可能となる．
Ⓑ：分層植皮と併用．分層植皮と創外固定の併用も可能である．
Ⓒ：創外固定ピン周囲から滲出が多い時期にはこのように大量のガーゼでパックする．
Ⓓ：通称「やぐらいらず」．下腿背側や踵部への圧迫を避けるために，創外固定器により患肢を挙上して保持．浮腫軽減効果も期待される

と予定手術に影響する．

　創外固定のピン刺入部（ピンサイト）は完全な無菌状態に保つことは困難である．表在の感染・炎症が深部に到達しないように適切な管理を行う．

　ピンサイトは初期には出血や滲出で湿潤している．この時期には頻回なクロルヘキシジン等を用いての清浄化が必要であろう．ピンの周りに固着した凝血塊などを完全にとり除くことが重要である．そのうえでピンサイトは割入りガーゼやスポンジなどの吸水力のあるドレッシング材料でカバーする．ガーゼやスポンジはピンの間に押し込み，圧迫が加わるようにする（図4C）．ドレッシング剤が湿潤して吸い取れなくなった場合は即座に交換する．回数・時間は状況に応じて変化するものである．特に外傷初期においては，血管透過性の亢進によりピンサイトからの滲出が多い．頻回な観察とともに随時ガーゼ交換を行う．そして，軟部組織の状態が悪いと疑いをもった場合には，早期に積極的に再度デブリードマンを行う．

　数日すると，出血はなくなり滲出の量も減少してくる．それとともにピンサイトのケア回数やドレッシング剤の量も減ってくるはずである．消毒薬の使用を終了し，生理食塩液や水道水による洗浄に移行していく時期でもある．この時期には体動に伴い大腿など軟部組織の厚い部位のピンサイトは別の問題が起こってくる．体動に伴いピンが皮膚を出入りするために炎症・表在の感染が発生しやすくなる．この場合には先に述べたようにドレッシング剤を用いて，ピンサイトの皮膚を圧迫することにより動きを抑え感染をコントロールするようにする（図1C, D）．表在の感染が深達しなければ，二期的手術の際に周囲組織ごと切除し清浄化することにより，問題なく整形外科の手術は行い得る．一方でピンサイトからの滲出が混濁していたり膿性を疑えば，培養検査に出し抗菌薬の変更を検討する．

❾ 画像フォローのタイミング

　基本的には週1回単純X線撮影を行い，経過を見ていく．この際には必ず2方向撮影を行うことが必要である．

❿ ICU退室の条件

　骨癒合には数カ月を要することが他の外傷と決定的に異なり，開放骨折は長期の治療となる．そのため，開放骨折を退室の基準におかず，全身状態で決定すべきであろう．

一口メモ　ちょっと一息

① 「て」と「あし」：手とは手関節よりも遠位の部位を示す言葉である．簡単にいえば掌と指である．臨床上よく見かける，例えばColles骨折は前腕の骨折であり，手の骨折ではない．足は足関節以遠のことである．コンサルやプレゼンテーションにおいて，大腿も下腿も足もすべて「あし」と表現されるとギョッとする（ICUとERを混同しているような感じである）．

② 開放骨折の搬入時に培養検査を行ったとしても，その結果は臨床上の意義は小さい．開放骨折において感染が起こった場合には抗菌剤の投与により菌交代が起こっている．その都度培養検体を採取することが重要である[9]．

③ 術後の創部は消毒処置は必要性が低いという意見を聞くことも多い．しかし，観察が不要なわけではない．予定手術の健常な皮膚をシャープなメスで切開した創と，鈍的に高エネルギーが加わってできた開放骨折創とを同一に考えるわけにはいかない．頻回な観察と必要な処置（再デブリードマン等）を行いながら，治療を行っていく．

④ ギブスではなく，ギプスである．原語は独語でGipsであり，英語ではCastである．

文献

1) William SH, et al：East practice management guidelines work group：update to practice management guidelines for prophylactic antibiotic use in open fractures. J Trauma, 70：751-754, 2011

2) Gustilo RB, et al：The management of open fractures. J Bone Joint Surg Am, 72：299-304, 1990

3) Patzakis MJ, et al：Prospective, randomized, double-blind study comparing single-agent antibiotic therapy, ciprofloxacin, to combination antibiotic therapy in open fracture wounds. J Orthop Trauma, 14：529-533, 2000

4) Huddleston PM, et al：Ciprofloxacin inhibition of experimental fracture healing. J Bone Joint Surg Am, 82：161-173, 2000

5) Godina M：Early microsurgical reconstruction of complex trauma of the extremities. Plast Reconstr Surg, 78：285-292, 1986

6) Morykwas MJ, et al：Vacuum-assisted closure：a new method for wound control and treatment：animal studies and basic foundation. Ann Plast Surg, 38：553-562, 1997

7) Gustilo RB & Anderson JT：Prevention of infection in the treatment of one thousand and twenty-five open fractures of long bones：retrospective and prospective analyses. J Bone Joint Surg Am, 58：453-458, 1976

8) Gustilo RB, et al：Problems in the management of type III (severe) open fractures：a new classification of type III open fractures. J Trauma, 24：742-746, 1984

9) Lee J：Efficacy of cultures in the management of open fractures. Clin Orthop Relat Res, 339：71-75, 1997

第2章

外傷の術後管理に必要な知識

第2章 外傷の術後管理に必要な知識

1. DCS（damage control surgery）

井戸口孝二

Point

- DCSは，決して初回手術のみを意味するものではない．
- DCSの第2ステップが集中治療である．
- 集中治療では，呼吸循環の安定化と死の三徴の改善を図る．
- 常に再止血術の可能性を念頭に置き，集中治療を行う．
- 生理学的徴候の改善を待って，planned reoperationを施行する．

● はじめに

　ダメージコントロール戦略とは，DCS（damage control surgery）と，これを支えるDCR（damage control resuscitation）を包括した概念であり，いわゆる"死の三徴"（低体温，血液凝固障害，代謝性アシドーシス，**第2章8**参照）といわれる生理学的恒常性の破綻回避を目的とした治療戦略をいう[1]．このうち，DCSは決して初回手術のみを意味するものではなく，引き続き行われる集中治療と生理学的機能の回復を待って行われるplanned reoperationまでを含めた包括的治療戦略である．

　本稿では，DCSの第2ステップである集中治療に焦点を当て，planned reoperationへつなげるためにいかに集中治療を行うべきかを解説する．

① 集中治療

　重症外傷では，DCSの第1ステップである初回手術で止血と汚染の回避が完了した後にICUに入室する．しかし，通常の術後とは異なり，バイタルサインが不安定なことも多く，

以下に留意しながら集中治療を開始する．ここでの集中治療の目的は，呼吸循環の安定化とともに，死の三徴を改善させることにある．

1）呼吸管理

初回手術を終え，人工呼吸器管理のままICU入室となる．胸部理学所見，モニター数値（SpO_2，$EtCO_2$など）および動脈血液ガスデータを確認しながら，至適な呼吸器設定に調節する．胸部外傷合併例では，肺挫傷，気胸，血胸，多発肋骨骨折およびフレイルチェストの存在を確認しておく．

肺挫傷では，挫傷に伴う酸素化能の悪化のみならず，出血傾向に伴う気道出血の出現に留意する必要がある．ある程度の気道出血は陽圧換気で対応可能であるが，酸素化能に影響を及ぼす持続出血に対しては，開胸止血術を念頭に置きつつ，健側肺へのたれ込みを防ぐ意味でも患側気管支のバルーン閉塞を考慮する．

気胸・血胸に対しては，すでに胸腔ドレナージが施行されている場合は，まずチューブトラブルのないことを確認し，入室以降の経時的なドレナージ量と性状の変化を観察する．

また，陽圧換気に伴いoccult pneumothorax（X線では見えない気胸）が顕在化することがあり，注意が必要である．

最高気道内圧の上昇や一回換気量の低下を認めた場合，腹部コンパートメント症候群（ACS：abdominal compartment syndrome）の併発を疑い，膀胱内圧の測定を行う[2]．

2）循環管理

DCSの初回術後早期では，ほとんどのケースで循環血液量は低下している．血圧，脈拍，時間尿量，心拍出量モニターによるCI（cardiac index：心係数）・PPV（pulse pressure variation：脈拍変動）・SVV（stroke volume variation：一回拍出量変動），エコー所見（心機能，心腔内容量，下大静脈径や呼吸性変動）などから循環血液量を評価する．輸血はHt値30％を維持すべくRCCを投与し，FFP（目標フィブリノーゲン値150～200 mg/dL）や血小板（目標値8万/μL）を適宜輸血する．ただし，過量な輸液・輸血は，ACSの原因となるため注意を要する．

循環動態安定化の指標として，base excess（BE）や乳酸値が簡便で有用であり[3]，経時的な低下を確認する．

3）死の三徴の改善

ダメージコントロール戦略における集中治療の主目的であり，以下の要領で各項目につき正常化をめざす．もし適切な集中治療を行ってもこれらの改善が得られない場合は，多くは止血が不十分であり，何らかの止血術〔手術や動脈塞栓術（TAE：transcatheter arte-

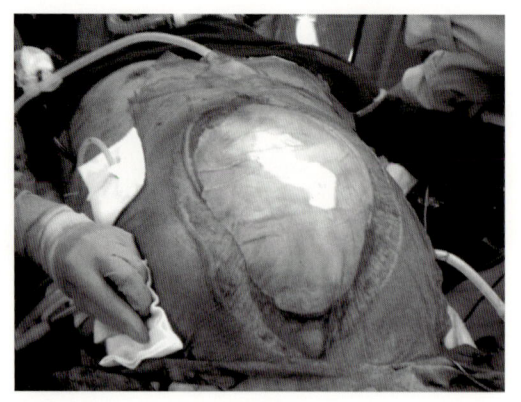

図 ● **Vacuum pack closure** (p.14 Color Atlas ⑰参照)

rial embolization)〕を考慮すべきである．

a) 低体温

多くのケースでは，ICU 入室時にすでに低体温を呈しており，ブランケット，加温マット，加温輸液などにより積極的に復温を試みる．しかし，術創からの滲出液漏出により常時皮膚が湿潤しているようでは，体温の上昇は望めない．この点，滲出液の漏出を防ぐことが可能な vacuum pack closure（VPC）は，体温管理の面で優れている（図）[4]．

b) 血液凝固障害

大量輸液に伴う希釈性凝固障害や大量出血に伴う消費性凝固障害が外傷における凝固障害の原因とされてきたが，近年，重症外傷における凝固障害は受傷直後より進行する線溶亢進型 DIC が主体であることが知られている．早期のトラネキサム酸の投与[5]や積極的な輸血製剤による補充療法が必要となる．

c) 代謝性アシドーシス

ショックの遷延は，嫌気性代謝の亢進に伴い著明な代謝性アシドーシスを惹起し，低血圧，心拍出量低下および致死的不整脈を生じる．しかし，出血性ショックに伴う代謝性アシドーシスに対しては，重炭酸ナトリウムによる補正は推奨されず，輸液・輸血と復温により改善を図る．適切な輸液・輸血療法によってもアシドーシスが進行する場合には，損傷部からの出血の持続をまず第一に考慮するが，損傷の見落とし（後腹膜臓器損傷など）や ACS の併発にも留意する．

4）Tertiary survey と術後管理

DCS を施行した重症外傷の多くは，primary survey における"C の異常"に対して緊急止血術が行われている．すなわち，secondary survey が不完全のまま ICU に入室していることも稀ならずあり，ICU においてすべての損傷を再評価する必要がある（tertiary survey，**第2章10**参照）．したがって，既知の損傷の再評価，疑い損傷の確定診断ならびにprimary surveyやsecondary surveyで見逃された損傷を確認する．DCS施行部位については，以下の要領で管理を行う．

a) 開胸術後

　胸部単純X線写真にて，ドレーンの位置を確認しておく．術後排液量を経時的に観察し，性状や量の変化によっては早期に止血術を考慮する（血性排液200 mL/時以上の継続が目安）．逆に，排液量が減少した場合，凝血塊によるドレナージ不良の可能性も忘れてはならない．

　血性排液が必ずしも胸腔内臓器損傷部からの持続出血を意味するわけではなく，出血傾向に伴う胸壁出血も見逃せない．胸壁出血のうち，肋間動脈損傷やクラムシェル開胸に伴う内胸動脈損傷などでは自然止血は望めず，TAEを考慮する．

b) 開腹術後

　腹部に対するDCSでは，損傷臓器に対する止血術（ガーゼパッキングや臓器摘出など）の後，VPCなどを用いて一次的に閉腹されている．VPCでは25 cmH$_2$O前後の陰圧管理を行い，排液の性状と量を経時的に観察し，動脈性出血に対してはTAEを考慮する．特にガーゼパッキングでは静脈系の止血に留まることから，TAEを追加することで完全止血を図る（深在性肝損傷など）．

　一次的閉腹の目的の1つに，ACSの予防があげられる．VPCを行うことで多くのケースはACSが回避可能であるが，出血が持続したり，輸液・輸血を減量できないケースのなかには，VPC施行にもかかわらずACSを併発することがあり，定期的に気道内圧や膀胱内圧を確認しておく必要がある．

c) 後腹膜ガーゼパッキング術後

　骨盤骨折に対するDCSは，骨盤ガーゼパッキングにTAEと創外固定術を組合わせることが多い．TAEでは，両側内腸骨動脈を一時的塞栓物質（ゼラチンスポンジ）により塞栓することが多いが，血液凝固障害を認める際には容易に再開通をきたすため，ICU入室後の経過によっては再TAEを考慮する．

5) Planned reoperation

　DCSの初回手術後に集中治療を行い，死の三徴の改善を待ってplanned reoperationを行う．死の三徴の改善は，すなわち損傷部の止血を意味するが，初回手術から48〜72時間後に施行されることが多い．この際，無事止血が得られていても，大量輸液・輸血や胸部外傷に伴い呼吸状態が悪化していることも少なくない．この場合，planned reoperationにて根治的治療を行った後も，ACS回避目的でopen abdomen managementをしばらく継続することがある．

文献

1) Shapiro MB, et al：Damage control: collective review. J Trauma, 49：969-978, 2000
   → ダメージコントロール戦略に関する総説

2) Kirkpatrick AW, et al：Intra-abdominal hypertension and the abdominal compartment syndrome: updated consensus definitions and clinical practice guidelines from the World Society of the Abdominal Compartment Syndrome. Intensive Care Med, 39：1190-1206, 2013
   → 世界ACS学会による2013年のガイドライン改訂

3) Odom SR, et al：Lactate clearance as a predictor of mortality in trauma patients. J Trauma Acute Care Surg, 74：999-1004, 2013 ★
   → 来院後6時間の乳酸値の減少率が予後の予測につながる

4) 渡部広明, 他：ダメージコントロール手術における一時的閉腹法としてのvacuum packing closure（VPC）法：VPC法は他の一時的閉腹法より優れているか？ 日本救急医学会雑誌, 21：835-842, 2010
   → 迅速かつ簡便な一次閉腹法としてDCSにおけるVPCの有用性を報告

5) Shakur H, et al：Effects of tranexamic acid on death, vascular occlusive events, and blood transfusion in trauma patients with significant haemorrhage (CRASH-2): a randomised, placebo-controlled trial. Lancet, 376：23-32, 2010 ★★★
   → 大規模RCTで, 受傷早期のトラネキサム酸投与は, 出血を伴う外傷患者の予後を改善する

第2章 外傷の術後管理に必要な知識

2. ACS（abdominal compartment syndrome）

荒川裕貴

Point

- 外傷管理においてACSは致死的病態であり，決して見逃してはならない．
- 腹腔内や骨盤に損傷がなくてもsecondary ACSが起こり得る．
- ハイリスク群と認識した場合には，定期的な腹腔内圧の測定を行う．
- 明らかなACSの場合はすみやかな開腹減圧術が推奨される．

1 定義

　腹部コンパートメント症候群（abdominal compartment syndrome：ACS）は，重症外傷における腹腔内圧上昇（intra-abdominal hypertension：IAH）に起因した重篤な合併症である．World Society of the Abdominal Compartment Syndrome（WSACS）は，腹腔内圧（intra-abdominal pressure：IAP）＞12 mmHgをIAHと定義しその値によって4段階に分類し，ACSを**「持続的な20 mmHg以上のIAP上昇を認め新たな臓器障害や臓器不全を伴うもの」**と定義した[1]．

　ACSはその原因からprimary, secondary, recurrentに分類される．Primary ACSは腹部・骨盤部の直接的な損傷に起因するもので，重症腹部外傷において腹腔内の大量出血や血腫，これらに対するdamage controlのため施行したガーゼパッキング後にprimary ACSが起こりやすい．Secondary ACSとは腹部以外に原因があるもので，腹部や骨盤に直接外傷がなくても血管透過性が亢進していると，他部位の出血に対し行った大量輸液が腸管や腸間膜の著明な浮腫を起こし，結果として腹腔内圧が上昇しACSが起こり得る．前者2つのACSに対する内科的・外科的治療後に再度ACSをきたすとrecurrent ACSとなる[2]．

❷ 臨床的特徴

　急激な腹腔内圧の上昇を伴うACSでは，さまざまな臓器に影響が及ぶ（図1）．IVC（下大静脈）の圧迫により下肢静脈の血液うっ滞が生じ心臓への静脈還流が減少し，同時にIAPの上昇が大動脈や全身血管抵抗を上昇させ結果として心拍出量は減少する．腹腔内圧の上昇は横隔膜を挙上させ胸腔内容の減少を生じ，胸腔コンプライアンスは低下し胸腔内圧は上昇する．これらは気道内圧の上昇と分時換気量の減少が起こり，最終的には酸素化障害へと進行するため，ACSの患者はARDSのハイリスク群と考えられている．胸腔内圧の上昇とそれに伴う大静脈系の圧上昇は，結果として頭蓋内の静脈還流を障害し頭蓋内圧が上昇する．さらにIAPの上昇は腎血流を低下させ心拍出量の低下も重なり糸球体濾過率は低下，レニン—アンギオテンシン系が賦活化され腎血管抵抗はさらに増大する．肝臓の血流低下は新規の肝不全の出現や進行を招き，腸管の血流低下は腸管浮腫やbacterial translocationを引き起こし敗血症の一因になるとされる[3]．以上のような多彩な影響が同時に進行し多臓器不全から死亡に至る可能性の高いACSを，早期に予測し適切な対処を行うことは，外傷管理のうえで必須であると考える．

リスク

　目の前の患者がACSのリスクを有するか認識しておくことは重要である．ガイドラインでは重症外傷，大量輸液や大量輸血，damage control laparotomyの施行の他，死の三徴であるアシドーシス，低体温，凝固障害などさまざまなリスクファクターが紹介されてい

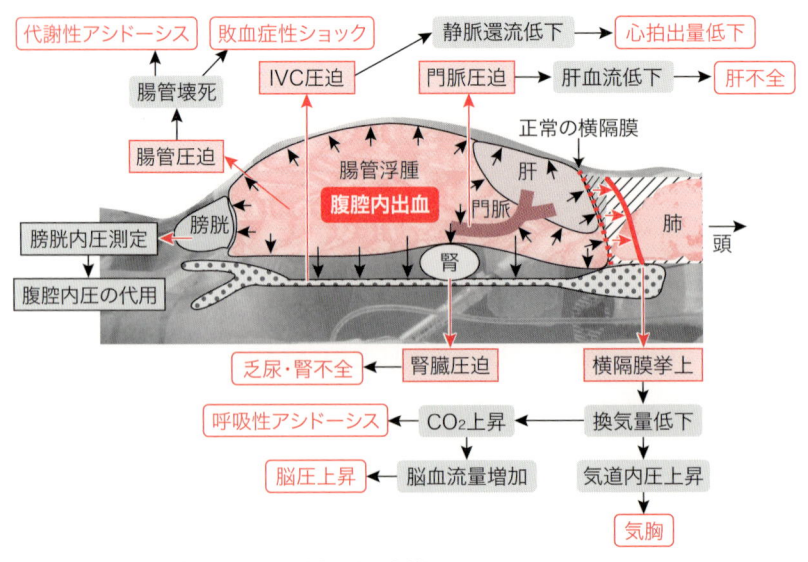

図1 ●腹部コンパートメント症候群の病態
（文献12より引用）

るが，特に外傷患者で大量の晶質液による蘇生がリスクファクターであることが強調されている[4]．重症外傷の患者で救急外来を出る時点の晶質液輸液＞3 L，ICU入室時点でprimary ACSでは体温＜34℃，Hb＜8 g/dL，BE＜－12 mEq/L，secondary ACSでは晶質液輸液＞7.5 LがACSの独立した予測因子であるとする報告もあり，これらを習熟することが肝心である[5]．

❸ 測定の実際

ACSのハイリスク症例と認識した場合は，腹腔内圧を測定する．膀胱内圧は腹腔内圧をよく反映することが知られており，WSACSはACSのハイリスク症例に対し定期的な膀胱内圧測定を推奨している．腹部触診は腹腔内圧のトレンドを感知することはできるが，腹腔内圧の上昇に対する感度は低いとの報告もあり，ハイリスク症例では膀胱内圧測定を必ず行う必要がある[6]．

1）膀胱内圧測定

患者を水平仰臥位にし，図2のように三方活栓と生理食塩液，60 mLシリンジ，中腋窩線でゼロ点補正をした圧トランスデューサーを接続する．尿道カテーテルをクランプしバッグからシリンジに20〜25 mLの生理食塩水を採取し，これを膀胱内に注入する．膀胱排尿筋が収縮するため注入後30〜60秒経ってからトランスデューサー側の三方活栓のみをonにし，呼気終末の圧を測定する[7]．

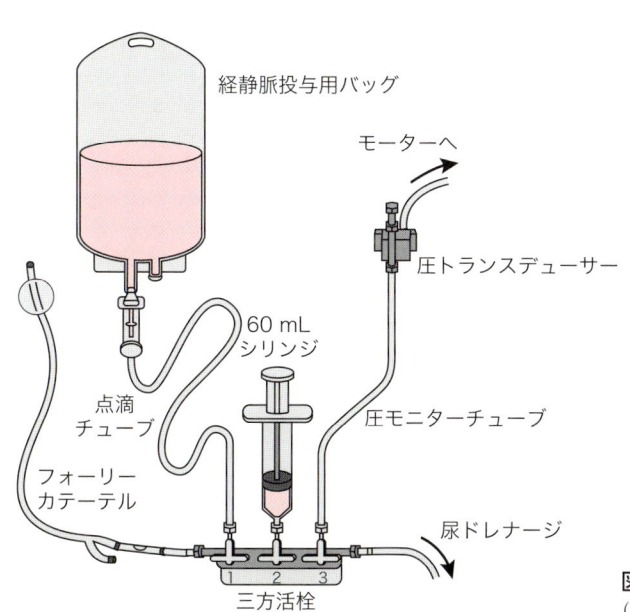

図2 ● 膀胱内圧測定の接続図
（文献7より引用）

2）アルゴリズム

　　WSACSはアルゴリズム（図3）に則った管理を推奨している．IAP ≧ 12 mmHgが判明したら腹腔内圧を下げるための可能な非手術療法を開始し，4時間ごとに腹腔内圧を測定する．非手術療法（図4）には十分な鎮静や鎮痛，消化管内容物の除去，過剰な輸液を制限し利尿薬や血液透析/限外濾過を行い水分バランスの調整を行う，などがあげられる．腹臥位や頭部挙上体位は腹腔内圧を上昇させるため避けたいが，ICUではVAP（人工呼吸器関連肺炎）予防のため頭部挙上体位をとられていることが多く，リスクとの兼ね合いで体位を決定する必要がある．筋弛緩薬は腹腔内圧を有意に低下させるが，肺炎の増加など合併症の増加が懸念されるため短期間の使用に限り考慮される．また腹腔内の貯留物がIAP上昇の原因となっている場合は技術的に可能であれば経皮的にドレナージを試みる．可能な限りの腹腔内圧を低下させる方策を行ってもIAP ≧ 20 mmHgが持続し臓器障害が出現する場合は，減圧開腹術の適応となる[1]．ただしprimary ACSの場合は根本的な治療として開腹術が必要な場合が多く，特に外傷患者では臓器障害への進行が早いため，開腹術のタイミングを逸することがないよう注意する[3]．

4 減圧開腹術

1）減圧開腹術

　　非手術療法で十分な効果が得られずACSの診断が明らかである場合は減圧開腹術を行うことがWSACSでは推奨されている．減圧開腹によって腹腔内圧は有意に低下するが，再灌流障害による臓器障害の増悪や再出血のリスクも存在するため，減圧開腹が必ずしも状態の改善につながるわけではないことを認識しておく[8]．

2）Open abdominal management

　　減圧開腹術を実施したあとはopen abdominal management（OAM）の適応となる．またACSのリスクが高いと判断され初回のdamage control surgery後に手術室で閉腹せず集中治療管理を継続する場合もある．OAMでは定型的閉腹を行わず一時的閉腹（temporary abdominal closure：TAC）を行い，全身状態が改善したあと可能であれば48〜72時間を目安としてできるだけ早期に閉腹を行う．定型的閉腹が不可能な場合は筋膜縫合による閉腹を，閉腹が不可能であればTACを継続する[9]．

　　TACの方法はこれまでBogota bag, Witmann patch法, vacuum pack closure, 陰圧閉鎖療法（negative pressure wound therapy：NPWT）などさまざまな方法が使用されてきており，現在WSACSは可能であればNPWTを行うことを推奨している．当院では

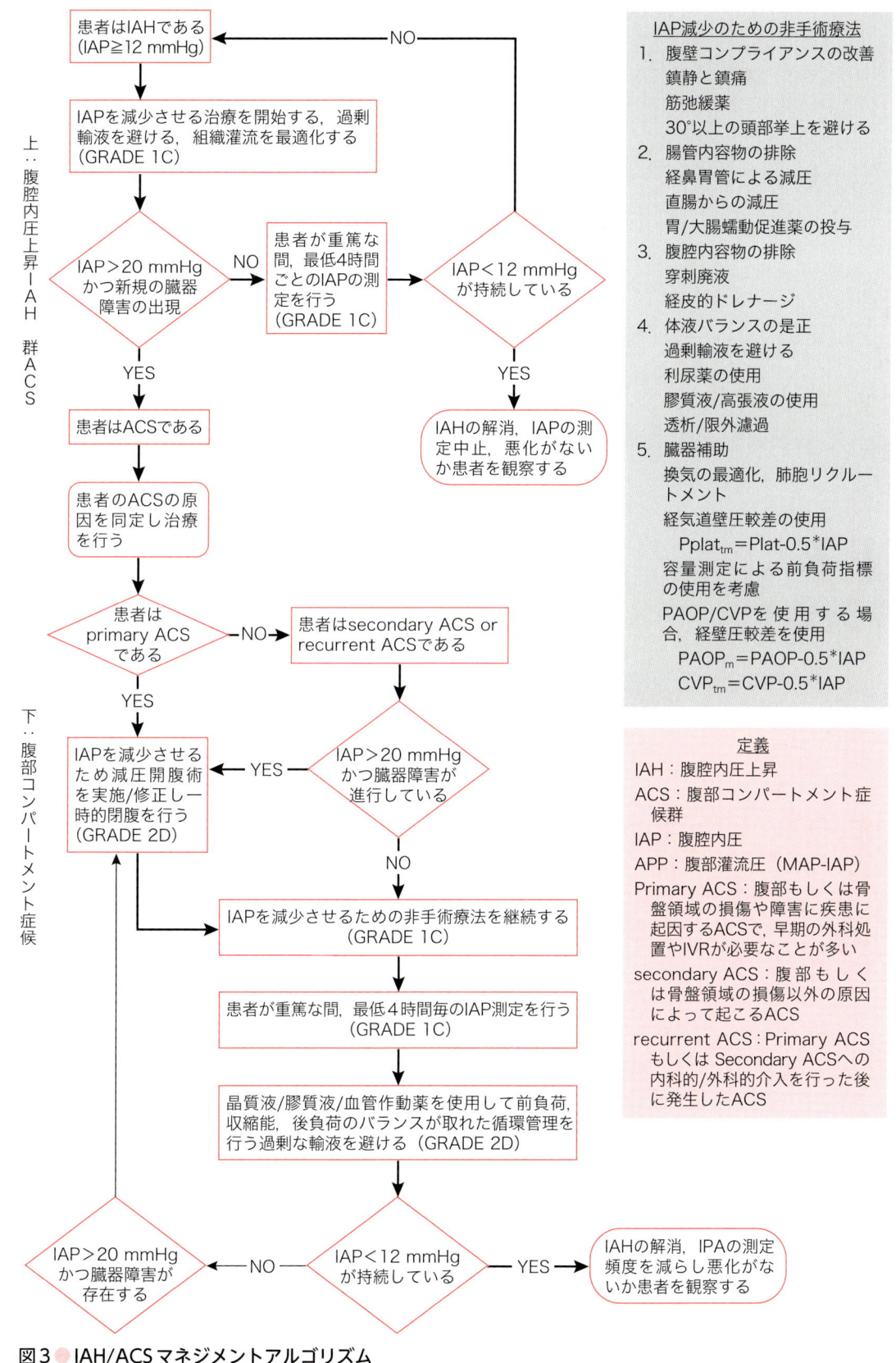

図3 ● IAH/ACSマネジメントアルゴリズム

（文献1より引用）

上：腹腔内圧上昇-IAH群ACS

- 患者はIAHである（IAP≧12 mmHg）
- IAPを減少させる治療を開始する，過剰輸液を避ける，組織灌流を最適化する（GRADE 1C）
- IAP＞20 mmHgかつ新規の臓器障害の出現
  - NO → 患者が重篤な間，最低4時間ごとのIAPの測定を行う（GRADE 1C） → IAP＜12 mmHgが持続している
    - YES → IAHの解消，IAPの測定中止，悪化がないか患者を観察する
    - NO → 患者はIAHである へ戻る
  - YES → 患者はACSである

下：腹部コンパートメント症候

- 患者のACSの原因を同定し治療を行う
- 患者はprimary ACSである
  - NO → 患者はsecondary ACS or recurrent ACSである → IAP＞20 mmHgかつ臓器障害が進行している
    - YES → IAPを減少させるため減圧開腹術を実施/修正し一時的閉腹を行う（GRADE 2D）
    - NO → IAPを減少させるための非手術療法を継続する（GRADE 1C）
  - YES → IAPを減少させるため減圧開腹術を実施/修正し一時的閉腹を行う（GRADE 2D）
- 患者が重篤な間，最低4時間毎のIAP測定を行う（GRADE 1C）
- 晶質液/膠質液/血管作動薬を使用して前負荷，収縮能，後負荷のバランスが取れた循環管理を行う過剰な輸液を避ける（GRADE 2D）
- IAP＜12 mmHgが持続している
  - YES → IAHの解消，IPAの測定頻度を減らし悪化がないか患者を観察する
  - NO → IAP＞20 mmHgかつ臓器障害が存在する

IAP減少のための非手術療法

1. 腹壁コンプライアンスの改善
   - 鎮静と鎮痛
   - 筋弛緩薬
   - 30°以上の頭部挙上を避ける
2. 腸管内容物の排除
   - 経鼻胃管による減圧
   - 直腸からの減圧
   - 胃/大腸蠕動促進薬の投与
3. 腹腔内容物の排除
   - 穿刺廃液
   - 経皮的ドレナージ
4. 体液バランスの是正
   - 過剰輸液を避ける
   - 利尿薬の使用
   - 膠質液/高張液の使用
   - 透析/限外濾過
5. 臓器補助
   - 換気の最適化，肺胞リクルートメント
   - 経気道壁圧較差の使用
     $Pplat_{tm} = Plat - 0.5 * IAP$
   - 容量測定による前負荷指標の使用を考慮
   - PAOP/CVPを使用する場合，経壁圧較差を使用
     $PAOP_m = PAOP - 0.5 * IAP$
     $CVP_{tm} = CVP - 0.5 * IAP$

定義

- IAH：腹腔内圧上昇
- ACS：腹部コンパートメント症候群
- IAP：腹腔内圧
- APP：腹部灌流圧（MAP-IAP）
- Primary ACS：腹部もしくは骨盤領域の損傷や障害に疾患に起因するACSで，早期の外科処置やIVRが必要なことが多い
- secondary ACS：腹部もしくは骨盤領域の損傷以外の原因によって起こるACS
- recurrent ACS：Primary ACSもしくはSecondary ACSへの内科的/外科的介入を行った後に発生したACS

- リストの内科的治療戦略の選択（と成功）は患者のIAH/ACSの原因と患者の臨床状態の両方に強く関連する．各々の患者に対して介入を行う前にそれが目の前の患者にとって適切か考慮すべきである．
- 患者のIAPが減少するまで段階的に治療介入を行う．
- ある治療を行った際にIAPの減少が得られない場合は，アルゴリズムに則り次のステップの治療を行う．

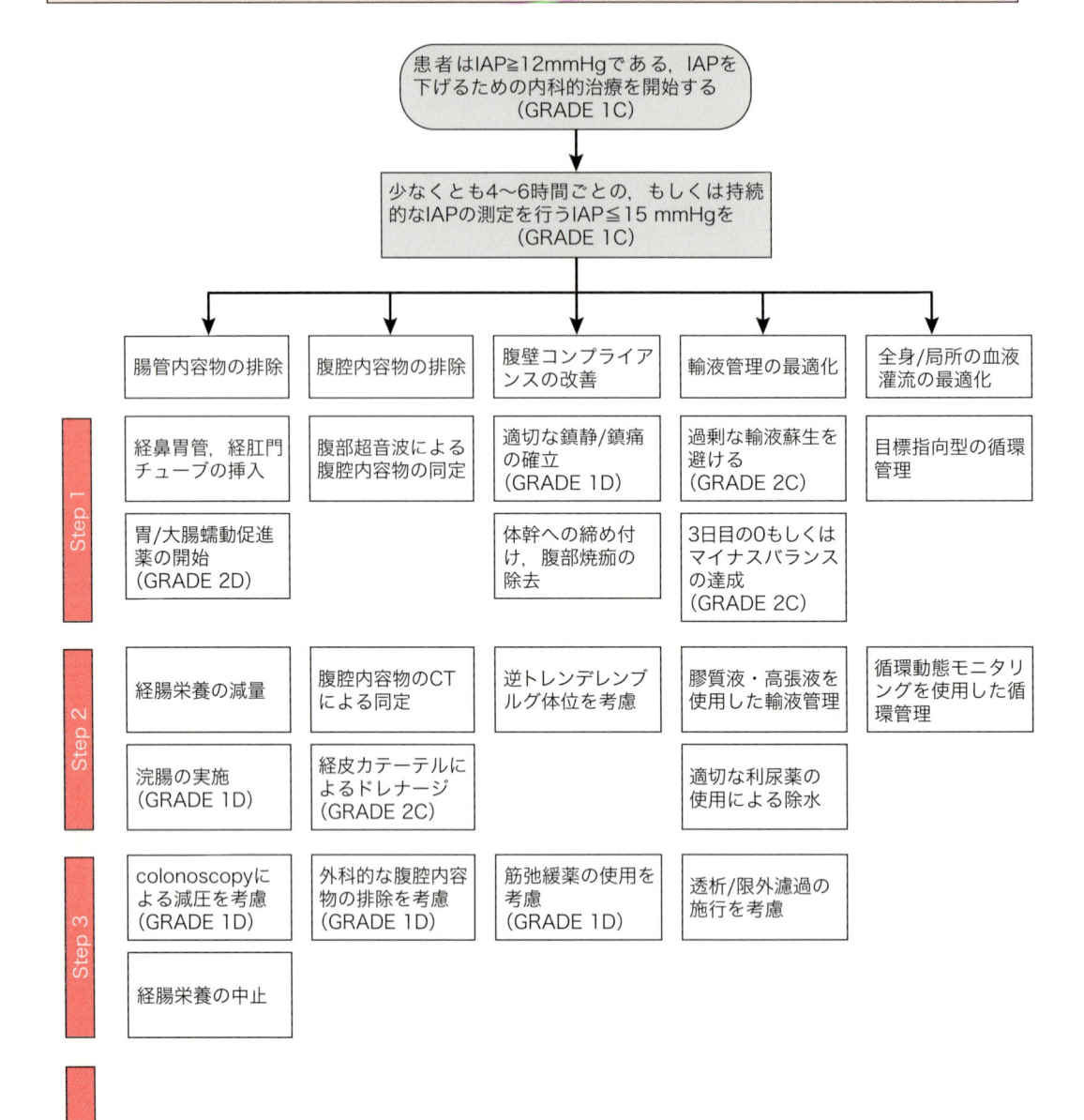

```
患者はIAP≧12mmHgである，IAPを
下げるための内科的治療を開始する
(GRADE 1C)
           │
           ▼
少なくとも4～6時間ごとの，もしくは持続
的なIAPの測定を行うIAP≦15 mmHgを
(GRADE 1C)
```

	腸管内容物の排除	腹腔内容物の排除	腹壁コンプライアンスの改善	輸液管理の最適化	全身/局所の血液灌流の最適化
Step 1	経鼻胃管，経肛門チューブの挿入 / 胃・大腸蠕動促進薬の開始 (GRADE 2D)	腹部超音波による腹腔内容物の同定	適切な鎮静/鎮痛の確立 (GRADE 1D) / 体幹への締め付け，腹部焼痂の除去	過剰な輸液蘇生を避ける (GRADE 2C) / 3日目の0もしくはマイナスバランスの達成 (GRADE 2C)	目標指向型の循環管理
Step 2	経腸栄養の減量 / 浣腸の実施 (GRADE 1D)	腹腔内容物のCTによる同定 / 経皮カテーテルによるドレナージ (GRADE 2C)	逆トレンデレンブルグ体位を考慮	膠質液・高張液を使用した輸液管理 / 適切な利尿薬の使用による除水	循環動態モニタリングを使用した循環管理
Step 3	colonoscopyによる減圧を考慮 (GRADE 1D) / 経腸栄養の中止	外科的な腹腔内容物の排除を考慮 (GRADE 1D)	筋弛緩薬の使用を考慮 (GRADE 1D)	透析/限外濾過の施行を考慮	
Step 4	IAP＞20 mmHgかつ新規の臓器障害の出現がある場合，内科的治療に抵抗性のIAH/ACSと判断減圧開腹術を積極的に考慮する (GRADE 1D)					

図4 ● IAH/ACSに対する内科的管理のアルゴリズム
（文献1より引用）

vacuum pack closureを行うことが多く，この方法はイソジンドレープで片面を覆ったガーゼで腸管内容物を覆い，留置したドレーンに陰圧をかけ全体をさらにイソジンドレープで覆い閉鎖空間をつくり出すものである．貯留した液体の排出を促進し，ある程度の感染予防効果を得られ，手術室で手に入るもののみで施行でき，専用のスポンジフォームなどを必要としない利点がある．48時間以上のTACを行った場合は，NPWTがvacuum pack closureよりも30日時点での筋膜閉鎖率が高く死亡率が低かったとの報告があるため，48時間以上のTACが必要と予測される症例ではNPWTのよい適応である[10]．開腹状態が長期になると腸瘻や腹腔内膿瘍の形成などさまざまな合併症を起こし得る．肉芽組織が増生し定型的閉腹が不可能となった場合は分層植皮術を施行し閉創する計画的腹壁ヘルニア術を施行する必要がある[11]．

5 まとめ

　重症腹部外傷におけるACSの発症は致死的であり，いかに早期に認識し介入によって状態を改善できるかがカギとなる．リスクを知り早期に先手を打ち，必要があれば開腹減圧術の適応となることを常に心に留めながら外傷患者管理に当たる必要がある．

文献

必読 1) Kirkpatrick AW, et al：Intra-abdominal hypertension and the abdominal compartment syndrome: updated consensus definitions and clinical practice guidelines from the World Society of the Abdominal Compartment Syndrome. Intensive Care Med, 39：1190-1206, 2013
　→ WSACSが出しているガイドライン．ACSのマネジメントの基本が学べる

2) 大谷俊介，他：Abdominal Compartment Syndromeの病態と集中治療．日本腹部救急医学会雑誌，33：823-827, 2013
　→ ACSの分類と成因がまとまっている

必読 3) Balogh ZJ, et al：Postinjury abdominal compartment syndrome: from recognition to prevention. Lancet, 384：1466-1475, 2014
　→ 外傷後ACSの基本とトレンド．ACSの腹部から他臓器への影響がよくわかるreview

4) Holodinsky JK, et al：Risk factors for intra-abdominal hypertension and abdominal compartment syndrome among adult intensive care unit patients: a systematic review and meta-analysis. Crit Care, 17：R249, 2013
　→ ACSのリスク要因を検討したメタアナリシス．実臨床に則した具体的な項目がわかる

5) Balogh Z, et al：Both primary and secondary abdominal compartment syndrome can be predicted early and are harbingers of multiple organ failure. J Trauma, 54：848-859; discussion 859-861, 2003
　→ 外傷におけるACSのリスク要因をprimaryとsecondaryに分けて検討した論文

6) Kirkpatrick AW, et al：Is clinical examination an accurate indicator of raised intra-abdominal pressure in critically injured patients? Can J Surg, 43：207-211, 2000
　→ 腹部触診と膀胱内圧の比較．IAH/ACSの診断において身体所見は感度も特異度も高くないというデータ

7) Malbrain ML, et al：Intra-abdominal hypertension: definitions, monitoring, interpretation and management. Best Pract Res Clin Anaesthesiol, 27：249-270, 2013
　→ 腹腔内圧の正しい測定方法と接続のしかたがよくわかる

8) De Waele JJ, et al：Decompressive laparotomy for abdominal compartment syndrome--a critical analysis. Crit Care, 10：R51, 2006 ★
　→ 減圧開腹によるパラメーター変動の比較．腹腔内圧はおおむね減少するが，臓器パラメーターは改善しないこともあり，ACSの死亡率は非常に高いことが理解される

9) Kaplan M, et al：Guidelines for the Management of the Open Abdomen. WOUNDS, Oct 17 (Suppl 1)：S1-S24, 2005
　→ open abdomen管理のまとめ．TACの図と比較表があり理解しやすい

10) Cheatham ML, et al：Prospective study examining clinical outcomes associated with a negative pressure wound therapy system and Barker's vacuum packing technique. World J Surg, 37：2018-2030, 2013 ★★
　→ NPWTとvacuum packing techniqueを比較したもの．30日死亡率もNPWTの方が低かった

11) Diaz JJ Jr, et al：Eastern Association for the Surgery of Trauma: a review of the management of the open abdomen--part 2 "Management of the open abdomen". J Trauma, 71：502-512, 2011
　→ 早期に閉腹できないときの管理アルゴリズムを紹介している

12) 「ICU実践ハンドブック」（清水敬樹／編），羊土社，2009

第2章 外傷の術後管理に必要な知識

3. 外傷後の感染症制御

岡本　耕，本田　仁

Point

- 外傷後であっても集中治療室で起きる感染症の診療の原則は変わらない．
- 集中治療室で生じる医療関連感染症を理解する．
- 特定の状況（多発外傷，骨折，脾摘，熱傷）で注意すべき感染症があることを理解する．

はじめに

　外傷後は感染症に非常に罹患しやすい状況にある．特に多発外傷の際には入院も長期化し，ヘルスケアへの曝露も多くなるため，必然的に感染症への罹患のリスクがあがることが予想される．しかしながら外傷後の感染症診療において特化したエビデンスは非常に少ないのが実情であり，外傷後の感染症診療では予防的な側面，さらに感染症を適切に診断し，治療に結びつけることが重要である．本稿では集中治療室で起きる医療関連感染症と，ある特定の状況（多発外傷，骨折，脾摘，熱傷）での感染症に関して解説する．

1 感染症制御の戦略

　集中治療室で生じる医療関連感染症の診断，治療，予防は，外傷患者に特定的な内容でなく，その他の集中治療を受けている患者と大きな差異がない（表1）．
　ただし，外傷，血腫の存在で発熱が持続的にみられることもあるため，頻度の高い医療関連感染症の存在をくり返し診断，除外していくことが集中治療室で求められる姿勢である[1, 2]．発熱しているという理由だけで広域抗菌薬が投与される状況は *C. difficile* 感染症や多剤耐性菌の発生などに関与している可能性があり，別のリスクを抱えることを意味する．そのため，毎日の診察と，適切な fever workup（血液培養複数セット，各種培養，胸

表1 ● 集中治療室で生じる主な医療関連感染症

感染症	診断	治療（初期治療処方例）	予防
カテーテル関連血流感染症	血液培養2セット（必須）と状況に応じてカテーテル先端培養	抗菌薬（バンコマイシン＋セフェピム）	必要のないカテーテルの速やかな抜去 挿入時の清潔操作の徹底 ハブからの薬剤投与の際の手袋の使用とハブの消毒 カテーテルのドレッシングケアの適正化
カテーテル関連尿路感染症	病歴，尿培養，血液培養，基本的にほかの医療関連感染症が除外されているときに診断されるような状況がある	抗菌薬（セフェピム）	必要のないカテーテルの速やかな抜去
人工呼吸器関連肺炎	病歴，喀痰培養，血液培養，胸部X線	抗菌薬（セフェピム±バンコマイシン）	できる限り早期の抜管を目指す
外科創感染症	病歴，創部の所見，状況に応じて創部培養	抗菌薬（バンコマイシン＋セフタジジム）	術前の抗菌薬の適切な投与 切開前の適切な皮膚消毒
C. difficile 感染症	C. difficile トキシン検査（EIA），便培養	経口メトロニダゾールまたはバンコマイシン	不必要な抗菌薬使用の回避

部X線）を行い，エンピリックに開始された治療が正しいのかなどの判断を経時的に行うことが求められる．

また，多発外傷の場合には表1以外に起き得る医療関連感染症が存在する．ドレーンの挿入部位，挿入先の感染症は注意したい．脳室ドレーン挿入後の髄膜炎，胸部ドレーン挿入部からの膿胸，腹部外傷であれば消化管損傷による腹膜炎，胸部外傷であれば縦隔炎などである．

抗菌薬による治療は，どうしても院内でみられる細菌（MRSA，緑膿菌，院内で主にみられる腸内細菌群など）が起炎菌となることも多いため，それらにフォーカスを合わせた抗菌薬がエンピリックに開始される．ただ，培養結果からより狭域の抗菌薬へ変更できる状況では，de-escalationを適切に行うべきである．

また，デバイスに関連した感染症が多くなることは外傷患者，集中治療患者における特徴である．そのためデバイス（中心静脈カテーテル，尿路カテーテルなど）が抜去できる状況であれば，すみやかに抜去しておくことは医療関連感染症の予防上重要な戦略である．

❷ 外傷部位に起きた感染症

外傷部位に起きる感染症および，外傷部位の感染症から由来する感染症のなかで特徴的な感染症を簡単に説明したい．

1）トキシックショック症候群

トキシックショック症候群は主にA群溶血連鎖球菌，黄色ブドウ球菌が産出する毒素によって生じる全身性の臨床徴候で，ショック，臓器不全を起こし得る．通常，前述の起炎菌によって先行する皮膚軟部組織感染症に続いて全身性の症候をきたす．全身の皮疹，ショック，意識障害，腎不全などさまざまな症候を起こす．

2）ガス壊疽

ガス壊疽は主に*Clostridium perfringens*によって生じる筋肉の感染症であり，重篤な全身症状を伴う．創部からの侵入により，壊死性の軟部組織感染症を起こす．急激に臨床状況が変化することもあるため，迅速な診断と早期のデブリードマンが必要になる．

3）骨髄炎

骨髄炎は骨折部に，特に解放骨折の際に生じる可能性が高い．また，外傷時には骨折の部位の固定のために，内固定，外固定がされることがあり，骨髄炎が実際の臨床でみられることがある．骨髄炎の存在は骨癒合を遅らせる原因となり，さらに長期の抗菌薬投与が必要な状況となるため，適切な診断，治療戦略が必要となる．

❸ 多発骨折，軟部組織挫傷の際の感染症予防

開放骨折の場合は，骨髄炎などの感染予防のため，可及的速やかに全身抗菌薬を投与する[3,4]．抗グラム陽性球菌活性を有する第1世代セファロスポリン〔セファゾリン（セファメジン®） 1回1g 8時間ごと点滴など〕が第一選択である．メチシリン耐性黄色ブドウ球菌が関与するリスクのある患者ではバンコマイシン点滴への変更を，重篤な皮膚損傷がある患者（ガスティロ分類Ⅲ型）ではグラム陰性桿菌を念頭に第3世代セファロスポリン〔セフトリアキソン（ロセフィン®） 1回1g 24時間ごと点滴など〕を考慮する．抗菌薬の投与期間は，ガスティロ分類Ⅰ型・Ⅱ型で創閉鎖から24時間，Ⅲ型で受傷後72時間，もしくは軟部組織の被覆から24時間が推奨されている．

骨折を伴わない穿通性皮膚軟部組織外傷における予防的抗菌薬の有用性は明らかでない．動物咬傷・ヒト咬傷に伴う外傷の場合，エビデンスに乏しいものの，黄色ブドウ球菌，連鎖球菌，嫌気性菌，パスツレラ菌等を念頭にアモキシシリン・クラブラン酸（1回500g 8時間ごと内服）もしくはアンピシリン・スルバクタム〔（ユナシン®-S） 1回1.5～3g 6時間ごと点滴〕を3～5日間経験的に投与することが多い．培養結果に応じて適宜抗菌薬を変更する．土，泥などによる汚染創では，破傷風菌の感染のリスクとなる．

外傷の術後管理のスタンダードはこれだ！ 189

表2 ● 破傷風トキソイドおよび抗破傷風ヒト免疫グロブリンの適応

創傷の程度	汚染されていない軽微な創傷		それ以外の創傷	
過去の破傷風トキソイド接種回数	破傷風トキソイドを含有するワクチン	抗破傷風ヒト免疫グロブリン	破傷風トキソイドを含有するワクチン	抗破傷風ヒト免疫グロブリン
回数不明もしくは3回未満	適応あり	適応なし	適応あり	適応あり
3回以上	最終接種が10年以上前の場合適応あり	適応なし	最終接種が5年以上前の場合適応あり	適応なし

破傷風ワクチン接種歴，創の状態に応じて，破傷風ワクチン接種，破傷風ヒト免疫グロブリンの接種を行う（表2）．

❹ 脾摘後患者の感染症

　脾摘患者では，主に肺炎球菌，インフルエンザ菌などの莢膜保有菌による脾摘後重症感染症とよばれる劇症感染症を起こすリスクが高いことが知られている．外傷を原因とする脾摘後患者ではその頻度は年約3％である[5]．急速進行性で，発症から数時間でショック，播種性血管内凝固に至ることも稀ではなく，死亡率は約50％に及ぶ．よって，退院後に発熱があった場合は，即時に医療機関を受診すること〔2時間以内に受診できないようならば処方されたアモキシシリン（アモリン®），レボフロキサシン（クラビット®）などを自己内服して受診する〕などを含め，退院前に十分に患者に指導することが重要である．また，感染予防のため脾摘後2週間以降に23価肺炎球菌ワクチン（ニューモバックス®），インフルエンザウイルスワクチン（毎年）の接種が推奨される．

一口メモ　他国での推奨ワクチン

　欧米のガイドラインでは，加えて13価肺炎球菌ワクチン，インフルエンザ菌b型ワクチン（Hibワクチン），4価髄膜炎菌ワクチンも推奨されている．本邦では，いずれも承認されているが，脾摘後患者での保険適用はない．

❺ 熱傷患者の感染症

　熱傷後の合併症のなかでも感染症は頻度が高く，尿路感染症，肺炎，蜂窩織炎をはじめとする院内感染症が大きな問題となる[6]．熱傷患者では熱傷自体によって全身性炎症反応症候群（SIRS）が惹起されるため，感染症との鑑別が容易ではない．臨床的に感染症が疑われた場合は，病院の抗菌薬耐性パターンおよび耐性菌の検出状況（特にMRSA，多剤耐

性グラム陰性桿菌, *C. albicans* とそれ以外のカンジダ属) を考慮して, 経験的治療を開始する. 全身抗菌薬の予防投与の有用性は示されておらず, 現時点では推奨されない[7, 8].

文献

1) Honda H, et al：Chapter 4 Infection Prevention and Surveillance in the Intensive Care Unit. 「Principles of Critical Care, Fourth Edition」(Hall J, et al eds) McGraw-Hill Medical, 2015
2) Ali J：Chapter 120 Torso trauma. 「Principles of Critical Care, Fourth Edition」(Hall J, et al eds) McGraw-Hill Medical, 2015
3) Lane JC, et al：Current concepts of prophylactic antibiotics in trauma: a review. Open Orthop J, 6：511-517, 2012
4) Medeiros I & Saconato H：Antibiotic prophylaxis for mammalian bites. Cochrane Database Syst Rev：CD001738, 2001
5) Kyaw MH, et al：Evaluation of severe infection and survival after splenectomy. Am J Med, 119：276.e1-276.e7, 2006
6) 2012 National Burn Repository：Report of data from 2002-2011
http://www.ameriburn.org/2012NBRAnnualReport.pdf（2015年11月アクセス）
7) Hoff WS, et al：East Practice Management Guidelines Work Group: update to practice management guidelines for prophylactic antibiotic use in open fractures. J Trauma, 70：751-754, 2011
8) Barajas-Nava LA, et al：Antibiotic prophylaxis for preventing burn wound infection. Cochrane Database Syst Rev, 6：CD008738, 2013

第2章 外傷の術後管理に必要な知識

4. 外傷後の発熱

早野大輔

Point
- 外傷における発熱は感染性と非感染性に分けて考える必要がある．
- 外傷における発熱は局所感染だけによらないことに注意する．
- 外傷における発熱は重大な合併症の存在を示唆することがある．
- 解熱は必ずしも患者の利益とならないことに留意する．

はじめに

　体温が正常以上に上昇することを発熱という．発熱は生理的な防御反応であり，侵襲が加われば体温上昇が起こり得る可能性がある．外傷に感染を合併することにより発熱を呈することもあるが，非感染性の外傷でも体温上昇をきたすことがあり，発熱＝感染という単純な図式は成り立たない．患者の状態を把握する際に，体温は重要な指標となり得る．発熱をきたしたときにその原因を検索することにより，新たな疾患を発見する契機となることも珍しくない．本稿では外傷における発熱の機序と熱源の検索方法ならびに，注意すべき疾患について述べていく．

1 外傷における発熱の機序

　視床下部にある体温調節中枢でセットポイントが高めに再設定されることにより発熱が生じる．体温調節中枢のフィードバック機能により，体温が上昇したときには神経系ならびに内分泌系を介して体温調節が行われる．皮膚血管の拡張や発汗，戦慄などにより熱の放散を増加させ体温一定に保とうとする．
　外傷患者の受傷早期に認められる発熱は代謝亢進によるものとされており，必ずしも感

染が関与しているわけではない．代謝亢進は外傷で生じた組織損傷の修復などの合目的な生体反応とされている[1]．感染を合併した外傷症例においては，外傷による生理的な発熱と感染による発熱が交わり複雑な様相を呈し，熱源の検索が困難となることがある．

❷ 発熱の検索

　外傷患者の熱源の検索は，現病歴を聴取し身体所見を詳細に観察することからはじめることは言うまでもない．**術後の患者においては72時間以内の発熱は内因性発熱物質が血管内に流入することにより生じる**と考えられ，生理的な反応であることが多い．**72時間を超えて発熱が持続する場合には術野を含め熱源の精査を行う必要がある．**

　重症外傷患者においては肺炎や血流感染症，カテーテル関連感染などが起こり得る．静脈血栓症や深部静脈血栓症による発熱にも注意しなくてはならない．尿検査における濃尿，尿潜血の存在や尿培養陽性は尿路感染症を示唆する．尿中に細菌がいても必ずしも感染が成立しているわけではないことに注意する．感染源が特定できないときには造影CT検査を行う．腸管穿孔や腹腔内膿瘍を検索できるだけでなく，後腹膜血腫，胆嚢炎，膵炎，腸腰筋膿瘍，化膿性脊椎炎なども発見し得る．ベッドサイドでのエコー検査も非常に有効であり，心臓においては感染性心内膜炎，腹部においては腹水の有無，肝胆道系の異常の発見の手助けとなる．下肢エコーでは非侵襲的に深部静脈血栓症がみつけられる．頭部外傷においては，髄膜炎も考慮する必要がある．

❸ 外傷に起因し発熱をきたす注意すべき疾患

1）非感染性疾患

　外傷において発熱をきたす非感染性疾患の一覧を表1に示す．

a）脂肪塞栓症候群

　脂肪塞栓は骨折症例，特に大腿骨骨折や骨盤骨折の合併症として知られている．骨折により血中に流出した脂肪滴が肺毛細血管を物理的に塞栓するだけでなく，血清リパーゼにより分解され臓器障害を生じると考えられている[2]．診断には鶴田の基準[3]（表2）が用いられている．

　受傷後や術後に不穏，昏睡を呈し，発熱，呼吸不全を呈する．前胸部や粘膜に点状出血をきたすこともある．検査所見としては血小板の減少や血中リパーゼの上昇，尿中脂肪滴などが確認される．画像所見では，胸部単純X線では，浸潤影（吹雪様陰影）を呈することがある．胸部CTでは浸潤影，結節陰影，スリガラス陰影などが生じる．脳MRIではT2

表1　外傷時に発熱の原因となる非感染性疾患

頭部外傷	肝硬変
副腎不全	心筋梗塞
深部静脈血栓症	消化管出血
術後の発熱（術後72時間以内）	膵炎
肺梗塞	静脈炎・血栓性静脈炎
輸血	誤嚥性肺炎
血腫	虚血性腸炎
薬剤熱	褥瘡
痛風・偽痛風	腫瘍熱
脂肪塞栓症候群	アルコール
急性呼吸促迫症候群（AROS）	薬物中毒

表2　脂肪塞栓症候群の鶴田の診断基準

大基準	臨床診断
・点状出血（網膜変化を含む） ・呼吸器症状および胸部X線病変 ・頭部外傷と関連しない脳・神経症状	・大基準2項目以上 ・大基準1，中小基準4以上
中基準	疑症
・低酸素血症（PaO_2 ＜ 70 mmHg） ・ヘモグロビン値低下（＜10 g/dL）	・大基準0，中基準1，小基準4
小基準	
・頻脈 ・発熱 ・尿中脂肪滴 ・血小板減少 ・赤沈の亢進 ・血清リパーゼ上昇 ・血中遊離脂肪滴	

（文献3を参考に作成）

強調像にて大脳，小脳，脳幹，視床，大脳基底核，内包，脳梁に多発する高信号を呈する[4]．

特に有効な治療法はなく，呼吸管理を中心とした対症的な治療を行う．

b）頭部外傷

外傷性脳損傷においては38.5℃以上の発熱が，受傷後2～3日以内に生じることが多

い，原因としては視床下部の損傷によりセットポイントが上昇し発熱をきたすと考えられている[5]．症状としては持続する高熱を呈し，解熱薬に反応が乏しい特徴をもっている．中枢性の高熱の診断は除外診断となっているため，他の熱源を否定することが大切である．体温の上昇は脳に対して二次的な損傷をもたらすため冷却や解熱薬により平体温に維持することが重要である．

2) 感染性疾患

a) 創部感染

一般的な外傷の創感染は4.5～6.3%程度とされているが，すべての創部は感染のリスクを孕んでいる[6]．糖尿病患者，慢性腎不全患者，ステロイド投与中，免疫抑制患者，栄養失調などのリスクをもつ患者においては特に創感染の発生に注意する．筋肉や腱，骨に達する創部や開放創，挫滅創，汚染・異物残留のある創部では感染の危険性がある．予防的抗菌薬に関しては明確な基準は確立されていない．創感染に対しては十分なデブリードマンと創洗浄が必要となる．抗菌薬は頻度の高い黄色ブドウ球菌を起炎菌と考え，第一世代セフェム系を投与する．汚染が強い場合にはグラム陰性菌も考慮し抗菌薬を選択しなくてはならない．

b) 外傷による腹膜炎

腹部外傷においては治療優先順位を決定することが重要である[7]．まずはショックを伴う腹腔内出血の止血が最も優先され，次にショックを伴わない持続する出血の止血が行われる．腹膜炎の治療は最後となる．

腹膜炎の所見としては，発熱，腹痛，嘔吐，筋性防御，ブルンベルグ徴候などが有名であるが，頭部外傷合併例や意識障害をきたしている状態では正確な腹部所見が得られないことがある．熱源を精査することによって腹膜炎を発見することもしばしば経験する．腹部単純X線で消化管穿孔がある場合には横隔膜下のfree airが観察され，腹部CTでは腹水，脂肪濃度の上昇，膿瘍などが描出される．管腔臓器の後腹膜への穿孔や膵損傷では，腹膜刺激症状が初期には出現しにくい．腹膜炎の見逃しによる「防ぎ得た死」を回避しなくてはならない．

c) 壊死性筋膜炎

壊死性筋膜炎は浅層筋膜の急性細菌感染による炎症である．軽微な外傷であってもそれを契機として発症することがある．四肢の限局した発赤腫張からはじまり，紫斑や水疱などが生じる．皮下には壊死が進行し，急激に壊死範囲が拡大する．症状としては高熱，筋肉痛，ショック症状を呈し敗血症からDICに進展する．起炎菌としてはA群・G群溶血性連鎖球菌，*Staphylococcus*属，*Aeromonas*属などが起炎菌となるが，*Vibrio vulnificus*や嫌気性菌が原因となることもある[8]．診断としてFisherらの基準（表3）[9]を示す．時として蜂窩織炎などの軟部組織感染症との鑑別が困難となることがある．壊死性筋膜炎と

表3 ● Fisher らの診断基準

以下の6項目を満たす病態としている

① 広範な浅筋膜と周囲組織の壊死
② 精神症状を伴う，中等度ないし高度の全身性中毒症状
③ 筋層が侵されない
④ 創および血液中に clostridia が証明されない
⑤ 大血管の閉塞がない
⑥ 病理組織検査で，高度の白血球浸潤，筋膜と周囲組織の壊死，微小血管の血栓

（文献9を参考に作成）

表4 ● LRINEC score

CRP（mg/L）	<15	0点
	≧15	4点
WBC（/μL）	<15,000	0点
	15,000〜25,000	1点
	>25,000	2点
Hb（g/dL）	>13.5	0点
	11〜13.5	1点
	<11	2点
Na（mEq/L）	≧135	0点
	<135	2点
Cr（mg/dL）	≦1.6	0点
	>1.6	2点
血糖（mg/dL）	≦180	0点
	>180	1点

点数	確率	リスク
≦5	<50％	低リスク
6〜7	50〜75％	中リスク
≧8	>75％	高リスク

Fisher らの診断基準は壊死性筋膜炎の診断を目的としているのに対して，LRINEC score は壊死性筋膜炎と重症軟部組織感染症を鑑別することを目的としている（文献10を参考に作成）

重症軟部組織感染症を鑑別するためには LRINEC score（表4）が診断の助けとなる[10]．治療は壊死組織の除去が最も重要であり，デブリードマンや患肢切断を早期に行う．適切な抗菌薬の投与や免疫グロブリンの投与が行われる．

3）発熱と対応

外傷患者の発熱に対して，どのようにコントロールすべきか論じた報告はない．ICUに入室した外傷患者においては，解熱した患者で死亡率が増加する報告[11]がなされている．発熱は患者の体力を消耗させるだけでなく，心筋酸素需要の増大や中枢神経系の障害などを生じるため，これらの改善を期待して冷却や解熱剤の投与を行う．解熱は必ずしも外傷発熱患者の利益とはならないため，疾患，症状，適応などを十分考慮のうえ行うべきである．

◆ 文献

1) 水島靖明, 他：外傷患者における発熱の意義. 日本救急医学会雑誌, 17：147-149, 2006
2) 林　茂, 他：脂肪塞栓症候群. 整形外科と災害外科, 26：321-324, 1977
必読 3) 鶴田登代志：脂肪塞栓症候群. 別冊整形外科, 1：44-51, 1982
4) 鈴木　真, 他：脂肪塞栓症候群の頭部CT・MR imaging所見. 日本医学放射線学会雑誌, 56：390-398, 1996
5) Agrawal A, et al：Neurogenic fever. Singapore Med J, 48：492-494, 2007
6) 大野聡一郎, 佐々木淳一：外傷：破傷風および開放性外傷に対する抗菌治療. 救急医学, 38：213-217, 2014
必読 7) 「外傷専門診療ガイドラインJETEC」(日本外傷学会／監, 日本外傷学会外傷専門診療ガイドライン編集委員会／編), へるす出版, 2014
8) 日本救急医学会 用語集. http://www.jaam.jp/html/dictionary/dictionary/ (2015年11月アクセス)
必読 9) Fisher JR, et al：Necrotizing fasciitis. Importance of roentgenographic studies for soft-tissue gas. JAMA, 241：803-806, 1979
必読 10) Wong CH, et al：The LRINEC (Laboratory Risk Indicator for Necrotizing Fasciitis) score: a tool for distinguishing necrotizing fasciitis from other soft tissue infections. Crit Care Med, 32：1535-1541, 2004
11) Schulman CI, et al：The effect of antipyretic therapy upon outcomes in critically ill patients: a randomized, prospective study. Surg Infect (Larchmt), 6：369-375, 2005

第2章 外傷の術後管理に必要な知識

5. 外傷後のリハビリテーション

久保範明，藤見 聡，奥野友和

Point

- 重症外傷後のリハビリテーション（以下リハ）の目標は，生理学的機能の回復と解剖学的機能の回復をめざすことである．
- 集中治療室搬入後速やかに，両者のリハ計画の立案が必要である．
- 療法士が介入することがリハであるという認識は誤りである．
- 生理学的機能の回復のためのリハは，リハ専門職以外の救急医，看護師の介入が不可欠であり，そのための体制づくりが重要である．
- 解剖学的機能の回復のためのリハは，重症度が上がり，損傷臓器が広範になるほど，多数の専門職の連携と，病態に応じた専門的アプローチが必要になる．

はじめに

　本稿では，主に人工呼吸管理を要するような重症外傷症例が初期治療や手術を終え，集中治療室へ入室した後のリハビリテーション（以下リハ）について，筆者らの施設での経験を元に，誰が，いつから，どのようにして対応してゆくべきか解説する．

1 定義・用語の解説

　重症外傷症例が救命救急センターへ搬送されると，気道確保のための気管挿管，呼吸状態や循環動態の安定化のための人工呼吸管理や大量輸液，輸血が行われ，ほぼ並行して止血のために必要な手術や処置がなされる．出血が制御された後に各外傷に対する治療が開始される．管理中，安静を保ち，苦痛を軽減するために鎮静薬や鎮痛薬が使用される．患者自身が自力で生命を維持することが困難な状態に陥っているこの状態から「本来あるべ

き状態へ回復すること」がリハと考えると，人工呼吸器のウィーニング，輸液の減量・中止，経管栄養の導入，鎮静薬，鎮痛薬の減量・中止，安静度の解除といったことはすべてリハということになる．このような生理学的機能の回復のためのリハと，各外傷により損傷された臓器・器官の解剖学的機能回復のためのリハを適切に行う必要がある．後者には単なる解剖学的整復に加えて，損傷した神経機能を回復するためのリハも含まれる．

❷ 対応方法・臨床での実際

1）生理学的機能の回復のためのリハ

　筆者らの施設では，重症外傷症例が初期診療を終え，集中治療室に入室した時点から，人工呼吸器関連肺炎等の二次的合併症の予防や早期離床を念頭に置いた集中治療を行っている．救急医が毎朝カンファレンスで，人工呼吸器のウィーニング，輸液の減量・中止，経管栄養の導入や安静度の解除について検討し，それをもとに専属理学療法士や担当看護師が，その日のリハ目標を計画し実行している（図1）．

　集中治療室内で患者に最も身近で長時間観察しているのは看護師であることを重要視して，看護師がリハに積極的に介入できるよう鎮静・鎮痛プロトコルを導入している．これは担当看護師が鎮静・鎮痛スケールで鎮静・鎮痛レベルを定時的に評価し，その評価に応じて看護師が鎮静薬・鎮痛薬の流量調整を行うというものである．導入当初懸念された，自己抜管や点滴類の自己抜去といった有害事象の発生は増加せず，このプロトコルは有効に機能している．さらに24時間の床上ポジショニングをマニュアル化して，看護師が積極的に頭部挙上，側臥位，適切なポジショニングの模索を積極的に行い，二次的合併症の予防，早期離床に努めている．

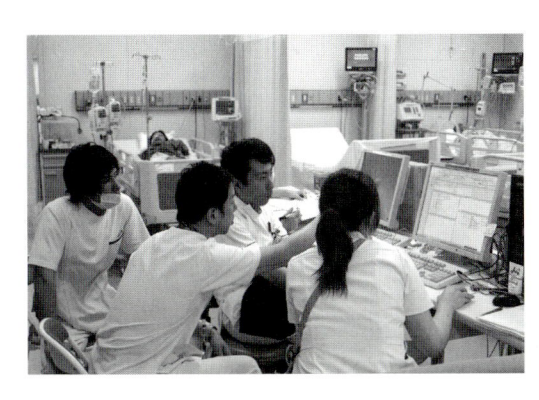

図1 ● リハ目標計画の様子
専属理学療法士と担当看護師が，安静度をもとにその日のリハ目標を計画している

2）解剖学的機能回復のためのリハ

　　救急医がリハ依頼を出すと，速やかにリハ専門医がリハ計画を立案する．それをもとに理学療法士，作業療法士，言語聴覚士など多数の専門職が協業して解剖学的機能回復のためのリハを開始している．リハ開始時期は2006年までは平均19病日からであったが，2名の理学療法士が専任で配属されるようになった2008年からは平均3病日からと大幅に短縮した．

　　重症外傷症例は重症度が上がり，損傷臓器が広範になるほど，病態の変化も複雑になるため，救急医，リハ専門医，専属理学療法士，看護師，ソーシャルワーカーが定時的に回診を行い，病態に応じて計画の調整・情報共有を行っている．この情報共有をもとに，以下のように，症例ごとに重点課題を置いて機能回復に努めている．

a）重症頭部外傷に対するリハ

　　意識障害が遷延する症例の神経学的機能予後は不良であるため，集中治療室内では覚醒を促すことに主眼を置いている．厳重な脳圧管理を行っている間は柔軟性の確保に努め，脳圧管理の解除に伴い頭部挙上を進め，坐位耐性の確保へつなげる．さらには，手掌や足底を中心に接触刺激を加え，五感に刺激を加え覚醒を促す．覚醒したら，離床を促し，立位訓練を開始する（図2）．さらに作業療法士を中心に日常生活動作訓練を行い，言語聴覚士が早期から介入して摂食・嚥下機能の評価，経口摂取開始時期の判断と食事形態や嚥下方法・手技の指導を行い，チーム医療を展開している．

b）重度脊髄損傷に対するリハ

　　現在の医療では，損傷した神経機能の回復は期待できないため，集中治療室での目標は坐位耐性の確保，人工呼吸器からの離脱となり，速やかな回復期リハへの移行をめざして

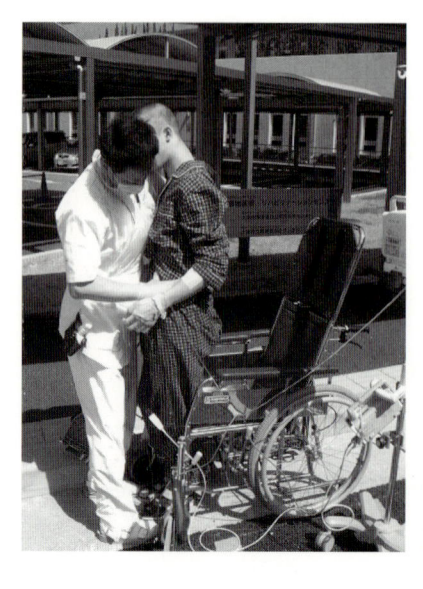

図2 ●重症頭部外傷に対するリハ
重症頭部外傷術後症例に対して，積極的に離床を進めている

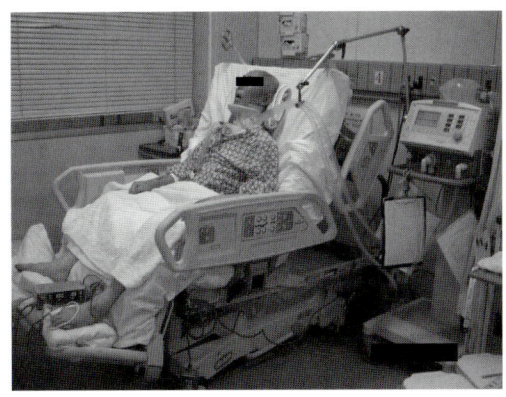

図3● 重症脊髄損傷に対するリハ
重症脊髄損傷症例に対して，人工呼吸管理中から高機能ベッド上でシーティングポジションをとり，坐位耐性の確保に努めている

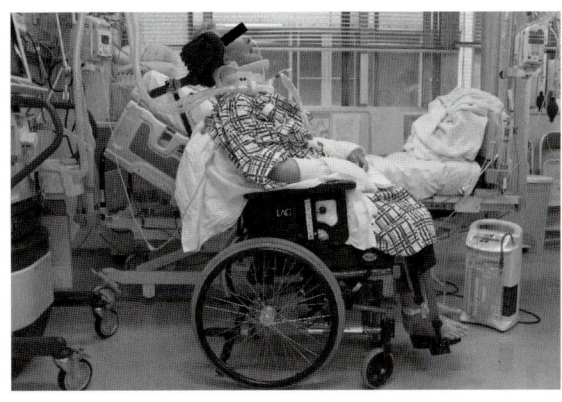

図4● 多発外傷に対するリハ
多発外傷症例（頸椎骨折，胸部外傷，上肢骨折）に対して，頭頸部保持ができる坐位変換型車椅子を利用して，人工呼吸管理中から早期離床を進めている．足底をフットレストに良肢位で接地させ，尖足予防にも留意している

いる（図3）．神経原性ショックを併発することも多く，坐位の確保が困難である．これらの症例に対して，血圧モニター下に高機能ベッドを有効活用して坐位耐性を促し，呼吸器の離脱を同時に進めている．

c）その他の重症外傷に対するリハ

病態に応じて救急医がすみやかに安静度を解除し，車椅子や補助具を利用し，最大限の日常生活動作の獲得に努めている．集中治療室内から病態に精通した専属理学療法士による床上リハを開始し，頭部挙上，坐位耐性訓練を行い，早期離床を促している（図4）．

3 注意事項・ピットフォール

筆者らの施設の専属療法士が1人の患者の訓練に費やせる時間は，管轄する病床数をもとに単純計算すると，1日1単位，すなわち20分足らずである．病態が重症になるほど，この時間では不十分であることは明白で，療法士が介入することがリハであるという認識は誤りである．療法士が介入しているから，リハは進んでいると考えるのでなく，患者にかかわるすべての医療従事者が機能回復に向けてできることを模索して実行することが重要である．

4 文献的考察

2000年以降，人工呼吸管理中の重症患者に対して，早期から日中鎮静薬を中断し理学

療法，作業療法を行うことが，人工呼吸期間の短縮や早期離床につながり，退院時の自立度も有意に向上したという報告が散見されるようになった[1-3]．これらの報告以降，集中治療中であっても，可能な限り日中は覚醒を促しながら，積極的にリハを行う施設が増えている．しかし，これらの報告はすべて，急性呼吸器疾患や敗血症といった内科的疾患の重症症例を対象としたものであり，重症外傷症例を対象とした早期リハの介入についての効果については，エビデンスは十分とは言えないのが現状である[4]．

一口メモ　用語説明

外傷後のリハにおいて状態評価や機能評価に用いられる指標や検査には，以下のように略語化されて利用されているものが多い．

①鎮静・鎮痛プロトコルに用いられる指標

- Richmond Agitation-Sedation Scale（RASS）：鎮静の深さを－5～＋4で評価．
- Behavioral Pain Scale（BPS）：人工呼吸管理中の表情，上肢の動作，呼吸器との同調性を元に疼痛の程度を評価3～12で表現．

②頭部外傷のリハに用いられる指標

- Mini-mental state examination（MMSE）：覚醒直後に使用可能な簡易知能検査30点満点
- Disability rating scale（DRS）：頭部外傷後の機能障害尺度29点が機能障害最大，0点は機能障害がないことを意味する
- Glasgow outcome scale（GOS）：頭部外傷後の機能回復の指標1（死亡）～5（完全回復）
- Wechsler adult intelligence scale-Ⅲ（WAIS-Ⅲ）：高次脳機能障害の評価として用いられることが多い．成人用の知能検査
- Wechsler memory scale-R（WMS-R）：高次脳機能障害のうちの主に記憶障害について評価する心理テスト
- Videofluoroscopic examination of swallowing（VF）：造影剤を添加した検査食を摂食・嚥下する一連の透視画像をもとに評価
- Videoendoscopic examination of swallowing（VE）：検査食を嚥下する状態を内視鏡で直接観察し嚥下機能を評価

③脊髄損傷のリハに用いられる指標

- American Spinal Injury Association（ASIA）scale：麻痺のレベル，程度を評価するための神経学的評価指標．運動100点，痛覚112点，触覚112点が満点
- Functional Independence Measure（FIM）：日常生活動作の機能自立度を示す評価尺度．18項目を1～7点で評価する．合計126点が満点．

🔷 文献

1) Kress JP, et al：Daily interruption of sedative infusion in critically ill patiens undergoing mechanical ventilation. N Engl J Med, 342：1471-1477, 2000 ★★★
   → 集中治療中は常時安静を保ち管理するといった考えを覆す画期的な報告

2) Morris PE, et al：Early intensive care unit mobility therapy in the treatment of acute respiratory failure. Crit Care Med, 36：2238-2243, 2008 ★★★
   → 段階的なプロトコルを用いた理学療法を人工呼吸管理中から開始することの有用性を立証したLRCT

3) Schweickert WD, et al：Early physical and occupational therapy in mechanically ventilated, critically ill patiens：a randomized controlled trial. Lancet, 373：1874-1882, 2009 ★★★
   → 人工呼吸管理中の重症患者に日中鎮静薬を中断し理学療法，作業療法を行うことの有用性を立証した

4) Engels PT, et al：Physical rehabilitation of the critically ill trauma patient in the ICU. Crit Care Med, 41：1790-1801, 2013
   → 重症外傷症例に対する集中治療室内での理学療法の有用性についてのエビデンスは十分ではないとするシステマティックレビュー

第2章 外傷の術後管理に必要な知識

6. 外傷後の栄養管理

鷲澤尚宏

> **Point**
> - 腸管機能の評価が重要である．
> - 48時間以内の経腸栄養が予後に影響する．
> - 静脈栄養の併用については議論がある．
> - 血糖値の管理が重要である．

1 外傷

1）原因

切創のように鋭的なものから，鈍的に打たれたものまで多岐にわたり，原因も日常生活での受傷から交通事故，労働災害や天災，紛争に至るまでさまざまである．

2）症状

鋭的外傷は体表面の傷が大きいほど重症であることが多いが，強い力が加わった場合の鈍的外傷では全身への影響が大きいことがあり，内臓障害に及ぶことがある．

3）診断

損傷臓器の判断や出血量の判断などはX線CTや超音波断層診断など画像診断の進歩で正確になり，判断を遅らせないための試験的手術が減った．外傷による障害に加えて，従来は治療法の侵襲が大きいために重症病態に陥ったような外傷であっても，カテーテルを用いたinterventional radiology（IVR）など治療法などの進歩により，治療による侵襲の軽減化が進み，臓器障害の状況が変わってきた．

4）治療

　　手術的治療においては，身体が外傷によるストレスを大きく受けている時期に，臓器切除などの根本治療をめざすのではなく，まず，ガーゼパッキングなどのダメージコントロールを行い，全身状態の安定化を待ってから根本的な手術を行う治療法が普及している．急性期には生命を維持することが優先であり，栄養管理を開始することは困難である．そこで，搬送された救急病院では，いかに早い段階で栄養管理が開始できるかを模索することになる．

5）栄養に関する病態生理

　　代謝の変動と内因性のエネルギー動員の時相的変化が起きており，体外から栄養素を投与する際はタイミングや量などについて慎重な対応が要求される．軽症例における特殊栄養療法は不要であり，消化器の損傷がなければ通常の経口摂取が可能なため，栄養障害との関係が軽んじられる傾向がある．受傷後24〜48時間の安静時エネルギー消費量は低下するがその後は上昇し，数日から数週間持続する．アドレナリン，ACTH（副腎皮質刺激ホルモン），グルココルチコイド，成長ホルモン，グルカゴンなどの分泌は亢進し，異化が亢進することで血中ブドウ糖濃度の上昇，血中アミノ酸濃度の上昇，血中脂肪酸濃度の上昇で示され，耐糖能異常が現れる．ミトコンドリア内の電子伝達系での酵素が不足し，TCAサイクルが停滞するために解糖系で産生されたピルビン酸が乳酸に転換されることで，高乳酸血症となる．血中アミノ酸濃度上昇によって尿中窒素排泄量が増加する．体蛋白が崩壊し，lean body massが減少する．全身性炎症反応症候群（SIRS：systemic inflammatory response syndrome）が遷延すると臓器障害や合併症の発生率が上昇する．重症の外傷では，組織損傷に伴い免疫細胞や血管内皮細胞などから放出される炎症性サイトカインなどの伝達物質が複合的に作用して，炎症反応が起きることで二次的に病状が進行する．この化学伝達物質によって代謝亢進状態，異化の亢進が進むが，このとき，何らかの理由で投与不足が生じると栄養障害が急速に進行する．栄養管理では，この代謝異常から逃れることは不可能で，蛋白異化の速度を遅くすることしかできない．

6）栄養アセスメント

　　重症病態時には，浮腫や脱水などによって栄養アセスメントが妨げられることが多く，体重の変化などは正確にわからない．アルブミン，rapid turnover protein（プレアルブミン，トランスサイレチン，トランスフェリン，レチノール結合蛋白），ChEなどを総合的に評価する．そして，炎症の状況は内因性エネルギー動員の状況などを推測するのに役立つため，CRP，IL-6が有用で，合併症予防の観点からは，免疫指標としての末梢血リン

パ球数の評価は大切である．重症外傷では腸管合併症のリスクが高いため，この評価が重要である[1, 2]．

7) 栄養食事管理と管理目標

急性期に内因性のエネルギー動員が起きている時期は体外からの栄養素の投与は有効利用されないことが多い，したがって血糖値測定や，血中CRPの推移などから投与量の増量時期を推定し，栄養管理の段階を決定する．早期には循環動態を把握し，まずは絶食として，静脈栄養を選択する．1〜2時間で病状を判断し，腸管が使用できると判定されたら経口，経腸投与による補給を開始する[3]．カテーテルを留置する入口としては，外鼻孔が代表的で，カテーテルの先端は胃とする．

胃の排出能が低下している場合は，カテーテルの先端を小腸に留置する．経鼻ロングチューブの場合，先端を小腸に送り込む方法はスタイレットや磁力誘導などさまざまであるが，抗菌薬であるエリスロマイシン（エリスロシン®）を静脈注射して蠕動誘発する方法が有効である[4]．十分な投与量を確保するため，補助的静脈栄養を48時間以内に開始することを推奨する欧州臨床栄養学会（ESPEN）と[5]，7日以降に開始する方が感染性合併症を減らせることから早期静脈栄養を否定する米国静脈経腸栄養学会（ASPEN）に意見がわかれているが[6]，経腸栄養は可能な限り早期に開始することが推奨されている．胃がない場合や腹水がある場合等には経食道瘻的胃管留置（経皮経食道的胃管挿入術等）によって造設し，数週間以上の経管栄養が予想される症例や，鎮静を行いながらの人工呼吸器管理を行っている患者では，経皮内視鏡的胃瘻造設術（percutaneous endoscopic gastrostomy：PEG）等によるルートの造設が有効である．経腸栄養と静脈栄養を比較すると合併症の発症率などの点で経腸栄養が有効であるという報告があるが[7]，腸管が使用できないとき，比較的多くのエネルギーを投与するときには完全静脈栄養法（total parenteral nutrition：TPN）を選択する．

8) 栄養素処方

a) 熱量

呼気ガス分析による間接熱量測定法で消費熱量を予測することができるが，簡易式を用いて推定投与量を決定する場合が多い．インスリンによって血糖値を80〜110 mg/dLに調整する強化インスリン療法はICU死亡率を低下させるという報告もされたが[8, 9]，その後の多施設共同研究で否定された[10]．SCCM/ASPENの栄養治療ガイドラインでは血糖値を110〜150 mg/dLで管理することを推奨している[6]．

b) タンパク質

感染症などで異化亢進状態にあるときには，アミノ酸の補給が重要であり，1.5〜2.0

g/kg/日を目安にして，分岐鎖アミノ酸（branched chain amino acid：BCAA）が強化された製剤を選択する．アルギニンやオルニチンなど外傷による創傷治癒を促進する補助食品については明確なエビデンスがない．

c）脂質

脂肪乳剤の静脈注射を行うが，投与量は1.0〜1.5 g/kg/日を超えないようにする．ω-6系の不飽和脂肪酸は感染防御能を抑制する可能性があり，急性期の投与には注意が必要である．

d）ビタミン

救急患者においては，来院時からチアミン（ビタミンB_1）欠乏状態であることがあるため，チアミンの投与は必要である．ブドウ糖代謝に見合うだけのチアミンが投与されていないときには乳酸アシドーシスに陥り，大変危険である．その他の水溶性ビタミンも治療初期から投与すべきである．

e）微量金属

来院までの食生活などに関する情報を聴取して，亜鉛や銅の欠乏には注意しなければならない．

f）食物繊維

bacterial translocationは敗血症や臓器障害の原因として注目され，重症化に関与していると考えられるため，腸管機能が回復していればプロバイオティクス，プレバイオティクスの投与が推奨される．

9）モニタリング

腸管機能の評価を含めた全身状態のモニターを行って，リアルタイムに治療戦略と栄養法の検討をNSTと連携して進める．急性期を過ぎれば，臓器障害の評価を行いながら，一般食に向けて計画を進めていく．

◆ 文献

1）「静脈経腸栄養ガイドライン 第3版」（日本静脈経腸栄養学会／編），照林社，2013
2）Montejo JC：Enteral nutrition-related gastrointestinal complications in critically ill patients: a multicenter study. The Nutritional and Metabolic Working Group of the Spanish Society of Intensive Care Medicine and Coronary Units. Crit Care Med, 27：1447-1453, 1999 ★★★

3) Heidegger CP, et al：Is it now time to promote mixed enteral and parenteral nutrition for the critically ill patient? Intensive Care Med, 33：963-969, 2007

4) Griffith DP, et al：Intravenous erythromycin facilitates bedside placement of postpyloric feeding tubes in critically ill adults: a double-blind, randomized, placebo-controlled study. Crit Care Med, 31：39-44, 2003 ★★

5) Singer P, et al：ESPEN Guidelines on Parenteral Nutrition: intensive care. Clin Nutr, 28：387-400, 2009 ★★★

6) McClave SA, et al：Guidelines for the Provision and Assessment of Nutrition Support Therapy in the Adult Critically Ill Patient: Society of Critical Care Medicine (SCCM) and American Society for Parenteral and Enteral Nutrition (A.S.P.E.N.). JPEN J Parenter Enteral Nutr, 33：277-316, 2009 ★★★

7) Moore FA, et al：Early enteral feeding, compared with parenteral, reduces postoperative septic complications. The results of a meta-analysis. Ann Surg, 216：172-183, 1992

8) van den Berghe G, et al：Intensive insulin therapy in critically ill patients. N Engl J Med, 345：1359-1367, 2001 ★★★

9) Van den Berghe G, et al：Intensive insulin therapy in the medical ICU. N Engl J Med, 354：449-461, 2006 ★★★

10) Finfer S, et al：Intensive versus conventional glucose control in critically ill patients. N Engl J Med, 360：1283-1297, 2009 ★★★

第2章 外傷の術後管理に必要な知識

7. 創傷管理（SSI，陰圧閉鎖療法）

臼井章浩

Point

- 外傷での創傷，手術での創傷をすべて観察・評価する．
- 早期発見，早期治療が患者のwell-beingにつながる．
- 洗浄やデブリードマンが重要．被覆材やNPWTは補助として有効．
- 外科医やメディカルスタッフと良好なコミュニケーションを．

はじめに

　予定手術での創傷管理については，感染予防策も広く定着し，サーベイランスも一般的になっている[1]．しかし外傷患者ではどうだろうか．組織の挫滅や欠損，体表や体腔内での汚染，あるいはdamage control surgery（DCS）症例でのopen abdominal management（OAM）など，通常定期手術での対策では不十分となる例も多い．本稿では外傷患者での創傷管理について述べていく．

1 定義・用語の解説

　新鮮で清潔な創は，縫合や被覆を行って治癒せしめる．これを**一次治癒創（縫合創）**とよぶ．組織欠損や高度に汚染した創では，開放したまま組織の増殖により治癒を図る．これを**二次治癒創**という．また開放創の処置を継続し，5～7日で感染のないことを確認したうえで縫合を行うものを**遅延一次治癒創**とよぶ．
　手術に関連した部位に感染を合併した場合，**手術部位感染（surgical site infection：SSI）**とよばれ，部位によって分類されている（図1）．皮膚・皮下組織を表層切開創SSI，筋肉・筋膜を深部切開創SSI，それよりも深いものを臓器/体腔SSIとよぶ．腹部

外傷の術後管理のスタンダードはこれだ！　209

図1 ● SSIの分類
（文献1を参考に作成）

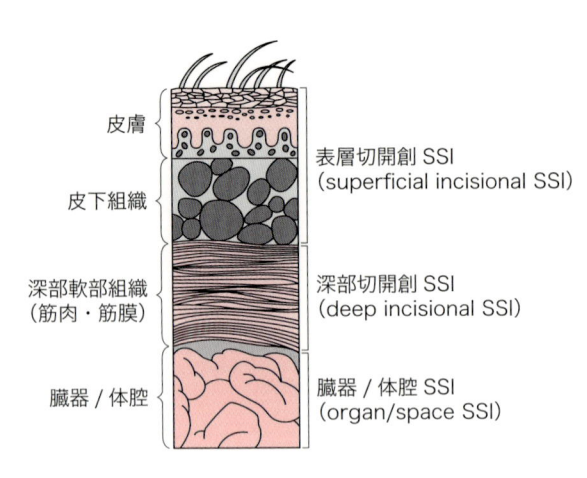

皮膚／皮下組織／深部軟部組織（筋肉・筋膜）／臓器／体腔

表層切開創SSI（superficial incisional SSI）
深部切開創SSI（deep incisional SSI）
臓器／体腔SSI（organ/space SSI）

手術ではSSIを合併した場合，深部に及ぶにしたがって入院日数は5.6→16.5→31.4日延長し，医療費は156,000→597,000→1,201,000円増大することが示されている[2]．

❷ 対応方法・臨床での実際

1）時系列での対応

a）初療室

外傷初療で全身の創部を確認する．また救急隊から受傷状況を確認する際には，水や土壌などによる汚染の有無について情報を得ておく．局所または静脈／全身麻酔下に可及的に汚染除去・洗浄を行う．汚染や挫滅の程度の大きな開放創では，破傷風の予防として破傷風トキソイドならびに破傷風免疫グロブリンの投与が必要となる．土壌中に破傷風菌は多く存在しており，中高齢者の多くは破傷風に対する抗体ももっていないため，積極的な予防が重要である[3]．筆者は入院後に破傷風を発症した患者を経験したことがある．**転送症例や患者の引き継ぎの際には，薬剤投与歴の確認や記録に注意するべきである．**

b）手術室

病態に応じて必要な予防的抗菌薬投与を行う．開放骨折[4]や鋭的腹部損傷[5]など，ガイドラインも存在する．重要な点は，**組織の壊死や虚血域，汚染や感染の程度を過小評価せず，一期的な手術に拘泥しないこと**である．

c）集中治療室

集中治療医は，手術の内容や創部の状態について外科医と十分にコミュニケーションをとることが大事である．OAMを行っている場合，いまだ十分な根拠に乏しいものの，腹部が閉鎖されるまで継続的に抗菌薬を使用しなくてもよい．また，大量輸血例では，十分

な抗菌薬の血中濃度を得るため，通常より大量に投与すべきとの意見もある．

また，処置や手術で閉鎖された創に対して，外科医以外が創部を確認することを躊躇してはいないだろうか．**原因のはっきりしない発熱や炎症反応の高値，遷延する創痛，創部の発赤や浸出液増加などの所見がある場合，SSIを疑う姿勢が重要である**．ドレーンは早期に閉塞することも多く，位置や屈曲などで十分なドレナージを得られていない場合もある．排液の量や性状には明らかな異常がなくとも，ドレーンを過信してはならない．創表面では軽度の発赤程度の所見であっても，筋膜の壊死融解や深部の感染が成立していることもある．整形外科手術後であれば，骨髄炎の合併や，プレートなどの除去までが要される例もある．判断や治療の遅れによって，患者のwell-beingが大きく損なわれることになる．十分な観察や画像評価，外科医との意見交換が必要である．

2) SSIの評価と対応

a) 表層切開創SSI

創部の発赤や浸出液を認めた場合，縫合糸やステイプラーを一部除去し，創部のドレナージと洗浄を行う．この深達度で留まるものでは，前述の処置のみで改善する．近年，真皮埋没縫合で閉創することが多いが，その場合，浸出液が自然に排出されにくい．そこで**創部を触診し，液体貯溜の有無を確認することが重要**である．

b) 深部切開創SSI

前述の処置で治癒が進まない場合，筋膜レベルの直視下での確認が必要となる．壊死した筋膜がみられた場合には自然治癒は困難であり，デブリードマンや洗浄などの処置の継続が必要となる．筋膜の離開や臓器脱出にも留意する．

c) 臓器/体腔SSI

通常，膿瘍や縫合不全，膵液瘻といった原因が体腔内に存在する．CTや超音波検査を併用し，原因となる病変を確認して除去するsource controlを優先すべきである．ドレナージや再手術のタイミングを逃してはならない．

前述のSSIや開放創の治療に対して有効な方法が**局所陰圧閉鎖療法（negative pressure wound therapy：NPWT）**である．手製でも可能だが[6]，本邦でも使用可能な商業デバイスも複数存在する[7]．原理としては，ポリウレタンやコットンで創部を充填し，フィルム剤で閉鎖したうえで陰圧をかけて創環境を維持するものである．その際に創部の収縮・細胞レベルの微小変形・肉芽増殖促進などの機序により，創傷治癒を促進するとされている．腹壁が感染により完全に離開したような症例では，腹壁閉鎖に難渋することもあった．NPWTを活用すると，極端な安静を維持することもなく治療が可能となる（図2）．治療の流れとしては，創部環境の改善（wound bed preparation）→肉芽の増殖→創部の収縮→創部の閉鎖（縫合あるいはNPWTの使用も可）で考えるとわかりやすい．

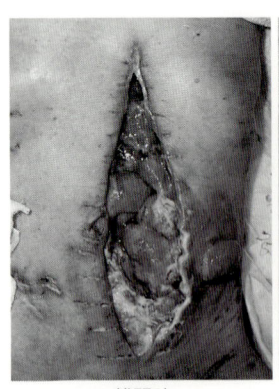

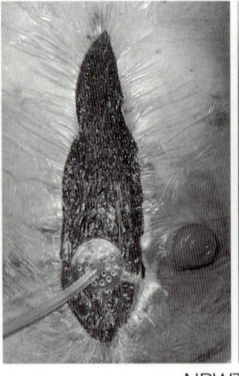

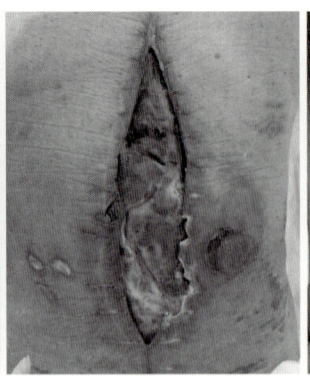

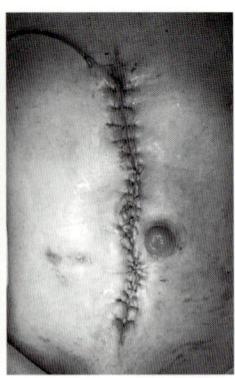

離開時　　　　　　　　　NPWT 開始　　　　　　　　　　　　NPWT 開始 17 日目

図2 ● 腹壁離開症例 (p.14 Color Atlas ⑱参照)
S状結腸穿孔にてハルトマン手術後，SSIによる腹壁離開を合併した．NPWT使用により，露出した腸管は開始3日後には肉芽で覆われていた．本症例は2週間強で閉鎖が可能であった

③ 注意事項・ピットフォール

　　創部の管理は単回の評価で完結するものではない．治癒過程での変化や異常について日々の注意が必要である．痂皮化した開放創や創外固定器のピン刺入部からも感染が進行する例も散見される．看護師や理学療法士など，さまざまな視点から創部を評価/観察していくことも重要であろう．

　　近年大きな発展を遂げたNPWTではあるが，注意すべき点もある．1つは**臓器との瘻孔形成**である．脆弱な腸管や縫合部近傍に直接吸引圧がかかることによって瘻孔化しやすくなるといわれている．当院では非固着性ガーゼを大きく当て，治療開始時の吸引圧を低め（－50～－40 mmHg）に設定し，まず臓器を肉芽が覆うまで早めかつ慎重な交換を行っている．その後は吸引圧を上げ（－150～－100 mmHg），創部の収縮・閉鎖に向かう．もう1つは**感染の増悪**である．NPWTで肉芽の増殖は進むものの，実は細菌数は減ずることはなく，あるいは増加していることがわかっている[8]．創処置はあくまでデブリードマンや洗浄が主であり，NPWTは従であることを認識すべきである．

> **一口メモ　創傷管理を一度は勉強しておこう**
> 外傷創や手術創などは，特殊な創傷管理と思われるかもしれない．しかし，褥瘡や熱傷，軟部組織感染症でも同じ人間の創部には変わりない．一度深く勉強すれば，すべてに精通できると考えている．

◆ 文献

1) Mangram AJ, et al：Guideline for Prevention of Surgical Site Infection, 1999. Centers for Disease Control and Prevention（CDC）Hospital Infection Control Practices Advisory Committee. Am J Infect Control, 27：97-132；quiz 133-134；discussion 96, 1999
   → いわゆる「CDCのガイドライン」．現在のサーベイランスや外科的・院内感染対策を論じるうえでは外せない論文

2)「周術期感染管理テキスト」（日本外科感染症学会/編），診断と治療社，2012
   → 日本外科感染症学会から発行された初の公式テキスト．日本でのサーベイランスの結果や対応法など，日本の現状を知ることができる

3) 国立感染症研究所：破傷風特集．IASR 30（3）No.349, 2009. http://www.nih.go.jp/niid/ja/id/732-disease-based/ha/tetanis/idsc/iasr-topic/868-iasr-349.html（2015年11月アクセス）
   → 国立感染症研究所からの破傷風についての本邦の報告である．年齢別の抗体保有状況や発生頻度など，参考になる．上記よりアクセス可能である

4) Hoff WS, et al：East Practice Management Guidelines Work Group: update to practice management guidelines for prophylactic antibiotic use in open fractures. J Trauma, 70：751-754, 2011

5) Goldberg SR, et al：Prophylactic antibiotic use in penetrating abdominal trauma: an Eastern Association for the Surgery of Trauma practice management guideline. J Trauma Acute Care Surg, 73：S321-S325, 2012
   → 外傷医ならお馴染みのEAST guideline．適宜updateされているので，注意を

6) Barker DE, et al：Experience with vacuum-pack temporary abdominal wound closure in 258 trauma and general and vascular surgical patients. J Am Coll Surg, 204：784-92；discussion 792-3, 2007 ★
   → 現状でも多くの施設で使用されている手製NPWT，Barker法の報告．症例数の少ない観察研究ではあるが，Barker法でのNPWTの実践を知るうえで読んでほしい文献

7) Roberts DJ, et al：Negative-pressure wound therapy for critically ill adults with open abdominal wounds: a systematic review. J Trauma Acute Care Surg, 73：629-639, 2012
   → OAMに対するNPWTの前向き研究が出始めている．本邦では使用できない機器もあるが，前述レビューは種々の方法について検討している

8) Mouës CM, et al：Comparing conventional gauze therapy to vacuum-assisted closure wound therapy: a prospective randomised trial. J Plast Reconstr Aesthet Surg, 60：672-681, 2007 ★★
   → NPWTでは創傷治癒は進むのに，創部の細菌数は変化していない，という前向き研究．NPWTにはいまだ謎が多い

第2章 外傷の術後管理に必要な知識

8. 死の三徴（deadly triad）

富永直樹

Point
- 低体温，アシドーシス，凝固異常は死の三徴とよばれる．
- 死の三徴は互いに影響しあうことにより出血傾向を遷延させる．
- 凝固異常の是正にはRBCと同等程度のFFPを早期から投与する．

はじめに

　重症外傷におけるpreventable trauma death（PTD）の原因のとして出血が66〜80％と推定されている[1]．出血をコントロールするために，止血術と並行して，出血傾向を遷延させないための治療が必要となる．**低体温（hypothermia）**，**アシドーシス（acidosis）**，**凝固異常（coagulopathy）**は外傷における死の三徴とよばれ，互いに影響し合い予後を不良にする因子である．本稿では死の三徴の病態，治療について概説する．

1 定義・用語の解説

　低体温，アシドーシス，凝固異常は死の三徴とよばれ，互いに影響しあうことにより出血傾向を遷延させる（図）．重症外傷にこの三徴すべてが揃ったケースでは，予後はきわめて不良となる．

　低体温になると心機能は抑制され心拍出量が低下する．ショックに陥った重症外傷患者は末梢循環不全となっているが，低体温で末梢循環不全が助長され代謝性アシドーシスは進行する．進行したアシドーシスはさらに心機能を抑制する[2]．また，低体温では凝固能の低下および血小板の機能が低下する．一次線溶の亢進も示唆されており，さらに末梢循環不全は凝固を亢進させ二次線溶が亢進する．この結果，消費性凝固障害も起こってくる．

214　Surviving ICUシリーズ

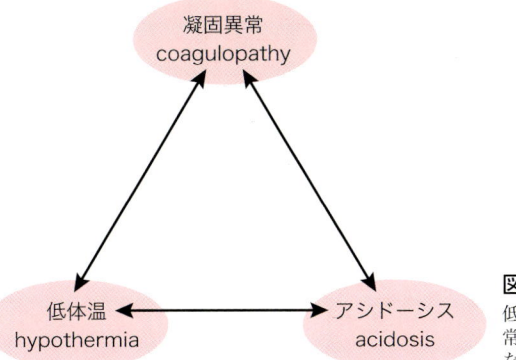

図　死の三徴
低体温，アシドーシス，凝固異常が互いに影響しあい，致命的な出血傾向を引き起こす

加えて大量輸液や赤血球輸血により凝固因子は希釈される[2]．以上のように三徴は互いに影響しあうことにより，出血傾向が遷延する．

死の三徴の客観的指標について，「**日本外傷初期診療ガイドライン（JATEC™）**」では
- **低体温**：深部体温＜35℃
- **アシドーシス**：pH＜7.2またはBE＜－15 mmol/L
- **凝固異常**：PT・PTTが50％以上の延長，または2～3Lの出血，または10単位以上の輸血

と定義されている[3]．

2 対応方法・臨床での実際

1) 低体温

　救急外来では脱衣や加温されていない大量輸液・輸血によって深部体温は低下する傾向にある．低体温の防止策として，恒温槽で加温（40℃）した輸液・血液製剤の使用，輸液回路から熱の喪失を防止するためにレベル-1® ホットライン®（smiths medical社），レベル-1® システム1000®（smiths medical社）の使用，体温喪失防止のためにウォームタッチ™ブランケット（COVIDIEN社）の使用などがあげられる[4]．

2) アシドーシス

　重症外傷では，主に出血性ショックによる代謝性アシドーシスが進行する．また，頭部外傷による意識障害や胸部外傷により呼吸性アシドーシスも起こり得る．呼吸管理に加えて，循環動態が安定するまでは細胞外液補充，赤血球液（RBC：red blood cell），新鮮凍結血漿（FFP：fresh frozen plasma），濃厚血小板（PC：platelet concentrate）を投与

する．末梢循環の改善と並行して，代謝性アシドーシスも自動的に是正される[4]．

3）凝固異常

受傷後早期の凝固異常は**線溶優位のDIC（disseminated intravascular coagulation：播種性血管内凝固症候群）**であると考えられている．外傷由来の組織因子が凝固を活性化して大量のフィブリン血栓が形成される．このフィブリン血栓に反応して二次線溶が即座に発現し，結果的に線溶優位になった状態が外傷早期の凝固異常の特徴である[5]．この病態を主軸として，ショックやアシドーシス，低体温，輸液・輸血による希釈性凝固障害が相乗的に作用して，出血傾向が臨床上の中心となる[5]．そのため，トラネキサム酸[6]・FFPやPCの積極的な投与，低体温の回避などが，線溶亢進期の外傷性DICの治療となる．

❸ 注意事項・ピットフォール

「死の三徴」という概念は**damage control surgery（DCS）を選択する生理的徴候の基準**として重要である．

術中の凝固障害の存在は，DCSへ移行する絶対的な指標である．しかし，凝固障害が現われた後にパッキングを行っても非外科的出血を制御することが困難であるため，三徴が揃った後の決定では遅すぎる可能性がある．したがって，入院後早期に凝固障害に陥りかけている患者を予測するための基準として「死の三徴」は理想的である[7]．

❹ 文献的考察

外傷による血管の破綻と組織損傷のため，組織因子が血管内へ流入し凝固反応が開始される．また，外傷侵襲に伴う炎症性サイトカイン産生の誘導が，凝固亢進に拍車をかける．すでに凝固因子の欠乏を伴っているという点で外傷性大量出血と定期予定手術による大量出血の病態は相違があり，外傷には十分なFFPが投与されるべきである[5]．また，出血傾向がみられる場合，血小板 $5.0 \times 10^4/\mu L$ 以上に保つようにPCも投与する必要がある．

Sperryらは，FFP/RBC≧0.67の群において死亡率が低かったと報告している[8]．また，BalversらはFFP/RBC≧1の群においてFFP/RBC比と多臓器不全の進行との関連があると報告している[9]．RBCとFFPの詳細な投与比率に関しては議論の余地がある．しかし，いずれにせよ**大量出血を伴う外傷患者には早期からRBCと並行して同等程度のFFPを投与することが推奨される**[10]．

筆者の施設では，大量出血を呈し緊急を要する外傷患者に対しては，まずO型RBCとAB型FFP，もしくは血液型のみ合わせた未交差のRBC・FFPから投与開始する．血液製剤の投与比率はRBC：FFP：PC=1：1：1を目安とし，循環などが安定した後に臨床所見や血液検査所見をもとに調整している．

❺ 結論

低体温，アシドーシス，凝固異常は，外傷において死の三徴とよばれ，その名の通り致死的な状態である．死の三徴は病院前から徐々に進行しているということを念頭に置き，外傷の初期診療の段階で認識し，早期に補正することが重要となる．

◆ 文献

1) 前田平生：大量出血における止血重視の輸血療法：フィブリノゲン製剤の新展開. 医学のあゆみ, 243：301-305, 2012
   → 輸血製剤およびフィブリノゲン製剤の使用方法について

2) 山口　均：腹部外傷に対するDamage Control SurgeryとAbdominal Compartment Syndrome. ICUとCCU, 34：527-536, 2010
   → 外傷に対する大量輸液後のACSの概要

必読 3) 「外傷初期診療ガイドライン第4版」（日本外傷学会, 日本救急医学会／監, 日本外傷学会外傷初期診療ガイドライン改訂第4版編集委員会／編）, へるす出版, 2012
   → 救急医に必須の外傷における初期診療のガイドライン. JATEC™の研修コースも開催されている

4) 葛西　猛, 他：Damage control surgeryにおける輸液管理. 栄養-評価と治療, 21：121-123, 2004
   → 重症外傷における輸液製剤の種類・使用方法などについて

必読 5) 早川峰司, 丸藤　哲：外傷に伴ったDICの1症例. 治療学, 41：307-310, 2007
   → 外傷早期の凝固異常に関して症例を参考に, 病態および治療方法の解説

6) Shakur H, et al：Effects of tranexamic acid on death, vascular occlusive events, and blood transfusion in trauma patients with significant haemorrhage（CRASH-2）: a randomised, placebo-controlled trial. Lancet, 376：23-32, 2010 ★★★
   → トラネキサム酸の有用性についての大規模RCT

必読 7) Kushimoto S, et al：Damage control surgery and open abdominal management: recent advances and our approach. J Nippon Med Sch, 76：280-290, 2009
   → DCSとACSに関する具体的なアプローチ

8) Sperry JL, et al：An FFP : PRBC transfusion ratio ≧ =1 : 1.5 is associated with a lower risk of mortality after massive transfusion. J Trauma, 65：986-993, 2008 ★
   → 輸血製剤の比率による死亡率についての大規模観察研究

9) Balvers K, et al：Risk factors for trauma-induced coagulopathy- and transfusion-associated multiple organ failure in severely injured trauma patients. Front Med（Lausanne）, 2：24, 2015
   → 外傷後の多臓器不全のリスクを検討したシステマティックレビュー

10) Gonzalez EA, et al：Fresh frozen plasma should be given earlier to patients requiring massive transfusion. J Trauma, 62：112-119, 2007
   → 大量輸血プロトコルの血液製剤比率に関する大規模観察研究

第2章 外傷の術後管理に必要な知識

9. 危機的出血への輸血とフォローアップ

庄古知久

Point
- 従来の濃厚赤血球単独の初期輸血対応から，凍結血漿製剤との等単位の併用療法が有効とされてきている．
- 緊急止血術までは血圧を上げ過ぎない permissive hypotension が大切である．

はじめに

　外傷緊急手術が終了しICUに帰室．一息つく間もなく，ドレーンから出血量が増え血圧も低下してきた．術後にこのような経験をした外科医・集中治療医は多くいるだろう．再手術にいくのか，アンギオで止血を図るのか，保存的にしのぐのか，術者およびチームの葛藤が始まる．いずれの場合にも緊急輸血は必須である．ここでは循環動態に変化を及ぼす大量出血の際の輸血療法を中心に，外傷術後の危機的出血への対応を述べる．

１ 定義・用語の解説

・危機的出血
　血圧低下を伴う短時間での大量出血のことである．術後のcoagulopathyのため多部位から少量持続的に出血しているような循環動態に影響しない状況は，ここでは含まない．

２ 対応方法・臨床での実際

　危機的出血は多くの場合ショック状態である．気管チューブが抜管状態であれば，再挿

管し確実な気道確保を行う．この際，多くの鎮静薬は血圧低下をきたすので，フェンタニルのような血圧低下をきたしにくい麻薬製剤で導入し挿管する．

　四肢外傷の術後であれば出血部位の直接止血が可能であるが，胸腹部外傷の術後では緊急の再手術またはアンギオが必要となる．大腿動脈から大動脈遮断バルーン（intra-aortic balloon occlusion：IABO）を挿入し下行大動脈の血流をコントロールできれば，緊急止血までの心停止を防ぐことができる．

　術後出血によるショックでは，外来初療で行った初期輸液療法の概念は適応にならない．細胞外液のような晶質液の投与量はなるべく抑え，とにかく早く輸血を開始し，緊急止血のプランを決定すべきである．術中輸血のために準備した同型血の残り分があればすぐにとり寄せ，濃厚赤血球液（red blood cell-leukocytes reduced：RBC-LR）と新鮮凍結血漿（fresh frozen plasma：FFP）を同時に投与開始する．なければ，ノンクロスの同型血，またはO型血のRBC-LRを投与する．レベル®-1のような急速加温装置を介して輸血することが望ましい．また緊急止血までは，permissive hypotensionであり，出血量を抑えるためにも収縮期血圧を80～90 mmHg以上にしないことも重要である．

　外傷による大量出血時に，RBC-LRに加えFFPにて凝固因子の補充を十分に行うことは，ほぼコンセンサスが得られている．血小板製剤（platelet concentrate：PC）に関しては，血小板数を検査してからPC投与を決定する場合がほとんどであり，多くの施設でまだ予防投与の実施は行われていない．大量輸血の際はFFPとPC，RBC-LR投与の単位比率は1：1：1が望ましいと報告されている[1, 2]．いずれにしても血小板製剤は血液センターからとり寄せになるので，早期にオーダーすることを忘れてはならない．

　輸血のフォローアップは，Hb 7 g/dL以上またはHt 20～25％に維持することが望ましいとされている[3]．大量輸血後の低カルシウム血症（0.9 mmol/L以下）に対してカルシウム製剤による補正も忘れずにおこないたい．

❸ 注意事項・ピットフォール

1）外傷性DICについて

　低体温でなくアシデミアも軽度で出血量もさほど多くないのに，来院早期より出血傾向にある多発外傷患者がいる．輸液もまだ少量であり，希釈性凝固障害では説明がつかない．このようなとき，急性期DIC（disseminated intravascular coagulation：播種性血管内凝固症候群）診断基準にてDICと診断される場合がある．このDICのメカニズムは，外傷部位の組織因子が血中へ逸脱し，血管内皮細胞から放出されるサイトカインの影響などにより線溶亢進型のDICが起きるとされている[3, 4]．治療としては，血中フィブリノゲン値150 mg/dL以上を指標にFFPを投与し，血小板数を7～8万/μL以上にするようPCを投与する．アンチトロンビンⅢ製剤やトロンボモジュリン製剤の投与は推奨されていない．

外傷の術後管理のスタンダードはこれだ！　219

2）術後のドレーン過信に注意

　　　胸腹部外傷の術後であり，多くはドレーンからの出血である．出血の程度と動脈血か静脈血かの判断は容易である．しかし凝血塊によるドレーン閉塞は出血の程度を見誤ることがあり，ドレーン排液量の急な減少には十分な注意が必要である．また出血源がわからない場合は，ドラナージが効いていない部位からの出血も考慮すべきである．

3）ダメージコントロール手術後は後出血に特に注意

　　　腹部外傷においてガーゼパッキング併用のダメージコントロール手術を行った場合は，後出血に要注意すべきである．特にアンギオによる動脈塞栓術を併用していない場合は，術後に凝固傷害が顕在化し急激な危機的出血を呈することがある．動脈性の出血はパッキングだけでは勝ち目はない．再手術を行って動脈結紮を図るのが王道だが，静脈性出血もコントロールできていない状況ではアンギオをまず行う場合もある．ハイブリッド型手術室で勝負できればベストである．

❹ 結論

　　　危機的出血では，まずRBC-LRとFFPを等比率の単位で緊急輸血し，すぐに緊急止血術を実施する．止血術まではpermissive hypotensionとし血圧を上げすぎないように注意する．

症例

　　　25歳男性，バイク事故による胸腹部損傷の患者．特に肝損傷（Ⅲb）による腹腔内出血があり，来院日に肝動脈（A8）塞栓術を行い止血した．その後，胆汁性囊胞を形成し12日目に経皮的ドレナージを実施．16日目にトイレ歩行時にショック状態となり，ドレーンより静脈性出血が持続的に流出．緊急輸血および開腹止血術を施行した（P8分枝血管結紮）．さらに18日目に左肩放散痛の後，再度ショック状態（収縮期血圧40 mmHg台）になり，再開腹手術を施行した（P8本幹血管縫合）．術前術中にRBC-LRを6単位，FFPを6単位投与した．血小板数は53万/μLあり，PCは投与しなかった．59日目に生存退院となった．

一口メモ　フィブリノゲン濃縮製剤

　　　米国では大量出血時において血中フィブリノゲン濃度1.5 g/Lを目標に，フィブリノゲン製剤の投与が推奨されている[5, 6]．国内ではフィブリノゲン濃縮製剤は先天性低フィブリノゲン血症にのみ保険適用となっているため使用はできない．FFPは解凍まで時間を要することもあり，急速に必要量を投与するためにはこの製剤は有用である．国内にて大量出血に対する同濃縮製剤の臨床研究が進行している．結果が待たれる．

◆ 文献

1) Holcomb JB, et al：Transfusion of plasma, platelets, and red blood cells in a 1:1:1 vs a 1:1:2 ratio and mortality in patients with severe trauma: the PROPPR randomized clinical trial. JAMA, 313：471-482, 2015 ★★★
　→ 米国のレベル1外傷センターでの大量輸血に関するRCT．濃厚赤血球と等比率で凍結血漿および血小板製剤を投与した群の方が出血による24時間死亡率が有意に低かった

2) Peralta R, et al：Trauma resuscitation requiring massive transfusion: a descriptive analysis of the role of ratio and time. World J Emerg Surg, 10：36, 2015 ★★
　→ 外傷患者の大量輸血は受傷後4時間以内にFFP：RBC比が1：1.5以上の投与法が死亡率および多臓器不全の発症率が低くなる

必読 3)「外傷専門診療ガイドライン JETEC」（日本外傷学会/監，日本外傷学会外傷専門診療ガイドライン編集委員会/編），へるす出版：333-341, 2014
　→ 日本国内における外傷診療のバイブル的な一冊．外傷性DICを理解するのに最もよい

4) Gando S & Otomo Y：Local hemostasis, immunothrombosis, and systemic disseminated intravascular coagulation in trauma and traumatic shock. Crit Care, 19：72, 2015
　→ 外傷性DICに関する国内の大家の論文

5) Ho AM & Dion PW：Reconstituted whole blood plus fibrinogen for massive transfusion in trauma. Anaesthesia, 70：1096, 2015
　→ フィブリノゲン製剤の投与に関する最新の意見

6) Lier H, et al：Coagulation management in multiple trauma: a systematic review. Intensive Care Med, 37：572-582, 2011 ★
　→ 多発外傷時のマネージメントに関するシステマティックレビュー．フィブリノゲン使用法以外にも非常に参考になる論文

第2章　外傷の術後管理に必要な知識

10. Tertiary survey

八木正晴

> **Point**
> - Tertiary surveyでは異常所見を見つけるのではなく，**見落としがないか**をチェックする．
> - **入院後24時間以内**と**ICU退室前**に行う．
> - 多発外傷において，損傷の見落としは**14％発生**している．

はじめに

　重症外傷初療といえば，JATEC™という外傷初期診療研修コースがある．Primary survey（PS），secondary survey（SS）までは実際に習い，実践していると思うが，皆さんはtertiary survey（TS）について意識して実践したことはあるだろうか．テキストを見ても，10行くらいしか書かれていないし，コース内でもほとんど出てこないので，あまり意識したことのない先生の方が多いだろう．ここでは，少し深くTSについて解説する．

❶ Tertiary surveyって何

　直訳すると，"第3期調査"とか"観察"という意味であり，primary, secondaryに続く言葉である．つまり，SS，根本治療の次に行われる外傷治療上のフェーズである．実際に何をするのかというと，PSやSSは異常を見つけることを目的としているが，TSは"見落としがないかをチェックする"ことである．「それならやっているよ」と思われる気もするが，実際多発外傷での損傷の見落としは皆さんが思っている以上に多いのである．EndersonやHoushianらによると，多発外傷における損傷の見落としは，1.4～14％と報告されている[1,2]．
　Bifflらによると，チェックシートを使用したTSを行う前後の期間で，見落とし数を比

較したところ，2.4〜1.5％に有意差をもって減少したと報告している[3]．

　また，PSやSSに比べると生命予後へ直結しづらい印象があるが，TSを適切に行わなければ，患者の死亡率の増加や機能予後に影響があることが懸念される．

❷ いつ，どうやって行うのか

　明確なタイミングはいつかと考えると，バイタルサインも安定し，必要な根本治療も終了した時点からが，TSの開始となる．しかし，その境界は曖昧であり，少なくともICUに入院している間は，常に見落としがないか意識するべきである．とはいっても，最低限行うべきTSのタイミングとしては，ICU入室後24時間以内と**ICU退室前（もしくは退院前）**とされている[4]．

　では，どのようにTSを行っていくかであるが，図1に示したようなチェックシートを使用する方法がいいだろう．このシートは，文献[3]を参考に作成したものである．SSで行ったような診察に，細かい皮膚の損傷や，末梢神経障害までもチェックされるようになっている．

　重要なのは画像所見の再チェックである．PSやSSの段階では，どうしても生命維持に関係のある重要臓器に意識がいきがちであるので，指の骨折などは見落とされてしまう．Janjuaらによると，診察による見落としが55％，画像検査の見落としが37％と報告されており，放射線科医に読影（再読影）を依頼もしくは，一緒に読影をするとよい[5]．

　Level 1 trauma centerでの調査では，四肢の骨折，脊椎損傷，腹部外傷，頸髄損傷，頭部外傷，骨盤骨折，血管損傷の見落としが多いと報告されている[3]（図2）．

❸ 見落としが発生しやすい状況

　とはいっても，医師も人間であり，複数の医療者がかかわることもあり，見落としを100％なくすことは不可能である．もちろん，減らすための努力はしなければならない．見落としを減らすためには，どのような状況や状態が見落としを増加させるのかを知っておくことも重要である．Endersonらによると，意識障害（頭部外傷，アルコール，薬物中毒），麻酔薬・筋弛緩薬の使用，不安定な循環動態，緊急手術が必要な状態において，見落としが発生しやすいとしている[1]．他にも，多発外傷でも鈍的損傷，特に交通事故に見落としが多いと報告されている[3]．

図1 ● Tertiary survey チェックシート

```
入院日時：平成　　年　　月　　日　　：                    Tertiary trauma survey
患者氏名_____       病棟　救命・ICU・HCU
TTS施行日：平成　　年　　月　　日　　施行者：_____ Dr・Nrs
```

1. 頭部
- a. GCS　E＿＿　V＿＿　M＿＿　計＿＿
- b. 頭蓋　　　　　　　　　　　　　なし　　あり
    - 挫創/擦過創
    - 腫脹
    - 皮下出血
    - 骨折
- c. 顔面　　　　　　　　　　　　　なし　　あり
    - 挫創/擦過創
    - 腫脹
    - 皮下出血
    - 骨折
- d. 眼球　　　　　　　未評価　正常　異常
    - 眼球運動
    - 瞳孔径/対光反射
    - 視力
- e. 口腔　　　　　　　未評価　なし　あり
    - 咬合異常
    - 歯の異常
    - 髄液漏，鼓室内出血

2. 頸部
- a. 診察　　　　　　　　　　　　　なし　　あり
    - 挫創/擦過創
    - 血腫
    - 腫脹
    - 皮下気腫
- b. 圧痛　　　　　　　未評価　なし　あり
- c. 頸椎X線異常所見　　　　　　　あり　　なし
- d. 臨床的に頸椎に異常所見

3. 胸部
- a. 診察　　　　　　　　　　　　　なし　　あり
    - 挫創/擦過創
    - 腫脹
    - 皮下出血
    - 皮下気腫
- b. 圧痛もしくは変形　　　　　　　なし　　あり
    - 肋骨
    - 胸骨
    - 鎖骨
    - 動揺
    - 奇異運動
- c. 胸部X線　　　　　　　　　　　なし　　あり
    - 血胸/気胸
    - 縦隔異常

図1つづき

Tertiary trauma survey

4. 腹部
a. 診察
  挫創/擦過創 　なし／あり
  腫脹
  皮下出血

b. 触診
  圧痛/筋性防御 　なし／あり
  腫瘤

c. 骨盤
  安定性 　安定／不安定
  X線異常所見 　なし／あり

5. 背部（脊椎固定下ログロール）
a. 頭部後面/背部全体の診察
  挫創/擦過創 　なし／あり
  腫脹
  皮下出血
b. 圧痛や変形
  脊椎（T-L-spine） 　なし／あり
  肋骨

6. 四肢
挫創/擦過創，腫脹，皮下出血
（番号と注釈を下に）

脈+/-
橈骨　　　橈骨
足背　　　足背
後脛骨　　　後脛骨

圧痛，運動時痛，不安定性
（番号と注釈を下に）

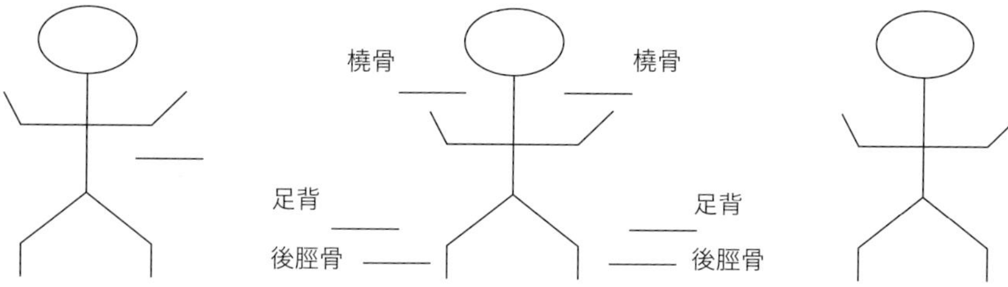

1.)
2.)
3.)
4.)

1.)
2.)
3.)
4.)

7. 末梢神経

神経	運動 正常	運動 異常	知覚 正常	知覚 異常
尺骨				
正中遠位				
正中，前骨間				
筋皮				
橈骨				
腋窩				
大腿				

神経	運動 正常	運動 異常	知覚 正常	知覚 異常
閉鎖				
後脛骨				
浅腓骨				
深腓骨				
坐骨				
上臀				
下臀				

上級医：

（文献3を参考に作成）

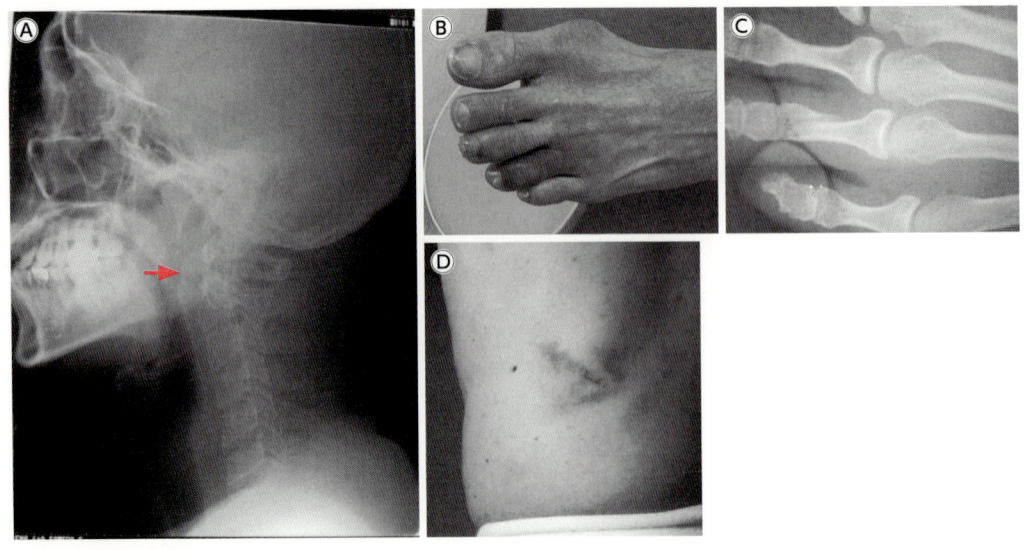

図2　見落とし例（p.14 Color Atlas ⑲参照）
Ⓐ：歯突起骨折．頸部への強い外力で生じる．脊椎管の広い部分なので，運動麻痺を伴わないこともしばしば認める．
Ⓑ，Ⓒ：第4趾基節骨骨折．看護師のケアで発覚することもある．
Ⓓ：側腹部皮下出血．高齢者では痛みを訴えないこともあり注意が必要である．

❹ 最後に

　見落としがないかチェックする診療（Tertiary survey）というのは，一見地味で退屈な作業に思えるが，実は患者とトラブルに最もなりやすいところである．痛いと訴えているのに検査をしてくれなかった．X線は撮っていたが，病院をかわったら骨折していると言われたなどなど．われわれも人間なので，失敗はある．しかし，皆さんはそれを減らすための努力をしているだろうか．チェックシートを埋めたから大丈夫なのではない．患者が何の後遺症もなく社会復帰してはじめて，大丈夫でしたね，といえるのである．患者の細かい訴えに耳を傾け，おかしいと感じたら看過しない．そして，その異常に対して治療が必要な損傷がないのかを検出し，必要な指示や治療を行うことが医療である．

◆ 文献

1) Enderson BL, et al：The tertiary trauma survey：a prospective study of missed injury. J Trauma, 30：666-669, 1990 ★★★
2) Houshian S, et al：Missed injuries in a level I trauma center. J Trauma, 52：715-719, 2002 ★★★
3) Biffl WL, et al：Implementation of a tertiary trauma survey decreases missed injuries. J Trauma, 54：38-43, 2003 ★★★
4) Grossman MD & Born C：Tertiary survey of the trauma patient in the intensive care unit. Surg Clin North Am, 80：805-824, 2000
5) Janjua KJ, et al：Prospective evaluation of early missed injuries and the role of tertiary trauma survey. J Trauma, 44：1000-1006, 1998 ★★★

第2章 外傷の術後管理に必要な知識

11. 外傷後ARDSとECMO

萩原祥弘

Point

- 外傷後ARDSは若年で基礎疾患の少ない患者層で発症することが多いため比較的予後はよい．
- 鈍的胸部外傷・大量輸血・重症外傷（ISS>25）などは外傷後ARDSの危険因子である．
- 従来の人工呼吸器補助の限界を越えるような呼吸不全ではECMOが有効な治療手段である．
- 外傷後，出血リスクが懸念される症例に対して，ECMO導入初期（24〜48時間）はheparin-freeでの管理が許容される．
- 外傷後ECMOでのheparin-free管理中は，創部やカニュレ刺入部，ECMO回路内，人工肺膜などに起こる血栓形成を注意深くモニタリングし，線溶抑制期へシフトしたタイミングで抗凝固薬を開始すべきである．

はじめに

約50年前に概念が提唱されたARDS（acute respiratory distress syndrome：急性呼吸窮迫症候群）の歴史[1]のなかで外傷との関連性は古くから知られていた．第二次世界大戦中やベトナム戦争において，出血性ショックを呈した負傷兵の蘇生後に胸部外傷がないのにもかかわらず急速に呼吸不全に陥る病態を"wet lung"や"shock lung"，また戦地にちなみ"DaNang lung"とよばれ認識を広められたのは有名な話[2]である．このきわめて死亡率の高い（Ashbaughは58％と報告）症候群に対して長年研究調査が続けられ，1994年にAECC（American-European Concensus Conference）でのARDSの定義統一，2012年にはベルリン定義[3]（表1）による定義変更と患者層別化に至った．肺保護換気をはじめとする治療戦略の発展によりARDSの死亡率に関しては逐年低下していることが予想されるが，Phua[5]らの行った系統的レビューで「1984〜1993年の観察研究では死亡率の経年的低下を認めているものの，1994〜2006年でのRCTと観察研究を対象と

表1 ● ベルリン定義

発症時期	臨床的損傷，新たなまたは増悪する呼吸器症状が出現して，1週間以内
胸部画像所見	胸部X線写真または胸部CTで両肺野の陰影 （胸水，無気肺，結節影だけでは説明のつかないもの）
浮腫の成因	心不全や過剰輸液だけでは説明できない呼吸不全 先行する危険因子がない場合は，心エコーなどの客観的評価を要する
酸素化	mild ：200＜P/F比≦300 (PEEP or CPAP≧5 cmH$_2$O) moderate：100＜P/F比≦200 (PEEP≧5 cmH$_2$O) severe ：P/F比≦100 (PEEP≧5 cmH$_2$O)

（文献4を参考に作製）

すると死亡率の低下を認めなかった」とされており，死亡率の改善に至っているか否かはいまだ議論の的である．

1 外傷後ARDSの疫学・予後・治療法

　過去の報告[6,7]では全ARDS患者での発症誘因別に見てみると9.4〜11％が重症外傷に起因すると言われ，**敗血症と比較すると少ない**．予後としては，severe sepsis（重症敗血症）によるARDSが40.6％の死亡率であったのに比較して重症外傷によるARDSのそれは24.1％と**予後は比較的良好**[6]であり，また，外傷後ARDSは経年的に死亡率が改善している報告[8]もある．この理由として外傷後ARDSを発症する患者群がその他の誘因群に比べ，比較的若年で急性慢性含め基礎疾患に乏しいことが考えられている[9]．また外傷患者を対象に見てもARDSの合併はその予後に影響を与えないという報告[10,11]が散見される．では，外傷後ARDSは稀であり，発症しても予後良好と高を括ってよいものなのか．

　周知の通り，外傷患者において呼吸不全をきたす傷病は外傷に伴う気胸・血胸・肺挫傷といった直接の胸部外傷に留まらない．大量輸血療法に関連したTRALI/TACO（輸血関連急性肺障害/輸血関連循環過負荷）や，長管骨骨折に続発した脂肪塞栓症候群をはじめとして，表2のとおり換気および酸素化障害の原因は多種多様に存在する．**鈍的胸部外傷・大量輸血・重症外傷（ISS：injury severity score＞25）が外傷後ARDSの危険因子**とする報告[13]もあり，外傷患者においてARDS合併は潜在的に死活問題といえる．また，外傷部位別で見たARDS発症の危険因子としては，**ISS≧16の重症外傷，多部位外傷（頭部・胸部・四肢など身体区分の2カ所以上）**があげられ，特に大腿骨骨折の存在，腹部外傷と骨盤骨折の合併，搬送時の生理学的重症度（RTS：revised trauma score）**の不良症例では注意が必要**である[14]．

　治療に関しては外傷後であってもほかの誘因と同様，原疾患の治療と酸素化改善のための人工呼吸管理が基盤となる．呼吸器管理としては必要最低限のPEEPをかけて虚脱肺胞

表2 ● 換気障害を起こす原因

障害部位	原因
気道の障害	口腔内出血，気道損傷，喉頭損傷，顔面骨骨折，肺挫傷，気道熱傷
呼吸中枢の障害	脳挫傷，薬物服用，鎮痛薬投与
神経・呼吸筋の障害	脊髄損傷，脳挫傷
肺・胸腔の障害	肺挫傷，緊張性気胸，開放性気胸，気胸，血胸
胸郭の障害	フレイルチェスト，横隔膜損傷，肋骨骨折
胸郭コンプライアンスの低下	大量輸液，腹部コンパートメント症候群，胸部広範囲熱傷
代謝性アルカローシスの代償	大量輸液，利尿薬投与

（文献12より引用）

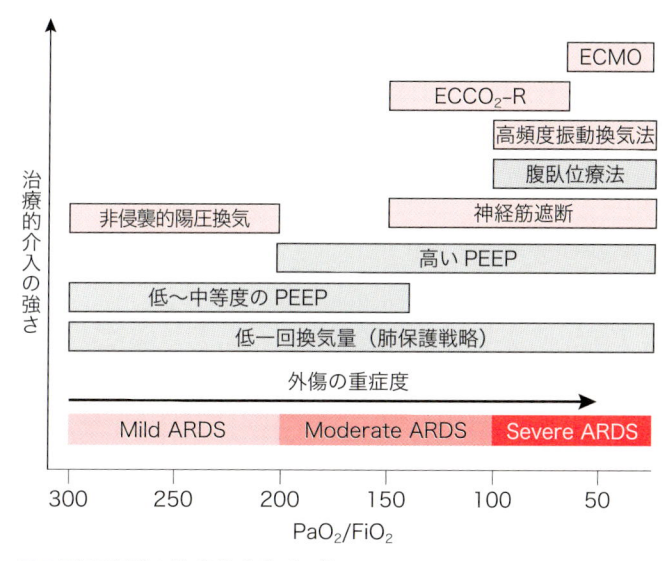

図 ● 重症度別の治療的介入オプション
ECCO₂-R：extracorporeal CO₂ removal
（文献16より引用）

を拡げ，二次的肺傷害を防ぐためにプラトー圧30cmH₂O未満とし，低容量換気（6mL/kg/分以下）をめざす肺保護戦略（lung-protective strategy）が推奨される[15]．図[16]の通り，肺保護戦略以外にも重症度別にさまざまな治療的介入オプションが考慮される．特に高濃度の酸素，high PEEP・highプラトー圧にもかかわらず十分な酸素化を保てないような重症ARDSに対して体外式膜型人工肺（extracorporeal membrane oxygenation：ECMO）が治療手段として考慮される．ECMOにより組織酸素化と換気能を担保しつつ，呼吸器設定を「lung rest」にすることで高濃度高圧設定に伴う人工呼吸器関連肺障害を防ぎ，自己肺の改善を待つこの治療法はCESAR trial[17]以降「重症呼吸不全に対する最後の砦」として再び脚光を浴びている．

❷ 外傷患者のECMO

　ECMOの最初の臨床使用報告は1972年のHill[18]らによる外傷後ARDS患者に75時間VA-ECMO（veno-arterial ECMO）を使用したものであった．これにより，重症呼吸不全に対する手段としてECMOは注目されたのだが，長い期間RCTでの生存率に関する有効性は示せずにいた．前述のCESAR trial[17]で，ARDS患者へのECMO群が，通常治療群に比べ，6カ月後の後遺症のない生存率が有意に高いという結果が出され（63％ vs. 47％；$p=0.03$），再び脚光を浴びた．ELSO（extracorporeal life support organization）registryにおいても，ECMO症例数は2009年以降右肩上がりに増加している．外傷後呼吸不全へのECMOに着目してみると，CESAR trialでは「ヘパリンが禁忌となる病態」を除外条件としているものの，ARDSの背景疾患に「24時間以内の外傷もしくは手術」が両群に6～8％含まれていた．数々の症例報告[19,20]・症例シリーズ[21-28]以外にも，ECMO管理群が死亡率を低下させることを示した後ろ向きコホート研究[29]も散見され，**外傷後ARDSへのECMO導入の安全性と有効性が示唆されている**．ここで外傷後ARDSへのECMO治療の恩恵と問題点をまとめてみる．

1）ECMOの恩恵

a）呼吸不全（循環不全）の安定化

　VV-ECMO（veno-veneous ECMO）で十分なpump flow（60～80mL/kg/分）とsweep gas量が保てていれば，速やかに酸素化の改善・CO_2除去による呼吸性アシドーシス是正がなされるだろう．低酸素症やアシデミアにより循環不全に陥っていた場合は改善が見込まれる．また，VA-ECMOを選択した場合は動脈送血がなされることで循環補助の役割も見込まれる．外傷患者の急性期では末梢組織の低酸素状態やショックが二次線溶過剰発現し，複合的な要因をもってacute coagulopathy of trauma shock（ACOTS）という線溶亢進状態（出血傾向）を引き起こすといわれている．呼吸循環の早期安定化は外傷急性期において重要な命題である．ECMOはその一助になることが期待される．

b）肺保護戦略と橋渡し治療

　ECMO導入後に呼吸器設定を「lung rest」にすることで，高酸素濃度高気道内圧設定に伴う人工呼吸器関連肺障害を防ぎ，肺保護戦略を進めることができる．そして，自己肺の改善まで酸素化換気を担保する橋渡し治療（bridge to recovery）の役割を担う．また，ARDSのみならず，外傷性気管損傷や大量気道出血のとき，**外傷性肺囊胞により片肺換気を行っているとき，気胸に伴う重症air leak症候群を発症し陽圧換気を避けたいときなど，狭義の意味での橋渡し治療的役割**を期待される場面も外傷診療では存在する．

c）生存率の高さ

　Riedら[22]は10年間（2002～2012）のECMO registryから抽出した，52人のECMO

で治療した外傷性ARDS患者の退院時生存率が79％であり，これは外傷データバンクのISSに基づく生存率58％と比較してもECMOの有用性が示唆されると報告した．ほかの観察研究[23-27]でも生存率60〜80％とされている．これらは2000年代以降ヘパリンコーティングのECMO回路/人工肺の発展により安全に長期間回路を維持できるようになったことの影響も大きい．

d) 低体温の是正，大量輸液のツールになる

副次的なものではあるが，ECMO回路の側管（陰圧となる遠心ポンプ前）から急速大量輸液投与（30分で4,000 mL投与可能）を行うことが可能である．また加温器を回路につけることで外傷における死の三徴（deadly triad）の1つと言われている低体温の予防・改善を行うことができる[25]．

2）ECMOの問題点

a) 出血コントロール

原則的に外傷患者へのECMO導入において，十分なpump flowを確保するためには出血コントロールがなされている前提が必要である．ECMO中でもdamage control surgery（DCS）やIVRは施行可能であり，初期輸液療法やDCSと併行して行うべきだという報告[25]もあるが，そもそも十分なpump flowが確保できなければ組織酸素化はままならずさらにショックを助長してしまう．生理食塩液プライミングで行った場合は血液希釈も不可避であり，出血傾向をさらに悪化させるだろう．ECMOからの恩恵を十分に得るためには，原則としてECMO導入以前に低体温・アシデミア・凝固異常といった死の三徴（deadly triad）の是正，そして止血を整わせておく必要があるだろう．

b) カニュレーション・補助様式の選択

VVかVAどちらにするのかは患者の循環動態の不安定性に依存する．そもそもショックの本質が出血性ショックであれば止血および輸血に努めるべきであろう．低酸素血症，アシデミアによる循環不全が背景になるのならばVVを初期に選択し，それらの改善を図ることができるかもしれない．

さらに，多発外傷患者へのVA-ECMO導入には諸問題で悩むことが多い．まず，外傷患者では大動脈遮断バルーン（resuscitative endovascular balloon occlusion of the aorta：REBOA）や観血的動脈圧測定に使用するなど**デバイス確保の問題**で，大腿動脈に送血カニュレを留置するのは選択しづらい[24]．ほかにも，**カニュレーション時の出血合併症，カニュレーション後の下肢虚血**[24]，輸血量の増加，逆行性送血が腹部骨盤臓器の出血を助長する，**大腿動静脈−脱血送血選択により起きるHarlequin syndrome**（上半身と下半身の酸素化に解離が起き，脳組織への酸素化は不十分になる），など諸問題は常に議論になる．実際，ECPRとしてVAを選択せざるを得ない場面があるのも実状だ．

VVにおいても経皮的カニュレーション可能な部位は5カ所存在する[24]が血管損傷の有

無で選択を悩む場面もある．下大静脈損傷に対して，ステント挿入後にあえて下大静脈からECMO脱血を行って陰圧化をはかり止血に成功した報告[30]もあり興味深い．

c) 抗凝固薬をどうするのか

過去外傷患者において抗凝固療法を要するECMO治療は出血合併症を多く引き起こしていた．最近はヘパリンコーティングの人工肺/回路/ポンプ/カニュレが開発されたことにより，「Heparin-freeでECMO管理を行い救命した」という外傷後ARDSの報告[19-23, 25]が数多く存在する．**導入初期（24～48時間）は，完全にheparin-free管理とし，出血性病変のコントロールがなされた時点でAPTT 40～50秒を指標に低用量でヘパリン投与を開始する**プロトコールを用いたRiedの報告[22]が他の文献ともコンセンサスが多いものであった．しかし，なかには5～7日間heparin-free管理となった報告[20, 21]も散見される．Riedらは，さらにECMO中の出血合併症を4％に抑えられたとしており興味深い．ただ，heparin-free管理が長い症例では，下大静脈血栓[20]・カニュレ留置血管でのDVT（deep vein thrombosis：深部静脈血栓症）・ECMO回路内血栓（人工肺・ポンプなど）を発症し，頻回の回路交換を要することがあるのも事実で，抗凝固療法開始のタイミングの判断は難しいといえる．また，Wuら[23]は「受傷後早期（24時間以内）のECMO導入群は出血合併症の危険因子である」と報告しており，**受傷後24時間程度持続する線溶亢進状態の間は出血性合併症に注意し，抗凝固薬は禁忌と捉えた方がよいかもしれない**．この観点から，創部やカニュレ刺入部，ECMO回路内，人工肺膜などに起こる血栓形成を注意深くモニタリングし，線溶抑制期へシフトしたタイミングで抗凝固薬を開始すべきであろう．ここでの薬剤選択は低用量の未分画ヘパリン，メシル酸ナファモスタット，アンチトロンビンなど各施設で差異がある．いずれにせよ外傷患者（出血リスクの高い患者）へのECMO中の抗凝固療法プロトコールを施設としてもつ必要がある．

d) 頭蓋内出血は禁忌か？

CESAR trialで頭蓋内出血は禁忌とされていた．しかし，前述の通り外傷性脳損傷の患者であっても，初期はheparin-freeで管理し，ICP（intracranial pressure：頭蓋内圧）モニタリングをしながら慎重に低用量heparinを開始したECMOの報告[21]もある．しかし重症頭部外傷で神経予後が期待できない症例もあり，case by caseで考えるべきである．

e) 外傷ECMOを誰が見るか

ECMO管理・成績向上にはlearning curveが存在し，一定数以上の経験が必要であるといわれている．CESAR trialでの良好な成績が，経験豊富なECMOセンターへの患者集約化により受けた恩恵は大きいであろう．本邦でも日本集中治療医学会・呼吸療法医学会共同でのECMOプロジェクトを中心にECMOセンター化の流れは存在する．外傷診療において自施設の診察能力を把握し，場合によっては転院を判断するのと同様に，**外傷後患者へのECMO導入の際にも，ECMO経験値を加味し病院間連携を考慮する必要がある**

だろう．そのために，今後も ECMO transport のシステム構築を国レベルでさらに推進することが望まれる．

おわりに

外傷後 ARDS は若年で基礎疾患の少ない患者層であることが多いため，ECMO によって迅速に呼吸機能が立ち上がる可能性が高い．前述の問題点はあるものの，適切な管理で ECMO は安全かつ有効に管理できる．外傷後であっても，従来の人工呼吸器補助の限界を越えるような症例に対する有効な救命手段として ECMO を捉えていくべきである．

文献

1) Ashbaugh DG, et al：Acute respiratory distress in adults. Lancet, 2：319-323, 1967
2) Fishman AP：Shock lung: a distinctive nonentity. Circulation, 47：921-923, 1973
   → かなり古い文献だが ARDS の表現が興味深い

必読 3) Ranieri VM, et al：Acute respiratory distress syndrome: the Berlin Definition. JAMA, 307：2526-2533, 2012
   → 非常に有名な文献

4) ARDS Definition Task Force：Acute respiratory distress syndrome：the Berlin Definition. JAMA, 307：2526-2533, 2012
5) Phua J, et al：Has mortality from acute respiratory distress syndrome decreased over time?: A systematic review. Am J Respir Crit Care Med, 179：220-227, 2009
6) GD Rubensfeld, et al：Incidence and Outcomes of Acute Lung Injury. N Engl J Med, 353：1685-1693, 2005
   → ARDS 患者を前向きコホートで集計し疫学調査したもの
7) Jesu's Villar, et al：The ALIEN study：incidence and outcome of acute respiratory distress syndrome in the era of lung protective ventilation. Intensive Care Med, 37：1932-1941, 2011
8) Ojofeitimi EO, et al：Modification and improvement of nutritive quality of cornpap "Ogi" with cowpea and groundnut milk. Nutr Health, 15：47-53, 2001
9) Calfee CS, et al：Trauma-associated lung injury differs clinically and biologically from acute lung injury due to other clinical disorders. Crit Care Med, 35：2243-2250, 2007
10) Treggiari MM, et al：Effect of acute lung injury and acute respiratory distress syndrome on outcome in critically ill trauma patients. Crit Care Med, 32：327-331, 2004
11) Salim A, et al：Acute respiratory distress syndrome in the trauma intensive care unit: Morbid but not mortal. Arch Surg, 141：655-658, 2006
12) 「外傷専門診療ガイドライン JETEC」（日本外傷学会／監，日本外傷学会外傷専門診療ガイドライン編集委員会／編），へるす出版，p274，2014
13) Watkins TR, et al：Acute respiratory distress syndrome after trauma: development and validation of a predictive model. Crit Care Med, 40：2295-2303, 2012
14) White TO, et al：The epidemiology of posttraumatic adult respiratory distress syndrome. J Bone Joint Surg Am, 86-A：2366-2376, 2004

必読 15) The ARDS network：Ventilation with lower tidal volumes as compared with traditional tidal volumes for acute lung injury and the acute respiratory distress syndrome. N Engl J Med, 342：1301-1308, 2000 ★★★
→ ARDSのランドマーク研究の1つ．ARMA study．従来換気群（1回換気量12 mL/kg，プラトー圧50 cmH$_2$O以下）と低容量換気群（1回換気量6 mL/kg，プラトー圧30 cmH$_2$O以下）を比較検討．低容量換気群で院内死亡率が有意に低下し，人工呼吸管理日数も短縮することが示された

16) Ferguson ND, et al：The Berlin definition of ARDS：an expanded rationale, justification, and supplementary material. Intensive Care Med, 38：1573-1582, 2012

必読 17) Peek GJ, et al. Efficacy and economic assessment of conventional ventilatory support versus extracorporeal membrane oxygenation for severe adult respiratory failure（CESAR）：a multicentre randomised controlled trial. Lancet, 374：1351-1363, 2009 ★★
→ 近年のECMOのランドマーク研究．非常に有名

18) Hill JD, et al：Prolonged extracorporeal oxygenation for acute post-traumatic respiratory failure（shock-lung syndrome）. Use of the Bramson membrane lung. N Engl J Med, 286：629-634, 1972

19) Wen PH, et al：Non-heparinized ECMO serves a rescue method in a multitrauma patient combining pulmonary contusion and nonoperative internal bleeding：a case report and literature review. World J Emerg Surg, 10：15, 2015
→ Heparin-freeを5日間継続した外傷ECMOの症例報告．過去の文献reviewもある

20) Stoll MC, et al：Veno-venous extracorporeal membrane oxygenation therapy of a severely injured patient after secondary survey. Am J. Emerg Med, 32：1300, 2014
→ Heparin-freeの症例報告

21) Muellenbach RM, et al：Prolonged heparin-free extracorporeal membrane oxygenation in multiple injured acute respiratory distress syndrome patients with traumatic brain injury. J Trauma Acute Care Surg, 72：1444-1447, 2012
→ 多発性外傷に頭蓋内出血が合併した外傷後ARDSの患者に対してECMO管理を行った3症例の症例シリーズ

22) Ried M, et al：Extracorporeal lung support in trauma patients with severe chest injury and acute lung failure：a 10-year institutional experience. Critical Care, 17：R110, 2013
→ ドイツのRegensburg大学病院における10年間（2002-2012）のECMO registryから呼吸不全を呈した外傷患者の集計を評価した観察研究

23) Wu MY, et al：Venovenous extracorporeal life support for posttraumatic respiratory distress syndrome in adults: the risk of major hemorrhages. Scand J Trauma, Resusc Emerg Med, 22：56, 2014
→ 外傷後ARDSにECMOを施行した16人の観察研究

24) Wu SC, et al：Use of extracorporeal membrane oxygenation in severe traumatic lung injury with respiratory failure .Ame J Emerg Med, 33：658-662, 2015

25) Arlt M, et al：Extracorporeal membrane oxygenation in severe trauma patients with bleeding shock. Resuscitation, 81：804-809, 2010
→ ドイツのRegensburgでの外傷後ECMOの観察研究

26) Cordell-Smith JA, et al：Traumatic lung injury treated by extracorporeal membrane oxygenation（ECMO）. Injury, 37, 29-32, 2006

27) Huang YK, et al：Extracorporeal life support in post-traumatic respiratory distress patients. Resuscitation, 80：535-539, 2009

28) Michaels AJ, et al：Extracorporeal life support in pulmonary failure after trauma. J Trauma, 46：638-645, 1999

29) Guirand DM, et al：Venovenous extracorporeal life support improves survival in adult trauma patients with acute hypoxemic respiratory failure: a multicenter retrospective cohort study. J Trauma Acute Care Surg, 76：1275-1281, 2014

30) Filippini S, et al：Synergy between stents and extracorporeal membrane oxygenation in multitrauma patients with inferior vena cava injury. Eur J Cardiothorac Surg, 44：1140-1142, 2013
→ IVC損傷をstentで塞ぎ，それより遠位IVCで脱血カニュレ先端を置いてIVCの陰圧化を図った．驚きの手法

第2章 外傷の術後管理に必要な知識

12. 外傷後の抗凝固療法

小倉崇以

Point

- 外傷術後における抗凝固薬投与の目的はthromboembolismの予防.
- 外傷における予防的抗凝固薬の開始時期に明確な基準なし.
- 予防的抗凝固療法は未分画heparinにて開始しAPTT＝40〜60秒で管理.
- DVTは超音波ドプラスクリーニング検査にて評価.
- heparin-induced thrombosisに注意.

はじめに

　日本外傷データバンクによれば，本邦における高齢者外傷は増加の一途を辿っており，65歳以上の高齢者外傷は，若年者に比較すると約2倍存在する[1]．高齢外傷の特徴の1つに，高頻度で基礎疾患を有することがあげられ，抗凝固薬を内服している患者も少なくない．また，外傷は極度の炎症を伴うsystemic inflammatory response syndrome（SIRS：全身性炎症反応症候群）であり，それに加えて安静臥床を強いられる．そのため，deep vein thrombosis（DVT：深部静脈血栓症）およびthromboemblization発症のリスクが高く，近年では血栓形成予防を目的とした抗凝固薬の投与が議論されている．本稿では，外傷術後患者における抗凝固薬投与再開，外傷患者における予防的抗凝固薬投与について議論する．

❶ Thromboembolism

　Thromboembolism（血栓塞栓症）は主に静脈系と動脈系に分類され，静脈系ではDVT

外傷の術後管理のスタンダードはこれだ！　235

とそれを基礎疾患として発症するpulmonary embolism（肺塞栓症），動脈系では脳血栓塞栓症または上腸間膜動脈血栓塞栓症，腎血栓塞栓症などの臓器血栓塞栓症がある．静脈系thromboembolismの原因としては，脱水，感染症などの炎症，旅行・長期臥床・手術などによる血流うっ滞，抗リン脂質抗体症候群・プロテインＳ欠損症・プロテインＣ欠損症などの凝固異常がある．外傷におけるthromboembolismは，外傷そのものによる全身の炎症反応や感染の合併による炎症のescalationを背景に発症することが多い．また動脈系thromboembolismでは，心房細動や心室瘤による血栓形成や，心臓における人工弁による血栓形成などがその原因となる．

② 臨床での実際

症例 1

65歳，女性．飼料倉庫で作業中に6mの高さからコンクリートの地面に墜落．ドクターヘリ要請となった．フライトドクター接触時，意識レベルE4V5M6，血圧98/64 mmHg，心拍数70回/分，呼吸回数24回/分，SpO$_2$ 100%（10 L/分酸素投与下）であった．全身診察の結果，不安定型骨盤骨折，右下腿開放骨折，右多発肋骨骨折血気胸の診断で当院搬送となった．Traumatic bleeding severity score 24点であったため[2]，来院後IABO（大動脈遮断バルーンカテーテル）を挿入し，大量輸血療法施行下に右内腸骨動脈のangioembolization（血管塞栓術）と骨盤創外固定を実施し，血行動態の安定化を得た．右下腿開放骨折についても洗浄およびデブリードマンを施行し，創外固定の後にICU入室となった．第4病日までD-dimerは順調に低下していたが（201μg/mL→16μg/mL），第5病日に軽度再上昇のため，DVTの予防を目的に未分画ヘパリンの持続投与を開始し，APTT40〜60秒を管理目標とした．

損傷部位に限らず，外傷はDVTのハイリスク患者であるが，重症骨盤骨折においては特にDVTのリスクは高い．DVTのスクリーニングは，D-dimerが汎用されるが，外傷においては，本来出血を伴う病態であることに加え，外傷後の炎症によって急性期にはD-dimerが常時異常値を呈する可能性が高いために，その診断価値は必ずしも高くない．しかしながら，DVTの臨床症状がなく（Wellsスコアで評価することもある）[3,4]，D-dimerが正常値である場合は，DVTの多くを否定するに足るため，DVTの除外には有用である．外傷急性期におけるDVTのスクリーニングには，多くの場合超音波ドプラ法が選択される．DVTは断層法によるカラードプラ施行下に[5]，探触子で静脈を圧迫する圧迫法と用手的に下肢筋群を把持する血流誘発法の所見から確定診断する．DVTは中枢進展するとpulmonary embolismを発症するため，DVTの存在を確認した時点で中枢進展を阻止する抗凝固治療の適応となる．抗凝固療法には主にヘパリンおよびワルファリンが使用されるが，治療開始時には，ワルファリン単独治療は再発率が高いので，ワルファリンを使用

する場合はヘパリンとの併用が必須である[6, 7, 8].未分画ヘパリンは5,000単位を静注後,10,000〜15,000単位を24時間持続点滴し,4〜6時間後にAPTT値を測定し増減する.ワルファリンは初回5 mgを内服後,PT-INRを1.5〜2.5を目標に管理する.なお,DVTの予防に関して,重度外傷および骨盤骨折における効果的で安全なDVTの予防法は確立されていないが[9],近年のレビューによれば,理学的予防法および予防的抗凝固療法の双方にDVTの予防効果があり,その予防効果は予防的抗凝固療法が優るとされる[10].低分子量ヘパリンによる抗凝固療法が未分画ヘパリンに比較して有意に予防効果があるが,本邦では一部を除いて低分子量ヘパリンの予防的投与は保険未承認であるため,臨床の現場では一般外傷のDVT予防に際しては未分画ヘパリンが使用される.また,理学的予防法と予防的抗凝固療法の併用は最もDVTの予防効果があるとされており[10],早期歩行・積極的な運動,弾性ストッキングの装着,および間欠的空気圧迫法が,外傷診療の超急性期より積極的に行われている.なお近年では,新規の抗凝固薬であるXa阻害薬がDVTの治療および予防に使用され始めているが,保険承認が一部にとどまること,および一般的な外傷診療におけるデータの蓄積が不十分であることから,本稿における言及は避けることとする.

症例2 急性硬膜下血腫＆弁置換

72歳,男性.2年前に僧帽弁狭窄症に対し,僧帽弁置換術の既往がある.庭木の剪定中に脚立から転落し,左側頭部を打撲.その後にけいれんしたため,ドクターヘリ要請.フライトドクター接触時,E2V2M4,左側頭部の打撲血腫と,左瞳孔の散大および右半身麻痺を認めた.その他の部位に,明らかな外傷所見は認めなかった.血行動態は安定していたが,"切迫するD"を認めたため気管挿管のうえ搬送となった.来院後の全身精査の結果,左硬膜下血腫およびmid line shiftを認め,ERにて緊急穿頭血腫除去施行.その後に緊急開頭血腫除去術を施行し,ICPモニター挿入のうえICU入室となった.ICUではICPモニターガイド下に神経集中治療を展開.Day 2の頭部CTにて頭蓋内血腫がないことを確認し,線溶系亢進の病態の終焉を境に,Day 3より未分画ヘパリンによる抗凝固療法を開始した(図).

　重症頭部外傷における抗凝固療法の再開.これほどまでに重大な臨床的ジレンマは類を見ないであろう.このテーマについての研究は不十分で,明確な結論は出ていない[11].しかしながら,近年,頭部外傷におけるDVTの予防的抗凝固療法についての検討結果が報告されるようになってきた.CTにて"頭蓋内血腫の増大なし",または,"改善"が確認されて24時間後に,未分画ヘパリン,低用量ヘパリン,またはXa阻害薬にて抗凝固療法を開始した患者におけるレビューでは,予防的抗凝固療法は有意にDVTを予防し,かつ,頭蓋内血腫の増大はみられなかったとされている[12, 13].われわれはそれらの文献を参考に,フォローアップCTにて血腫の増大がみられなくなってから24時間後を基準とし,かつ,外傷超急性期に特有の線溶系亢進から急性期の線溶遮断へと病態が移行したことを血

```
受傷 → "血腫増悪なし" 確認24時間後に抗凝固療法開始 → 血栓予防
```

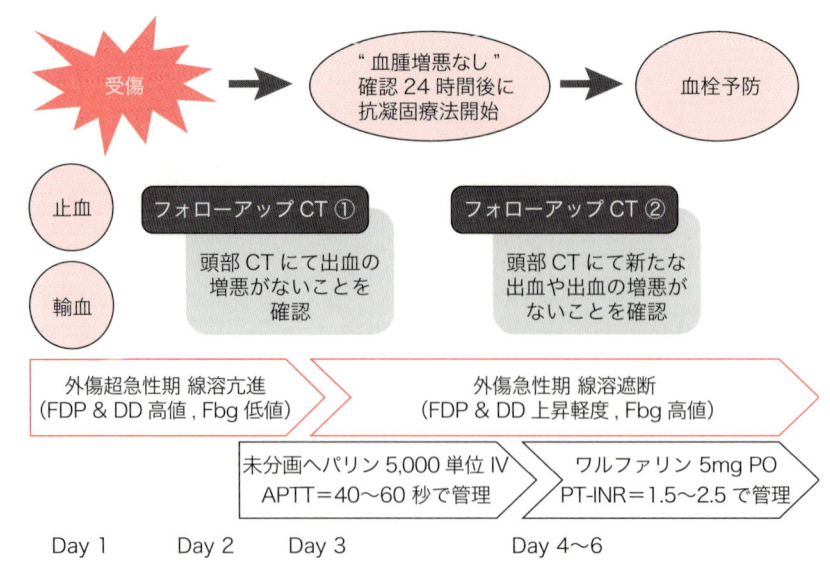

```
止血
輸血
        フォローアップCT①          フォローアップCT②
        頭部CTにて出血の             頭部CTにて新たな
        増悪がないことを             出血や出血の増悪が
        確認                         ないことを確認

外傷超急性期 線溶亢進              外傷急性期 線溶遮断
(FDP & DD 高値, Fbg 低値)         (FDP & DD 上昇軽度, Fbg 高値)

                      未分画ヘパリン 5,000単位 IV    ワルファリン 5mg PO
                      APTT＝40～60秒で管理           PT-INR＝1.5～2.5で管理

Day 1    Day 2    Day 3                    Day 4～6
```

図 ● 症例2における抗凝固療法

大量出血を伴う重症外傷の超急性期には，hyperfibrinolysis（極度の線溶亢進）を主要徴候とした acute traumatic caogulopathy（または dissaminant intravascular coagulation with the fibrinilytic penotype：線溶亢進型播種性血管内凝固症候群）と呼ばれる極めて重篤な線溶亢進が診られる．そのため，外傷超急性期は血栓のリスクよりも出血のリスクの方が高く，高凝固療法は適応されない．しかしながら外傷蘇生の後に適切に出血がコントロールされて超急性期が過ぎ去ると，今度は線溶遮断が起こり（fibrinolytic shat down），凝固亢進の病態に一気に入れ替わる．DVTはこの時期にでやきすく，CT等で止血が確認された時点で抗凝固療法（未分画ヘパリン）を開始する．FDP：fibri/fibrinogen degradeation products, DD：D-dimer, Fbg：fibrinogen, APTT：activated partial thromboplastin time, PT-INR：prothrombin time-international normalized ratio

液学的に確認した後に，抗凝固療法を再開している．抗凝固療法の再開時は，未分画ヘパリンは5,000単位を静注後，10,000～15,000単位を24時間持続点滴し，4～6時間後にAPTT値を測定し増減している（図）．

❸ Pitfall

ヘパリン起因性血小板減少症

ヘパリン起因性血小板減少症：heparin-induced thrombosis：HIT)は，ヘパリン曝露歴のある患者に発症する，稀であるが重篤な合併症であり[14]，動静脈系における血栓形成と血小板減少を主症候とする．HITは，非免疫学的機序によって発症するⅠ型と免疫学的異常によって発症するⅡ型に分類されるが，**臨床的に問題となるのはⅡ型であり，現在では通常HITといえば，狭義でⅡ型のみを指す**．HITは，HIT抗体という血小板第4因子とヘパリンとの複合体に対する自己抗体の出現により血小板活性化とトロンビンの過剰産生が惹起され，血栓形成を起こす病態である[15]．しかし，本邦においてその診断は容易では

なく（診断のゴールドスタンダードであるセロトニン放出試験の実施施設に限りがあるため），実際の臨床では，ELISA法によるHIT抗体の測定と4T'sスコア[16]により臨床診断がなされる．本稿で提示した症例1においても，未分画ヘパリン投与開始5日目に血小板が急激に低下した（$25 \times 10^4/\mu L \rightarrow 5 \times 10^4/\mu L$）．下肢静脈エコー検査を施行したところDVTを認め，ELISA法によりHIT抗体が確認されたため，HITと臨床診断した．**HIT診断時は即座にヘパリンの使用を中止し，アルガトロバン（ノバスタン®）による抗血栓療法を開始すべきである．**症例1ではアルガトロバンを持続静注し，APTT40〜60秒を管理目標としてアルガトロバンの投与増減を行った（当科では2〜3ug/kg/分を基本的な投与開始速度としている）．

文献

1) https://www.jtcr-jatec.org/traumabank/dataroom/data/JTDB2014erev.pdf

2) Ogura T, et al：Predicting the need for massive transfusion in trauma patients: the Traumatic Bleeding Severity Score. J Trauma Acute Care Surg, 76：1243-1250, 2014
   → 本邦で開発中の新しい外傷性出血重症度スコア．参考までに

3) Wells PS, et al：Accuracy of clinical assessment of deep-vein thrombosis. Lancet, 345：1326-1330, 1995 ★
   → あまりにも有名なスコア

4) Goodacre S, et al：Meta-analysis：The value of clinical assessment in the diagnosis of deep venous thrombosis. Ann Intern Med, 143：129-139, 2005
   → Wellsスコアの有用性を証明したmeta-analysis

5) Society for Vascular Ultrasound：Lower extremity venous duplex evaluation. Society for vascular ultrasound（ed），Vascular technology professional performance guideline. Lanham, 1-6, 2003
   → 血管エコーのガイドライン．DVTの診断について詳しく述べられている

必読 6) Kearon C, et al：Antithrombotic therapy for venous thromboembolic disease. American college of chest physicians evidence-based clinical practice guidelines（8th edition）. Chest, 133：502S-510S, 2008
   → アメリカの静脈血栓症診療ガイドライン

7) Brandjes DP, et al：Acenocoumarol and heparin compared with acenocoumarol alone in the initial treatment of proximal-vein thrombosis. N Engl J Med, 327：1485-1489, 1992
   → DVT予防におけるヘパリンの有用性示したRCT ★

8) Nicolaides AN, et al：Prevention and treatment of venous thromboembolism International Consensus Statement（Guidelines according to scientific evidence）. Clin Appl Thromb Hemost, 19：116-118, 2013
   → その名の通り「international consensus statement」．静脈血栓症についてよくまとまっている

必読 9) 「循環器病の診断と治療に関するガイドライン（2008年度合同研究班報告）：肺血栓塞栓症および深部静脈血栓症の診断，治療，予防に関するガイドライン（2009年改訂版）」（2008年度合同研究班／編），2009
   → 日本のガイドライン

10) Barrera LM, Perel P, Ker K, Cirocchi R, Farinella E, Morales Uribe CH. Thromboprophylaxis for trauma patients. Cochrane Database Syst Rev. 28：3：CD008303, 2013
   → 外傷患者における予防的抗凝固療法についてのレビュー

11) Albrecht JS, et al：Risks and benefits of resumption of anticoagulation following traumatic brain injury remain complex and uncertain-reply. JAMA Intern Med, 175：866-867, 2015
   → 頭部外傷における抗凝固薬の再開にはリスクとベネフィットがあるというコメント

12) Scudday T, et al：Safety and efficacy of prophylactic anticoagulation in patients with traumatic brain injury. J Am Coll Surg, 213：148-53; discussion 153-4, 2011
    → 頭部外傷患者における予防的抗凝固薬の安全性と有用性を示した retrospective study

13) Saadeh Y, et al：Chemical venous thromboembolic prophylaxis is safe and effective for patients with traumatic brain injury when started 24 hours after the absence of hemorrhage progression on head CT. J Trauma Acute Care Surg, 73：426-430, 2012
    → 「頭部の血腫増大なし」を確認して24時間後に予防的抗凝固薬を開始することが安全であり有用であったことを述べた retrospective study

14) Smythe MA, et al：The incidence of recognized heparin-induced thrombocytopenia in a large, tertiary care teaching hospital. Chest, 131：1644-1649, 2007
    → Retrospective に HIT の発症率を観察した論文

15) Kelton JG, et al：Heparin-induced thrombocytopenia: laboratory studies. Blood, 72：925-930, 1988
    → HIT の病態生理について詳しく述べられている

必読 16) Lo GK, et al：Evaluation of pretest clinical score（4 T's）for the diagnosis of heparin-induced thrombocytopenia in two clinical settings. J Thromb Haemost, 4：759-765, 2006
    → 4t's スコアはあまりに有名

第2章 外傷の術後管理に必要な知識

13. 外傷後黄疸

鈴木茂利雄

Point

- 外傷後黄疸は肝臓の臓器障害としての代謝機能の低下によって生じる．

- 特異的な治療は存在せず，基本的に全身管理と肝庇護に努めることで改善する．その際，治療介入が可能な胆道系の損傷や閉塞起点をCTやエコーで除外することが重要である．

- ビリルビン値の上昇は外傷の重症度・ショックの持続時間と相関し，ICU滞在期間および死亡率に関する独立した予後不良因子である．

● はじめに

　重症外傷において肝臓・胆道の直接的な損傷が存在しないにもかかわらず高ビリルビン血症を合併する症例は珍しくない．さらに受傷直後には正常値であったにもかかわらず経過中にビリルビン値が上昇する症例も存在する．外傷後黄疸（post-traumatic jaundice）とは外傷の侵襲によって肝臓でのビリルビン代謝に異常をきたした結果発生する黄疸であり，薬剤や感染症，胆道や肝臓の損傷といった因子が除外されて診断し得る．本稿では外傷後黄疸を含め，外傷後に高ビリルビン血症をきたした際の対応，診断・治療のマネージメントおよびその成因機序に関して概説する．

① 外傷後黄疸の定義・発生機序

　外傷後黄疸の定義としては，中谷ら[1]が報告した「重度の外傷後1週間程度で急激に発症し，直接型ビリルビン優位の閉塞性黄疸のパターンをとりながら肝後性の因子を除外でき，肝細胞性因子としての肝炎や薬剤による影響，敗血症等の重度の感染症によるもの等のように明らかな原因を除外でき，外傷そのものが黄疸の原因になっているもの」が広く

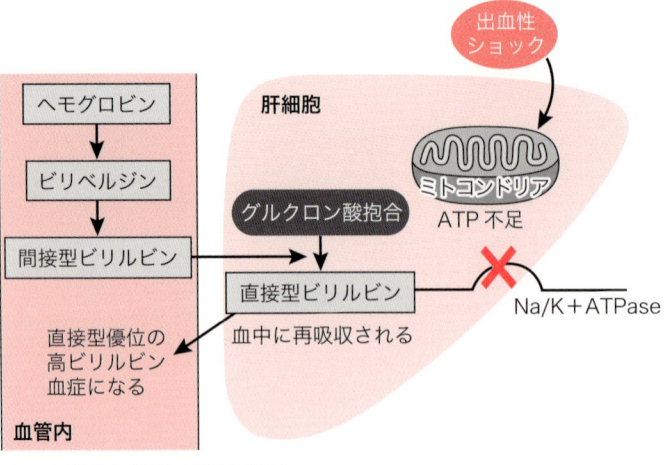

図1 外傷後黄疸の発生機序

用いられている．具体的には閉塞性黄疸をきたすような肝臓・胆道の損傷や十二指腸血腫などが存在しない状況下で，外傷による出血性ショックや血腫の吸収により生じる直接型優位の高ビリルビン血症のことをさす．

発生機序としては出血に伴う大量輸血，体内血腫の吸収による**ビリルビン負荷の増大**と肝臓での**ビリルビン排泄機能の障害**の両者が関与している．ビリルビン排泄機能の障害に関しては，グルクロン酸抱合（直接型ビリルビンへの変換）以降の過程が障害されることがポイントとなる．重症外傷に伴って出血性ショックに至ると肝臓で著しい酸素供給不足が生じる．その結果，最もエネルギーを必要とする直接型ビリルビンの毛細胆管への排泄という過程が障害され，肝細胞内に貯留した水溶性の直接型ビリルビンが血中に再吸収されるため黄疸をきたす（図1）．

外傷後に高ビリルビン血症をきたす病態としてはそのほかにも閉塞性黄疸や薬剤による胆汁うっ滞型肝障害，敗血症によるものが含まれ，その機序は通常の肝障害・胆汁うっ滞と同様である．

❷ 対応方法・臨床での実際

外傷に伴う高ビリルビン血症においては，その原因として**肝前性因子（prehepatic causes）・肝性因子（intrahepatic causes）・肝後性因子（posthepatic causes）**に分けてアプローチするとわかりやすい．**肝前性因子**とは大量輸血や血管外血腫の再吸収によるビリルビン産生の亢進，**肝性因子**とはショックや低酸素，うっ血肝によるビリルビン代謝能の低下，薬剤によるうっ滞性肝障害や敗血症，**肝後性因子**とは胆道や十二指腸の外傷による閉塞性黄疸や無石胆嚢炎による直接型ビリルビンの上昇を指す．Laboriら[2]の

報告ではフローチャート（図2）に示した診断アプローチが推奨されている．

　病歴として既存の肝障害，入院後の薬剤の使用，出血量や投与した輸血製剤の量，ショックバイタルであった期間，受傷起点，TPN（total parenteral nutrition）の投与・使用歴を確認．身体所見としては，①体表での慢性肝障害の徴候，②便の色調，③骨折部位周囲の血腫，④骨盤周囲・腹腔内の血腫などを詳細に観察する．そのうえで採血検査により肝臓・胆道系の障害の評価を行い，画像検査に進む．造影CT，超音波検査で異常が検出された際には，その所見に応じて追加検査・治療を行う．特に，胆管の拡張や肝臓・胆道の損傷が認められた場合には，早急に詳細な検査・治療に移る必要がある．

　治療方針が大きく変化する肝後性因子が除外された場合，肝前性因子としてビリルビン産生が亢進するような血管外血腫や輸血量の評価を行う．正常でのビリルビンの1日当たりの代謝量は250 mgであり，100 mLの血腫が吸収されるとビリルビンは500 mg生成される．また，輸血においては赤血球濃厚液1パック当たり250〜350 mgのビリルビンが生成されるため，大量出血・大量輸血では肝臓での代謝要求はかなり多いことがわかる．ビリルビン供給量を低下させるためには必要以上の輸血を避けることは言うまでもないが，特異的な治療は存在せず止血による血腫形成の予防などが中心となる．次に，肝性因子に関しては，外傷後黄疸の成因であるショックおよび低酸素による肝臓の代謝能の低下を改善するため，バイタル維持や他部位の外傷に対する治療，人工呼吸器の使用など適切な集中治療を行うことが必要となる．同時に敗血症の合併や肝毒性を有する薬剤や麻酔薬の使用がある場合にはこれらの治療を行い肝庇護につとめる．肝細胞の代謝機能低下の評価にはAKBR（動脈血中ケトン対比）が有用とする報告もある[3]．

❸ 文献的考察

　Harbrechtらは，多発外傷患者において肝障害の指標としての2 mg/dL以上の高ビリルビン血症は入院期間および死亡の単独の予後不良因子であると報告している[4, 5]．また，高ビリルビン血症を伴う重症外傷は，有意にショック持続時間が長く必要な輸血量も多いという報告もある[6]．これらは重症外傷の結果として生じるものであり，特異的な治療はないが，より高度な集中治療を要することが示されている．外傷後高ビリルビン血症においては血液浄化が考慮されるケースがある．ビリルビン単独での組織障害・臓器障害に関しては疑問視されており[7]，単にビリルビンの除去を目的とした血液浄化に関しては適応がない．しかし，AKBRを測定し肝臓の代謝能を評価しながら施行した症例が報告されており[8]，今後さらなる症例の集積が待たれる．

```
┌─────────────────────┬──────────────────────┬──────────────────────────────┐
│ 病歴：              │ 身体診察：           │ 検査：                       │
│  - 既存の肝胆道疾患 │  - 体表での慢性肝障害の徴候 │  - 肝機能検査            │
│  - アルコール       │  - 腹部外傷所見      │    (ビリルビン, AST, ALT, ALP, γ-GT, INR) │
│  - 薬剤 / 麻酔      │  - 便や尿の色調      │                              │
│  - 薬剤 / 麻酔      │  - 骨折部位周囲の血腫│  - 全血球数                  │
│  - 肝疾患の家族歴   │  - 骨盤周囲・腹腔内の血腫│  - クレアチニン          │
│  - 黄疸発生のタイミング │                  │  - 細菌培養検査              │
│  - 出血 / 輸血      │                      │                              │
│  - ショックバイタル │                      │                              │
│  - 受傷起点         │                      │                              │
│  - TPN              │                      │                              │
└─────────────────────┴──────────────────────┴──────────────────────────────┘
```

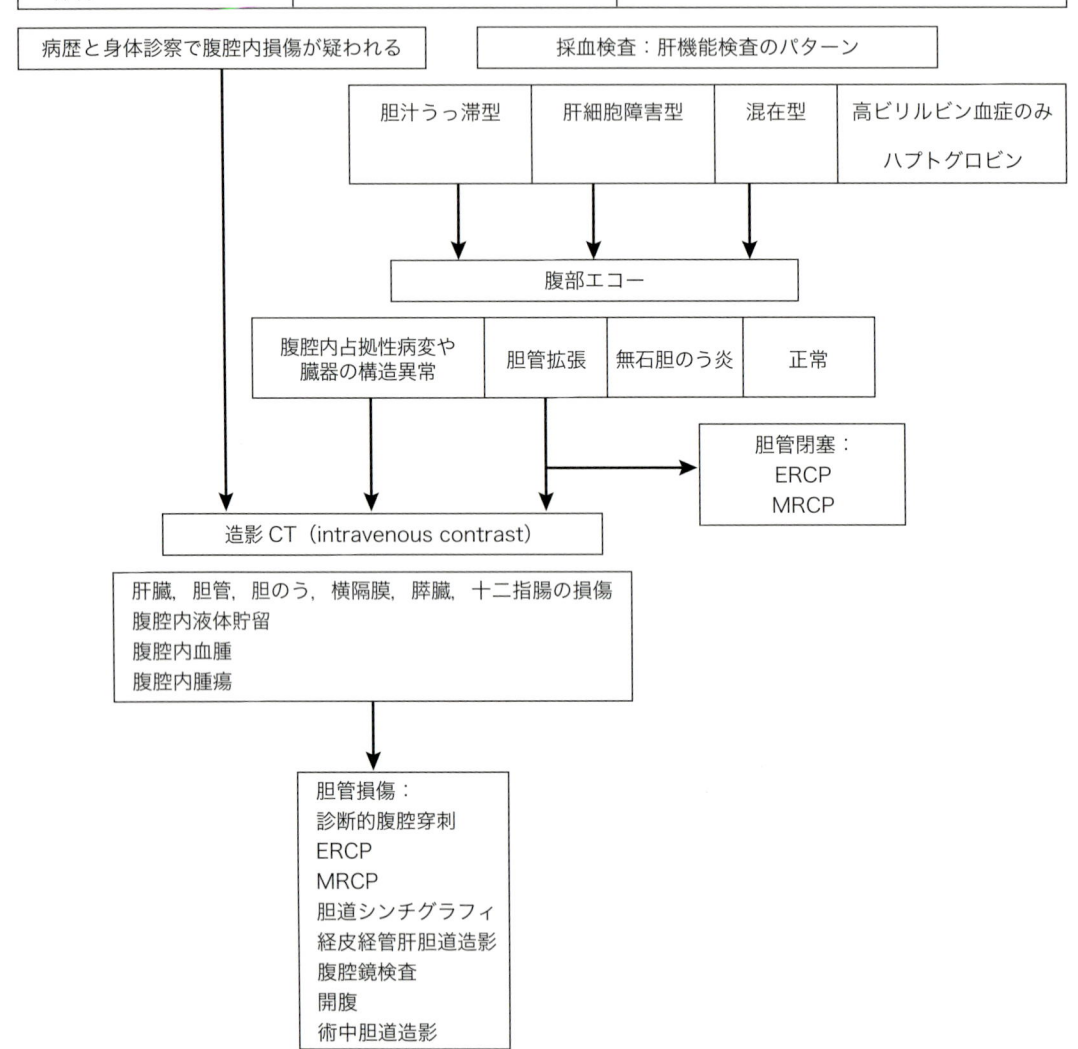

病歴と身体診察で腹腔内損傷が疑われる   採血検査：肝機能検査のパターン

| 胆汁うっ滞型 | 肝細胞障害型 | 混在型 | 高ビリルビン血症のみ ハプトグロビン |

→ 腹部エコー

| 腹腔内占拠性病変や臓器の構造異常 | 胆管拡張 | 無石胆のう炎 | 正常 |

胆管閉塞：
ERCP
MRCP

造影 CT（intravenous contrast）

肝臓，胆管，胆のう，横隔膜，膵臓，十二指腸の損傷
腹腔内液体貯留
腹腔内血腫
腹腔内腫瘍

胆管損傷：
診断的腹腔穿刺
ERCP
MRCP
胆道シンチグラフィ
経皮経管肝胆道造影
腹腔鏡検査
開腹
術中胆道造影

図2 ● 外傷性黄疸の診断アプローチ
CT = computerized tomography
ERCP = endoscopic retrograde cholangiopancreatography
MRCP = magnetic resonance cholangiopancreatography
HIDA scan = technetium-99m dimethyl iminodiacetic acid scan
PTC = percutaneous transhepatic cholangiography
胆道シンチグラフィおよび経皮経管胆道造影に関しては本邦では一般的でない
（文献2より引用）

❹ 結論

　以上，外傷後黄疸に関する病態，マネージメントに関して概説した．高ビリルビン血症は外傷に特有の病態ではないが，重症外傷においては予期されぬ肝臓の損傷や胆道系の損傷，遅発性に出現する胆道狭窄などが存在し，それらを迅速に評価することが重要である．また，高ビリルビン血症を伴う症例は外傷の重症度が高いことが予想され，適切な蘇生・集中治療に努めることが肝要である．

◆ 文献

必読 1）中谷寿男，小林国男：外傷後黄疸－肝ミトコンドリア機能よりみた黄疸発生機序に関する考察－．日外会誌，92：441-447, 1991

2）Labori KJ & Raeder MG：Diagnostic approach to the patient with jaundice following trauma. Scand J Surg, 93：176-183, 2004 ★

3）Nakatani, T, et al：AKBR as a parameter of hepatic hypoxia. Critical Care and Shock, 3：88-100, 2000

4）Harbrecht BG, et al：Hepatic dysfunction increases length of stay and risk of death after injury. J Trauma, 53：517-523, 2002 ★

5）Harbrecht BG, et al：The impact of liver dysfunction on outcome in patients with multiple injuries. Am Surg, 67：122-126, 2001

6）中谷寿男，他：外傷性ショックと外傷後黄疸．Shock, 5：36-40, 1990

7）杉澤　裕，他：高ビリルビン血症．日臨，50：240-246, 1992

8）井本憲志，他：外傷後黄疸に併発した薬剤性肝不全に対して血液浄化法が著効した1例．日本救急医学会雑誌，6：61-65, 1995

第2章 外傷の術後管理に必要な知識

14. 気管切開後の管理

林　健太郎，鈴木昭広

Point

- 一度入れたらチューブは抜くな．チューブだけでなく気も抜くな→気管切開後の管理は適切な固定から始まる．
- 最も怖い縦隔炎は死への一本道→安全で確実な手技を習得し，致死的な感染症を防ごう．
- 誤嚥は御免→誤嚥予防はいつでもどこでも一番大事．

はじめに

　気管切開の適応は経口挿管が困難な症例および長期にわたり人工呼吸器管理が必要な症例である．外傷と疾病では気管切開が導入される経緯は異なるが，術後管理は基本的に同じである．ここでは近年使用頻度が増している**経皮拡張法による**気管切開チューブ挿入後の管理とピットフォールを概説する．

❶ 気管切開終了直後の管理 〜固定の重要性〜

　最も重要なことは，**一度入れた気管切開チューブは定期交換のタイミングまで絶対に抜かないこと**である．この間の管理においてはチューブだけでなく，"気"も抜かないよう留意しよう．

1）気管切開チューブ挿入後の注意点

　チューブ挿入後は，通常と同様に挿管確認を行い，人工呼吸回路へ接続する．呼吸器の回路が正しく固定されていないと気管切開チューブが回路に牽引され，事故抜去による医療トラブルに発展し得る．

気管切開術直後の切開孔は皮膚，皮下脂肪層，筋層，気管軟骨前面とおのおのの層が剥離されており，まるでミルフィーユのような状態となっている．また気管軟骨が最も硬く，他の層は軟らかい．切開孔が安定していない状況で事故抜去が起こると，先端が鈍な気管切開チューブは皮下・筋層へ迷入する可能性が高く，再挿入はきわめて困難である．さらに**皮下・筋層への迷入は縦隔炎の原因となる**ため，絶対に避けたい．よって一度挿入した気管切開チューブを死守すべきである．万が一抜けた場合は，盲目的挿入を避け，穿刺＋ガイドワイヤー挿入の行程からやり直す．トラブル時に備えてチューブ挿入直後は100％酸素で換気するのが安全であるが，電気メスを使用する施設においては，高濃度酸素による気道熱傷事故防止のためFiO_2を切り替えるタイミングには十分注意されたい．

2) 切開孔自体の縫合は避ける！

切開孔両端の縫合は皮下気腫の原因となるため基本的には必要ない．皮下気腫は分泌物の皮下貯留による膿瘍，縦隔炎の原因ともなり得る．皮膚切開が明らかに大きい場合は両端を1針ずつ縫合することもあるが，切開孔とチューブが密着してしまうほどタイトに締め付けないようにする．

3) 入れた気管切開チューブはしっかり固定する

経路の拡張状態が安定する初回のカニューレ交換までは事故抜去を避ける保険の意味で，気管切開チューブのネックプレート（はね部分）と皮膚を片側1針または両側1針ずつ縫合（図1）し，固定用ベルトを併用する．ただし，ネックプレートと皮膚が密着してしまうほどタイトに締め付けつけると皮膚の圧排による褥瘡，壊死をきたしたり，チューブ－皮膚間のYガーゼ交換が困難となるので少しゆとりをもたせる．

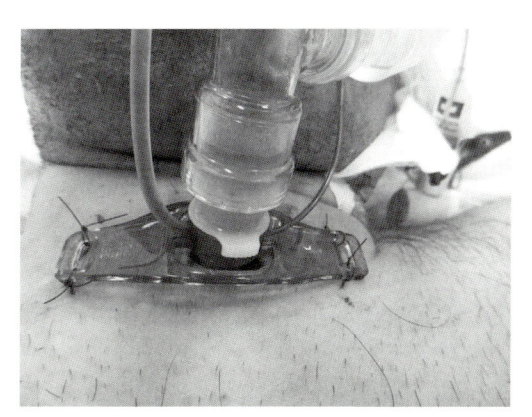

図1 ● 気管切開チューブの固定 (p.14 Color Atlas⑳参照)

4）出血への対応は重要！

　①筋鉤で鈍的剥離を行った場合，②皮下・筋層の末梢静脈を損傷した場合，に出血を認めることがある．多くは静脈性出血であるためガーゼで用手圧迫止血が可能である．それでも止血困難ならボスミンガーゼ（ボスミン®1 mg＋生理食塩液9 mL：1万倍ボスミン）を切開孔周囲に詰める．10〜20分ごとに観察し止血を確認したら圧迫は解除し，ガーゼを除去する．気管切開チューブ挿入後はYガーゼをネックプレートと皮膚の間に複数枚はさみ，切開孔の皮下組織を圧迫するように固定する．過剰圧迫は壊死を引き起こすため圧迫の解除を忘れない．5分以内にガーゼ交換が必要となる場合および拍動性出血を認める場合は，気管内流入による酸素化の増悪，重大な出血性合併症の可能性を考慮し，外科的な止血が必要となる．

❷ カフ圧をモニターしよう！

　気管切開チューブの**適切なカフ圧は20 cmH$_2$O未満**である．カフ圧過剰は気管粘膜の虚血，壊死，気管拡張を引き起こし，カフ圧不足は換気量低下や誤嚥リスクを増大する．気管粘膜の灌流圧は20〜27 cmH$_2$Oであるため，これを超えない管理を心がける．カフ周囲エアリークの原因の多くは患者の気管内径に比しチューブ径が小さいことによるため，サイズを0.5 mmI.D.（内径）ずつ大きくすることが推奨される．カフ圧測定はカフ圧計で約8時間ごと（各勤務時間帯ごと）の確認を指示する．

❸ 人工呼吸器関連肺炎の予防

　人工呼吸器関連肺炎（ventilator associated pneumonia：VAP）の主な原因は，カフ上に貯留した痰や分泌物が気管へ流入することと考えられており[1]，カフ上部吸引ポート付のチューブが好ましい．さらに声門下分泌物持続吸引（continuous aspiration of subglottic secretions：CASS）がVAPの発症率を低下させると報告されている[2]．また，口腔ケアおよび胃管留置を行い，誤嚥予防に努めよう．

❹ 気管切開チューブの交換

　気管切開後の気管切開チューブ交換は，創傷治癒により瘻孔が完成する**術後7〜10日**に行う．これは前述のように皮下軟部組織へのチューブ迷入を避けるためである．以後，チューブ交換は一般的に2週間に1度の頻度で行う．チューブ内腔が喀痰などで狭窄した場合はその時点で交換する．チューブ交換時に注意すべき点として，低酸素状態，口腔内容物の誤嚥，切開孔周囲の損傷，患者間の交叉感染があげられる．

1）低酸素状態

　留置中のチューブを抜去した後，新たなチューブの挿入に手間取ると患者が低酸素状態に陥ることがある．そのため，チューブ交換前にはpre-oxygenationを行うことが肝要である．**チューブ交換に先立って高濃度酸素（基本は100％）で2～3分換気**する．

2）誤嚥

　気管切開チューブの交換時に最も大事なことは，**チューブのカフは抜去直前にデフレート**するということである．気管切開管理中は，チューブのカフによって咽頭と喉頭は完全に分離されているが，チューブ交換のときにはこの分離が解除される時間が必ず存在し，この間に誤嚥が起こり得る．この時間を可能な限り短くするため，抜去直前にデフレートする．また，**交換に先立ち口腔咽頭内の吸引およびカフ上部の吸引を行うことも忘れてはならない**．

3）気管切開孔周囲への損傷

　気管内径より気管切開孔が小さい場合，気管切開孔入口部での抵抗が非常に大きくなる場合がある（原則としてチューブは気管内径に適したサイズを選択するため）．チューブ先端とカフ周囲には潤滑用ゼリーを十分に塗布し，愛護的に挿入する．挿入が難しい症例のコツとしては，**①切開孔とチューブの先端のなす角度を90°とすること**，**②軸は真っ直ぐに保ち，少し回転させながらチューブを進めること**，があげられる．チューブの抜去が困難な症例も同様のコツで解決できることが多い．

4）患者間の交叉感染

　気管切開孔は痰の排泄経路であるため，周囲に多くの細菌が存在する．複数名の患者の気管切開チューブを交換する場合は，必ず患者ごとに手袋を交換する．気管切開孔周囲は不潔野であるため，消毒および滅菌攝子の使用など無菌的操作は不要である．スタンダードプリコーションに則り院内感染の防止に努める．

　以上，気管切開後の管理についてまとめたが，最後に代表的な合併症を**表**に示す．

一口メモ　チューブトラブル回避のお役立ちアイテム

　気管切開チューブと回路の接続が硬い場合はずすことが困難で，時に回路とともにチューブが抜けてしまう危険が生じる．回路に抜去方向の力を加えずに接続を解除できるSUZY HUG鉗子（**図2**）がある．Covidien社の気管切開セットに同梱されておりいざというときに役立つアイテムである．

表 ● 気管切開の合併症

合併症	頻度・備考
術中合併症	
出血	頻度4％．外科手技に起因
チューブの誤挿入	皮下軟部組織への迷入．経皮的気管切開で注意
引火・熱傷	高濃度（40％以上）酸素投与中に電気メスを使用すると引火する
術後早期合併症 （数時間から数日）	
出血	咳嗽による静脈圧上昇も原因の1つとなる
感染	声門下狭窄，縦隔炎，蜂窩織炎，壊死性筋膜炎の原因となり得る[3]
皮下気腫，気胸	頻度10％
チューブ閉塞	頻度2.5％．血餅，喀痰，肉芽による閉塞，チューブの壁当たりが原因
事故抜去	頻度0～7％．再挿入は困難で経喉頭気管挿管が必要
術後後期合併症 （数日以降）	
無名動脈損傷 　気管-腕頭動脈瘻	頻度0.4％．気管-腕頭動脈瘻の死亡率は80～90％と非常に高い
気管-食道瘻	頻度0.01～1％．死亡率は70～80％と高い
声門下気管狭窄	頻度1.9％．気管切開チューブの挿入期間が12日以上で起こりやすい

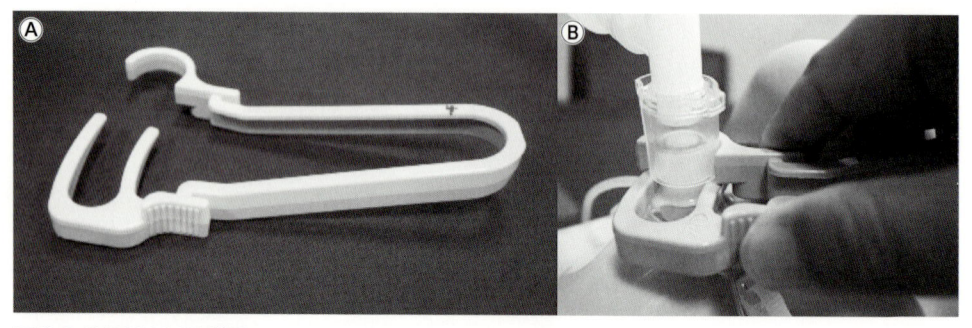

図2 ● SUZY HUG鉗子
Ⓐ：鉗子，Ⓑ：回路の接続部に挿入して挟むようにすると回路が容易にはずれる

文献

1）American Thoracic Society; Infectious Diseases Society of America：Guidelines for the management of adults with hospital-acquired, ventilator-associated, and healthcare-associated pneumonia. Am J Respir Crit Care Med, 171：388-416, 2005 ★★★
2）Kollef MH, et al：A randomized clinical trial of continuous aspiration of subglottic secretions in cardiac surgery patients. Chest, 116：1339-1346, 1999 ★★
3）Wang RC, et al：Near-fatal complications of tracheotomy infections and their prevention. Head Neck, 11：528-533, 1989

第2章 外傷の術後管理に必要な知識

15. 多発外傷後の管理
（治療の優先順位も含めて）

工藤大介，久志本成樹

Point

- 複数診療科から構成される診療チームを統括する**リーダーシップ**が重要である．
- 診療の優先順位は，病態や損傷の**全体像**と全身状態の評価に基づき判断する．
- 厳重な経過観察を要する損傷とともに，単独外傷では問題とならない合併症にも注意を要する．

はじめに

　身体の複数部位に生命に影響を与える可能性のある損傷を有する多発外傷であるが，損傷部位だけでなく，損傷臓器も含めた組合わせは多様であり，バイタルサインや全身への影響もさまざまである．そのため，特定の部位や臓器の損傷を組合わせて，管理方法をプロトコール化することはできない．臨床の現場では，患者個々の損傷や病態に合わせて，主治医と各臓器の専門医が協議をしながら治療方針を決めていく．そのなかで最も大切なことは，外科医であれ集中治療医であれ，主治医がリーダーとなり，診療チームとしての方針を明確にし，牽引していくことである．各臓器・部位の専門医は，専門診療領域を中心に考えがちである．しかしながら，診療の優先順位は，一人ひとりの患者の病態や損傷の全体像と全身状態の評価に基づき判断することが重要である．主治医はリーダーとなり，ときには各専門医を統括するハブとなり，主治医と関連する複数の専門医が十分な議論を行えるような場をつくる．また，これを限られた時間のなかで達成することにより，多発外傷患者にとって最善の術後管理を選択し，決定していく．

1 定義・用語の解説

多発外傷

　身体を，頭部・頸部・胸部・腹部・骨盤・四肢などと区分した場合に，複数の身体区分に重度の損傷が及んだ状態をいう．外傷の重症度を定量化する指標として，各身体部位の解剖学的な重症度により評価するAIS（abbreviated injury scale）があり[1]，一般的に，AIS 3以上の外傷が複数区分にある場合を「多発外傷」とよぶ[2]．

2 対応方法，注意事項

　多発外傷においても，生命にかかわる損傷に対して緊急手術を行い，それ以外の損傷は経過観察や保存的治療，または待機手術を行うことが基本となる．しかし，生命にかかわる外傷が複数部位に存在する際の判断，通常ならば非手術的治療を選択することができる外傷であっても異なる治療戦略の構築を要する可能性など，単独部位の外傷に対する診療を組合わせるだけでは多発外傷に対する適切な診療はできない．来院から緊急手術の術後における最大の目標は，呼吸・循環を安定させ，凝固異常の是正を行い確実な止血を得ることである．これらの安定を図りつつ，緊急手術の術後管理を行い，他部位損傷の治療を行う．感染予防，栄養管理，血栓予防なども考慮して，適切なタイミングで開始することを常に念頭に置く（**第2章-3，6参照**）．

　単独外傷においては緊急の治療を必要としないが，厳重な経過観察を要する損傷・病態として重要なものを**表1**に示す（各損傷に対する管理の詳細は**第1章の各稿を参照**）．また，呼吸や循環動態が安定し，凝固障害が改善してから待機的治療あるいは二期的手術として行う手術を**表2**にまとめた．

表1 ● 術後管理中に起こり得る病態および診断に至る可能性のある損傷

損傷部位	起こり得る病態および診断に至る可能性のある損傷
頭部	血腫増大や浮腫による頭蓋内圧亢進
胸部	胸腔ドレーンからの出血持続・増加，気道出血，occult pneumothoraxの悪化，横隔膜損傷からのヘルニア
腹部	腹部コンパートメント症候群，腹腔内出血の増加 消化管損傷（胃，十二指腸，小腸，結腸） 胆道および膵損傷
泌尿器系	尿管および膀胱損傷による尿漏や血尿 尿道損傷による血尿
脊椎	頸椎損傷に伴う頸部血管損傷による脳虚血症状
四肢	四肢コンパートメント症候群

表2 ● 待機的に行われる可能性がある術式と処置

損傷部位	術式と処置
頭部	陥没骨折に対する整復術，血管損傷に対する治療
胸部	胸部大動脈損傷に対する根治術，フレイルチェストに対する肋骨固定術，持続的気漏に対する根治術
腹部	damage control surgery を含む open abdomen 後の根治的治療と閉腹（消化管・胆道・血行再建や膵損傷根治術など）
泌尿器系	尿路再建術
骨盤	観血的整復固定術
脊椎	内固定術・減圧術，頸椎に対する外固定
四肢	観血的整復固定術，軟部組織損傷に対する再建術，コンパートメント症候群に対する筋膜切開後閉創
顔面	観血的整復固定術，顎間固定

❸ 合併損傷部位と診療のポイント

1） 頭部外傷

　直ちに脳ヘルニアを起こす可能性が低い頭蓋内血腫や脳浮腫などの頭部外傷に関しては，経過観察となる．多発外傷では，大量輸液・輸血による蘇生や凝固障害などにより頭蓋内血腫や浮腫が増悪するリスクがあることから，他部位の緊急手術に先行あるいは終了後に，頭蓋内圧（intracranial pressure：ICP）のモニタリングを行う．ICPセンサーを挿入して，その推移を観察する．もしくは，くり返し頭部CTを撮影して，血腫や浮腫の推移を観察する．多発外傷では，人工呼吸器管理となることが多く，鎮痛・鎮静薬を投与するため，意識レベルや瞳孔所見を参考にした経過観察は基本的には行えない．また，他部位の合併損傷もあり，頻回にCT室に移動することは患者にとってリスクが高いため，可能ならばICPセンサー留置を行いたい．外傷性凝固障害をきたした場合は，頭蓋内血腫増大のリスクが高いので，そのモニタリングとともに凝固障害の制御は重要である[3, 4]．重症頭部外傷に対しては30°の頭位挙上が推奨されているが[5]，頸椎損傷合併例では，頭位挙上ができない場合があり，整形外科医との連携も重要である．マンニトールやグリセオール®などの浸透圧利尿薬は，血圧低下をきたすことがあるので，循環が安定してない状態での使用には注意を要する．

2） 胸部外傷

　来院直後に開胸止血術を要する血胸の頻度は低く，胸腔ドレーン留置により対応することが多い[6]．血胸に対して胸腔ドレナージを施行した症例では緊急手術部位の術後管理と

並行して，排液量や性状に注意を要する．持続する出血があると凝固障害が是正されずに，手術部位の再出血や合併損傷部位の出血の可能性があるため，胸腔内の止血状態の評価と適切なタイミングでの介入は重要である．一方，凝固障害により大量あるいは持続する血胸となることもあり，外科的介入を要するのか，凝固障害の是正を行うことのみで十分であるのかの判断が重要となる．

胸部大動脈損傷に対しては，合併損傷と治療の優先順位により，急性期治療（ステントグラフト内挿術あるいは開胸手術による再建），または待機的治療を選択する[7]．待機的治療を安全に施行するためには，手術までの鎮静，鎮痛，降圧薬による血圧管理が重要となる．

3）腹部外傷

腹部・骨盤外傷を合併した多発外傷では，腹腔内臓器の浮腫に大量輸液などの影響も加わり，腹部コンパートメント症候群の高リスク状態となる[8]．腹腔内圧上昇を疑う場合は膀胱内圧をモニタリングして，腹部外科医と密に連携しながらガイドラインのアルゴリズムを参考に治療する[8]．腹部コンパートメント症候群の予防あるいは治療目的でのopen abdomen管理となることもある．Open abdomenに伴う合併症を減らすためには早期閉腹が最も重要であり，循環動態安定後は過剰輸液を避ける．

小腸や結腸損傷，十二指腸損傷や胆管損傷などの診断において，受傷後早期のCT検査などの画像診断精度は十分ではない．消化管損傷を示唆する画像所見がないことは，これらの存在を否定するものではなく，フォローアップCTでの所見の変化に注意を要する．

4）四肢損傷

開放創を有する四肢損傷，特に高度の軟部組織損傷を伴う開放骨折の場合，創部感染合併のリスクが高いため，局所の創傷管理が重要である．また観血的整復固定術では人工物を使用することから，創部感染のみならず全身の感染症も術後手術部位感染の高リスクとなるため，感染制御は重要である．

大腿動脈や膝窩動脈損傷に対する血行再建，高エネルギーによる下腿骨折，特に大量輸液・輸血を要する症例では，四肢コンパートメント症候群への注意が必要である[9]．受傷後早期には本症の存在を疑う徴候を呈さず，また，自覚症状から早期に発見することが困難であり，十分な観察と組織内圧モニタリングを積極的に考慮することが必要である．

文献

1) Thomas A：The Abbreviated Injury Scale 2005. Update 2008. American Association for Automotive Medicine（AAAM），Des Plaines, 2008

2) 「日本救急医学会 医学用語解説集」
http://www.jaam.jp/html/dictionary/dictionary/word/0911.htm（2015年11月アクセス）

3) Salehpour F, et al：Correlation between coagulopathy and outcome in severe head trauma in neurointensive care and trauma units. J Crit Care, 26：352-356, 2011
→ 重症頭部外傷の小規模研究，凝固障害と神経学転帰の関連を示した

4) Suehiro E, et al：Predictors of deterioration indicating a requirement for surgery in mild to moderate traumatic brain injury. Clin Neurol Neurosurg, 127：97-100, 2014
→ 軽度・中等度頭部外傷の小規模研究，凝固障害と血腫拡大の関連を示した

5) 「重症頭部外傷治療・管理のガイドライン（第3版）」（日本脳神経外科学会／日本脳神経外傷学会／監，重症頭部外傷治療・管理のガイドライン作成委員会／編），医学書院，2013
→ 日本の重症頭部外傷治療・管理のガイドライン

6) Mowery NT, et al：Practice management guidelines for management of hemothorax and occult pneumothorax. J Trauma, 70：510-518, 2011
→ 外傷による血胸と気胸の診療ガイドライン

7) Fox N：Evaluation and management of blunt traumatic aortic injury：a practice management guideline from the Eastern Association for the Surgery of Trauma. J Trauma Acute Care Surg, 78：447, 2015
→ 鈍的胸部外傷の診療ガイドライン

8) Kirkpatrick AW, et al：Intra-abdominal hypertension and the abdominal compartment syndrome: updated consensus definitions and clinical practice guidelines from the World Society of the Abdominal Compartment Syndrome. Intensive Care Med, 39：1190-1206, 2013
→ 腹腔内圧亢進・腹部コンパートメント症候群の診療ガイドライン

9) Garner MR, et al：Compartment syndrome: diagnosis, management, and unique concerns in the twenty-first century. HSS J, 10：143-152, 2014

第2章 外傷の術後管理に必要な知識

16. 脂肪塞栓症候群

速水宏樹

Point

- 男性，若年者，閉鎖性骨折，多発骨折，骨折固定術の遅れた症例で発生しやすい．
- 手術後では整形外科手術や心肺バイパスに伴い発症する場合がある．
- 脂肪塞栓症候群の診断は本疾患を疑うところから始まる．
- 術後せん妄の原因となり得る．

● はじめに

　脂肪塞栓症候群は特に骨折受傷後早期や整形外科疾患の手術後に発症する疾患であるが，本疾患に遭遇する機会はそれほど多くはない．それゆえ，経験の浅い医師にとって本疾患は「忘れた頃に遭遇する」典型的疾患である．しかし，本疾患は発症すると致死的にもなり得る疾患であり，常に本疾患を疑う習慣をつけておく必要がある．本疾患は疑うところから始まり，早期に診断を行って，対応していくことが重要である．

1 定義

　脂肪塞栓とは循環血液内に脂肪滴が存在することで定義され，臨床症状は問わない．脂肪塞栓は長管骨骨折のほとんどすべてに発生していると考えられる．血液内に放出された脂肪によって症状を呈するものが脂肪塞栓症候群と定義される．最近の報告では脂肪塞栓症候群は片側大腿骨骨折患者の0.54％，大腿骨骨折を含んだ多部位骨折患者の1.29％に認めるとされる[1]．発症時期は受傷後72時間以内，特に12〜24時間に発症することが多い．発症リスクは男性，若年者（20〜30歳代），閉鎖性骨折，下肢長管骨骨折，多発骨

折，骨折固定術の遅れた症例で起こりやすい．死亡率は5％〜15％，人工呼吸器管理を要した患者で36％まで上昇すると報告されている[2]．

❷ 診断

　脂肪塞栓症候群の診断には本邦では鶴田の診断基準が使用されてきたが，国際的にはGurd and Wilsonの診断基準（表）を用いることが多い．その他にSchonfeldのfat embolism index（FEI）や呼吸器症状のみで診断するLindequeの診断基準もある．いずれも本疾患を完全に診断できる基準ではない．主症状として呼吸不全や中枢神経症状，点状出血があげられることが多いが，主症状のいずれかを欠く場合もある．呼吸器症状では胸部X線所見で「snow storm appearance」とよばれる両側性肺陰影を特徴とするが，本疾患に特異的な所見ではない．また胸部CTでは両側性のすりガラス陰影を認めることが多い．脳MRIではDWIやT2WIが有用である．半卵円中心や基底核，視床に等信号〜高信号の領域を認め，「starfield pattern」とよばれる[4]．点状出血は皮膚や結膜に認められる．

表　Gurd & Wilsonの診断基準

大病像
点状出血
脳症状
呼吸器症状
小病像
発熱（39.4℃以上）
頻脈（120回/分以上）
網膜変化
黄疸
腎変化（乏尿，無尿）
検査所見
貧血（20％以上の低下）
血小板減少（50％以上の低下）
赤沈の亢進
脂肪滴血症

少なくとも大病像1つと小病像・検査所見から4つおよび脂肪滴血症で陽性所見
（文献3より引用）

❸ 病態

本疾患の病態を説明する機序は完全にはわかっていないが，主に2つのプロセスがある．実際はその両者が関与していると考えられている．

1) Mechanical theory

静脈内へ入った脂肪滴が肺血管系を閉塞することによって惹起される．肺毛細血管の塞栓は肺胞虚脱や浮腫，出血，低酸素反応性の血管収縮を惹起する．卵円孔の開存や小さな脂肪が肺血管床を通過することで右心系から左心系へ流入し，局所的な塞栓から神経症状を呈する．

2) Biochemical theory

脂肪分解によって放出された遊離脂肪酸が肺血管床などで血管内皮細胞傷害を引き起こし，各種サイトカインを誘導することで炎症を惹起しARDSに類似した所見を呈するとされる．同様に中枢神経系の血管内皮細胞傷害も引き起こし，浮腫などが生じる．脂肪塞栓は膵炎などの非外傷性疾の報告があり，本プロセスによって説明される．

❹ 予防と治療

脂肪塞栓症候群に対する確立された予防薬や治療薬はない．ステロイドは脂肪塞栓症候群を予防する可能性がある．最近のメタアナリシスによるとコルチコステロイドは脂肪塞栓症候群のリスクを78％まで減少させると報告している[5]．しかし，使用された論文はいずれもエビデンスレベルの低いものであり，ステロイドの予防的使用は依然としてcontroversialな問題である．一方で，**早期骨折固定が脂肪塞栓症候群を予防する**ことがわかっている．したがって，受傷後早期に骨折固定術が行われることが勧められ，最近の整形外科戦略のポイントである．また**髄腔内圧の上昇が脂肪塞栓症候群のリスク**であると考えられており，手術手技の工夫・進歩によっても脂肪塞栓症候群の発症を予防できる可能性がある．治療に関しては呼吸不全や中枢神経症状，続発するDICに対する対処療法が主となる．重度の呼吸不全に対してはVV-ECMOなどの検討も必要である．

❺ 注意事項・ピットフォール

・術後せん妄は認知障害の原因であり，死亡率にも影響を与えることから，近年集中治療

領域で注目され，せん妄予防が推奨されている．脂肪塞栓症候群は整形外科手術や心肺バイパス手術に伴い発症することもあるため，術後せん妄の原因の1つとして考慮する必要がある[6]．

・Cerebral fat embolismは脂肪塞栓症候群の80％に発症するとされる．「塞栓」という表現のため，麻痺や失行，失語など局所神経所見による症状を連想しがちであるが，実際は精神状態の変容や意識障害，昏睡などを合併していることが多い．神経学的所見は可逆的であり，昏睡症例においても正常もしくは軽度障害まで回復する症例は57.6％と報告され，頭部外傷と比較して予後はよい．また軽度の意識障害や局所神経所見にとどまる症例では90.5％が回復すると報告される[7]．術後意識状態の回復が良くない症例でも治療を継続していくことが求められる．また，脳浮腫が認められる症例では頭蓋内圧が上昇している症例[7]もあり，積極的な神経集中治療管理を検討してよいと筆者は考えている．筆者はJCS300の脂肪塞栓症候群が6カ月を経て，高次機能障害を残すものの意識清明まで回復した症例を経験している．

6 文献的考察

整形外科手術と脂肪塞栓症候群

受傷後早期に骨折固定術した群と遅れて骨折固定術した群では，後者において脂肪塞栓症候群の頻度が増すことが報告さている[8]．骨折を固定する前に骨折部を動かすと脂肪滴が血管内へ流入するためである．したがって受傷後早期に骨折固定術を行うことが勧められる．一般的には根治的内固定術が行われるが，全身状態の悪い症例や多発骨折患者では創外固定術を考慮し，臨機応変に対応する必要がある．また移動や整復時も含めて，骨折部の乱暴な操作は慎むべきであろう．

また髄内釘挿入時には髄腔内に挿入するためのスペースを作成する必要があり，海綿骨や皮質骨を削る作業をreamingとよぶ．reamingを行うことによって，十分な径の髄内釘を大腿骨や脛骨内に挿入することが可能となる．一方で，reamingは髄腔内圧を上昇させ，脂肪塞栓を惹起する要因の1つと考えられている．そのためunreamed髄内釘の使用を勧める報告もあった[9]．しかし近年はremingデバイスやインプラントに工夫がなされ，reaming時や髄内釘挿入時の髄腔内圧が低減できるようなっている．AnwarらはRCTでreamed髄内釘とunreamed髄内釘で呼吸器合併症に有意差がないことを示しており[10]，reamed髄内釘とunreamed髄内釘は臨床的には差はないと考えられる．最近はreamingで出る髄腔内の海綿骨や脂肪組織を回収するreamer irrigator aspirator（RIA）とよばれるデバイスもあり，循環内へ流入する脂肪量が従来のreamingデバイスより有意に低下することが示され，脂肪塞栓症候群の発症を抑える可能性が示唆されている[11]．

文献

1) Stein PD, et al：Fat embolism syndrome. Am J Med Sci, 336：472-477, 2008 ★
   → 米国の1979年～2005年の脂肪塞栓証拠群患者41,000人を対象とした疫学調査
2) Porpodis K, et al：Fat embolism due to bilateral femoral fracture: a case report. Int J Gen Med, 5：59-63, 2012
3) Gurd AR, et al：The fat empolism syndrome. J Bone Joint Surg Br, 56B：408-416, 1974
4) Kuo KH, et al：Dynamic MR imaging patterns of cerebral fat embolism: a systematic review with illustrative cases. AJNR Am J Neuroradiol, 35：1052-1057, 2014
   → 脂肪塞栓症候群の脳MRIをサブタイプを含めて5タイプに分類している.
5) Bederman SS, et al：Do corticosteroids reduce the risk of fat embolism syndrome in patients with long-bone fractures? A meta-analysis. Can J Surg, 52：386-393, 2009
   → コルチコステロイドの予防効果, 治療効果に関するメタアナリシス解析
6) Cox G, et al：Cerebral fat emboli: a trigger of post-operative delirium. Injury, 42 Suppl 4：S6-S10, 2011
7) Kellogg RG, et al：Massive cerebral involvement in fat embolism syndrome and intracranial pressure management. J Neurosurg, 119：1263-1270, 2013
8) Pinney SJ, et al：Fat embolism syndrome in isolated femoral fractures: does timing of nailing influence incidence? Injury, 29：131-133, 1998 ★
9) Pape HC, et al：Primary intramedullary femur fixation in multiple trauma patients with associated lung contusion--a cause of posttraumatic ARDS? J Trauma, 34：540-547, 1993
10) Anwar IA, et al：Femur fractures and lung complications: a prospective randomized study of reaming. Clin Orthop Relat Res, ：71-76, 2004 ★★
11) Volgas DA, et al：Fat embolus in femur fractures: a comparison of two reaming systems. Injury, 41 Suppl 2：S90-S93, 2010

索引 Index

数字

3連ボトル・システム …… 48
6P …… 154

欧文

A

AAST …… 138
ABCDE …… 17
abdominal compartment syndrome …… 84, 106, 147, 179
acidosis …… 214
ACS …… 84, 107, 147, 175, 179
ACT …… 58
acute respiratory distress syndrome …… 227
AECC …… 227
AIS …… 30, 252
AKBR …… 243
American Association for the Surgery of Trauma …… 138
American Spinal Injury Association …… 30
APRV …… 68

B

ARDS …… 227
ASIA …… 30
ASIA impairment scale …… 30

BAE …… 82
BAI …… 54
BB …… 80
bile leak …… 87
biloma …… 87
bird beak …… 60
blunt aortic injury …… 54
bronchial artery embolization …… 82
bronchial blocker …… 80

C

CASS …… 248
cerebral fat embolism …… 259
coagulopathy …… 214, 218
continuous aspiration of subglottic secretions …… 248
CPP …… 19
CTフォロー …… 56
CXR …… 46

D

damage control resuscitation …… 90, 108
damage control surgery …… 35, 106, 137, 147, 174
damage control orthopedic …… 169
DCO …… 169
DCR …… 108
DCS …… 84, 106, 137, 174
D-dimer …… 236
deep vein thrombosis …… 149, 235
de-escalation …… 110
DIC …… 216
DLT …… 80
double lumen tube …… 80
DVT …… 149, 170, 235

E

EAST …… 118
endoscopic retrograde cholangiopancreatography …… 116
ERCP …… 116

F・G

FFP 109, 117, 215
fresh frozen plasma 117
GCS 17
glasgow coma scale 17
Gurd and Wilsonの診断基準
.... 257

H

hemobilia 88
heparin-induced thrombosis
.... 238
high PEEP 68
high route法 145
HIT 238
hypothermia 214

I

IABO 137, 219
IAH 179
IAP 109, 179
ICP 16, 19
International Standards for Neurological Classification of spinal cord injury 30
International study group of pancreatic fistula 118

interventional radiology
.... 75, 106, 118, 136
intra-abdominal hypertension 90, 179
intra-abdominal pressure
.... 109, 179
intra-aortic balloon occlusion 219
intracranial pressure 16
ISGPF 118
ISNCSCI 30
IVR ... 75, 85, 106, 118, 136, 139

J～L

JATEC™ 17, 137
Kocher-Langenbeck approach 149
lean body mass 205
low route法 145

M

magnetic resonance venography 150
massive transfusion protocol
.... 109
Morel-Lavallee lesion 150
MPR 137
MRV 150

MSCT 137
MTP 109
multi-slice CT 137

N

negative pressure wound therapy 86, 109
NOM 17, 85, 136
noninvasive positive pressure ventilation 31
nonoperative management
.... 17, 136
non-responder 106
NPPV 31
NPWT ... 109, 160, 182, 211, 212
NR 106

O

OAM 109, 182, 209, 210
OP 97
open abdomen 86
open abdomen management
.... 177
open abdominal management
.... 109, 182, 209
OPSI 97, 102, 117
OPSI重症感染症 102

Index

overwhelming post splenectomy infection ……… 97, 102, 117

P

PC ……… 109, 117, 215
PE ……… 149
PEEP ……… 82
PEG ……… 206
perihepatic packing ……… 86
perihepatic packing （silo closure） ……… 85
permissive hypotension ……… 218
planned reoperation ……… 174
platelet concentrate ……… 117
positive end-expiratory pressure ……… 82
postembolization syndrome ……… 100
post-traumatic jaundice ……… 241
PPSV23 ……… 102
primary ACS ……… 179
pulmonary embolism ……… 149, 236

R

RBC ……… 117, 215
RCC ……… 109
recurrent ACS ……… 179
red blood cells ……… 117

S

secondary ACS ……… 179
silo closure ……… 86
SIRS ……… 205, 235
SSCG ……… 109
SSI ……… 92, 209
subcristal pelvic external fixator ……… 145
surgical site infection ……… 92
surviving sepsis campaign guideline ……… 109
SUZY HUG鉗子 ……… 250
systemic inflammatory response syndrome ……… 235

T

TAC ……… 86, 182
TAE ……… 82, 97, 137, 177
temporary external fixation ……… 170
temporary abdominal closure ……… 86, 182
tertiary survey ……… 222
tertiary surveyチェックシート ……… 224
TEVAR ……… 54
thoracic endovascular aortic repair ……… 54
thromboembolism ……… 235
towel clips closure ……… 86
TPP ……… 75
TR ……… 106
transcatheter arterial embolization ……… 137
transient-responder ……… 106
traumatic pulmonary pseudocyst ……… 75

V・W

vacuum pack closure ……… 176
VAI ……… 33
VAP ……… 248
ventilator associated pneumonia ……… 248
vertebral artery injury ……… 33
Vibrio vulnificus ……… 195
VPC ……… 176
water seal ……… 49
World Society of the Abdominal Compartment Syndrome ……… 179
WSACS ……… 179

外傷の術後管理のスタンダードはこれだ！ 263

和文

あ行

- アクセストラブル ... 57
- アシドーシス ... 106, 214
- アルガトロバン ... 239
- 一時的閉腹 ... 182
- 医療関連感染症 ... 187
- イレウス ... 111
- 陰圧閉鎖療法 ... 86, 109
- インプラント周囲感染 ... 69
- うっ血肝 ... 242
- エアリーク ... 70
- 炎症性サイトカイン ... 205

か行

- ガーゼパッキング ... 220
- 外固定 ... 72
- 外傷後黄疸 ... 241
- 外傷性DIC ... 216
- 外傷性（偽性）肺囊胞 ... 75
- 外傷性腎損傷 ... 136
- 外側大腿皮神経損傷 ... 145
- 開腹手術 ... 97
- 開放骨折 ... 162
- 解離 ... 57
- ガス壊疽 ... 189
- 仮性動脈瘤 ... 99, 101
- 仮性動脈瘤破裂 ... 102
- 活動性出血 ... 105
- 合併損傷部位 ... 253
- カテーテル ... 206
- 化膿性脊椎炎 ... 193
- カフ圧 ... 248
- 観血的内固定術 ... 148
- 肝後性因子 ... 242
- 寛骨臼骨折 ... 148
- 肝性因子 ... 242
- 完全静脈栄養法 ... 206
- 肝前性因子 ... 242
- 完全鎮静 ... 55
- 肝損傷分類 ... 85
- 気管支鏡 ... 78
- 気管支動脈塞栓術 ... 82
- 気管支ブロッカー ... 80
- 気管切開終了直後の管理 ... 246
- 気管切開チューブ ... 246
- 危機的出血 ... 218
- 気道出血 ... 175
- ギプス ... 169
- 逆行性チューブ十二指腸瘻 ... 123
- 逆行性脳灌流法 ... 63
- 臼蓋骨折 ... 144
- 急性期出血 ... 137
- 急性呼吸窮迫症候群 ... 227
- 胸郭 ... 67
- 胸腔ドレーン ... 47
- 胸腔ドレーン抜去 ... 51
- 凝固異常 ... 214
- 凝固障害 ... 106
- 凝固線溶系 ... 19
- 胸部外傷 ... 75, 253
- 胸部大動脈損傷 ... 54
- 胸腰椎手術 ... 35
- 局所陰圧閉鎖療法 ... 211
- 緊急止血術 ... 220
- 筋膜切開 ... 156
- クランプテスト ... 50
- グルクロン酸抱合 ... 242
- 経カテーテル動脈塞栓術 ... 82
- 経口 ... 206
- 経腸 ... 206
- 頸椎手術 ... 34
- 頸椎脱臼整復術 ... 33
- 経皮拡張法 ... 246
- 経皮内視鏡的胃瘻造設術 ... 206

Index

血液浄化 … 243	シーネ … 169	消化管機能障害 … 37
血栓塞栓症 … 235	試験開胸の適応 … 45	上行および弓部大動脈損傷 … 61
減圧開腹術 … 182	四肢コンパートメント症候群 … 153	漿膜パッチ … 122
減張切開 … 157	四肢損傷 … 254	静脈栄養 … 206
抗凝固治療 … 236	脂質 … 207	褥創 … 37
抗凝固薬 … 150	持続陰圧療法 … 160	食物繊維 … 207
抗凝固療法 … 237	持続低圧吸引 … 49	心筋損傷 … 40
交叉感染 … 249	刺入ピン … 32	人工呼吸器管理 … 64
梗塞 … 99	死の三徴 … 98, 108, 180	人工呼吸器関連肺炎 … 248
高乳酸血症 … 205	脂肪塞栓症候群 … 256	新鮮凍結血漿 … 117, 215
高ビリルビン血症 … 242	若年例 … 61	腎臓 … 136
後腹膜腔 … 124	縦隔血腫 … 54	心損傷 … 40
誤嚥 … 249	重症頭部外傷 … 200	腎損傷 … 128
呼気終末陽圧 … 82	重症頭部外傷治療・管理のガイドライン … 18	心損傷分類 … 40
呼吸リハビリテーション … 68	重症敗血症/敗血症性ショック … 107	心タンポナーデ … 40
骨髄炎 … 162, 189	重度脊髄損傷 … 200	深部静脈血栓症 … 37, 149, 193, 235
骨盤骨折 … 144	十二指腸憩室化術 … 123	膵液瘻 … 126
骨盤輪骨折 … 148	十二指腸損傷 … 121	膵切除 … 117
コンパートメント症候群 … 153	十二指腸部分切除術 … 124	膵損傷 … 114
	シューレース … 160	膵損傷分類 … 115
さ 行	手術部位感染 … 209	水封 … 49
再TAE … 177	出血傾向 … 63	ステントグラフト内挿術 … 54
再開胸止血術 … 65	出血性ショック … 242	整形外科手術 … 259
再出血 … 41, 99	術後創部感染 … 111	脆弱性多発肋骨骨折 … 72
サイズミスマッチ … 60		

声門下分泌物持続吸引 ... 248
脊髄障害 ... 64
脊髄損傷 ... 30
切開孔 ... 247
赤血球液 ... 117, 215
セットポイント ... 192
全身性炎症反応症候群 ... 205, 235
全層性損傷 ... 40
選択的脳分離体外循環法 ... 63
穿通性腹部外傷 ... 118
線溶亢進型DIC ... 176
創外固定 ... 170
創外固定術 ... 145
創外固定の管理 ... 170
早期骨折固定 ... 258
塞栓後症候群 ... 100

た 行

体位交換 ... 69
体位ドレナージ ... 68
体温調節中枢 ... 192
耐性菌 ... 190
大動脈遮断バルーンカテーテル ... 137
大量輸血プロトコール ... 109
多発外傷 ... 222, 252
多発肋骨骨折 ... 67
ダブルルーメンチューブ ... 80
ダメージコントロール手術 ... 220
胆汁性腹膜炎 ... 93
単純閉鎖 ... 122
胆嚢炎 ... 193
タンパク質 ... 206
タンポナーデ ... 41
チェスト・ドレーン・バック ... 48
遅発性出血 ... 99
遅発性胆汁漏 ... 93
遅発性腸管狭窄 ... 111
中枢ネック長確保 ... 58
チューブトラブル ... 249
腸管・腸間膜損傷 ... 105
腸管損傷 ... 105
超急性期外科治療 ... 54
超低体温循環停止法 ... 63
腸腰筋膿瘍 ... 193
鎮静・鎮痛プロトコル ... 199, 202
椎骨動脈損傷 ... 33
対麻痺 ... 59
低酸素状態 ... 249

低侵襲 ... 54
低体温 ... 106, 214
頭蓋内圧 ... 16
頭部外傷 ... 16, 253
トキシックショック症候群 ... 189
ドレナージ ... 117
鈍的外傷性大動脈損傷 ... 54

な 行

内因性のエネルギー動員 ... 205, 206
内固定 ... 72
内視鏡的逆行性胆道膵管造影 ... 116
軟部組織再建プラン ... 163
二関節固定 ... 170
乳酸 ... 175
乳酸値 ... 108
ニューモバックス® ... 102
尿管損傷 ... 131
尿中窒素排泄量 ... 205
尿路系外傷 ... 128
熱傷患者 ... 190
熱量 ... 206
濃厚血小板 ... 117, 215
脳脊髄液ドレナージ ... 59

脳塞栓 ……………………… 63
膿瘍 ………………………… 99

は 行

肺エコー …………………… 46
肺障害 ……………………… 63
肺塞栓症 …………… 37, 149, 236
肺塞栓症予防 ……………… 149
肺理学療法 ………………… 68
バシール …………………… 160
破傷風 ……………………… 210
破傷風菌 …………………… 189
破裂 ………………………… 57
ハローベスト ……………… 32
皮下気腫 …………………… 70
非侵襲的陽圧換気 ………… 31
非全層性損傷 ……………… 40
脾臓摘出後重症感染症（脾摘後重症感染症）…… 97, 117, 190
ビタミン …………………… 207
脾動静脈瘻 ………………… 100
脾膿瘍 ……………………… 100
微量金属 …………………… 207

ビリルビン ………………… 241
ピン刺入部の感染 ………… 145
フィブリノゲン濃縮製剤 … 220
フォローCT ……………… 102
復温 ………………………… 176
腹腔内圧 ………………… 109, 179
腹腔内圧上昇 ……………… 179
腹腔内感染症 ……………… 116
腹腔内出血 ………………… 115
腹部外傷 …………………… 254
腹部コンパートメント症候群
…………… 106, 116, 147, 175, 179
腹部鈍的外傷 ……………… 121
腹膜外骨盤内ガーゼパッキング
…………………………… 147
ブルンベルグ徴候 ………… 195
フレイルチェスト ………… 67
プレバイオティクス ……… 207
プロバイオティクス ……… 207
分離肺換気 ………………… 64
ベッド上安静 ……………… 55
ヘパリン起因性血小板減少症
…………………………… 238

ヘパリン未使用 …………… 58
ベルリン定義 ……………… 227
膀胱損傷 …………………… 133
膀胱内圧 …………………… 89
膀胱内圧測定 ……………… 181
縫合不全 ………………… 111, 126

ま 行

麻痺性イレウス …………… 119
メチルプレドニゾロン …… 37

や 行

幽門閉鎖術 ………………… 123

ら 行

リハビリテーション ……… 198
良肢位 ……………………… 164
肋骨固定術 ………………… 67

わ 行

ワルファリン ……………… 236

執筆者一覧

■ 編　集

清水敬樹　東京都立多摩総合医療センター 救命救急センター

■ 執　筆 (掲載順)

森川健太郎	東京都立多摩総合医療センター 救命救急センター
清水敬樹	東京都立多摩総合医療センター 救命救急センター
恩田秀賢	日本医科大学付属病院 高度救命救急センター
速水宏樹	獨協医科大学越谷病院 救命救急センター・整形外科
関谷宏祐	東京医科歯科大学医学部附属病院 救命救急センター
加地正人	東京医科歯科大学医学部附属病院 救命救急センター
平　泰彦	聖マリアンナ医科大学 救急医学
栗本義彦	手稲渓仁会病院 心臓血管外科
伊庭　裕	手稲渓仁会病院 心臓血管外科
森本　健	大阪市立総合医療センター 救命救急部
宮市功典	大阪市立総合医療センター 救命救急部
山下智幸	昭和大学医学部 救急医学講座
新井正徳	日本医科大学付属病院 高度救命救急センター
井上潤一	山梨県立中央病院 救命救急センター
白井邦博	兵庫医科大学 救急災害医学講座
清水正幸	済生会横浜市東部病院 救命救急センター
山崎元靖	済生会横浜市東部病院 救命救急センター
川嶋太郎	兵庫県立加古川医療センター 救命救急センター
当麻美樹	兵庫県立加古川医療センター 救命救急センター
金井信恭	河北総合病院 救急部
杉本一郎	獨協医科大学越谷病院 救命救急センター
井戸口孝二	りんくう総合医療センター 大阪府泉州救命救急センター
荒川裕貴	東京都立多摩総合医療センター 救命救急センター
岡本　耕	Rush University Medical Center, Section of Infectious Diseases
本田　仁	東京都立多摩総合医療センター 感染症科
早野大輔	日本赤十字社医療センター 救急科
久保範明	大阪府立急性期・総合医療センター 高度救命救急センター
藤見　聡	大阪府立急性期・総合医療センター 高度救命救急センター
奥野友和	大阪府立急性期・総合医療センター リハビリテーション科
鷲澤尚宏	東邦大学医療センター大森病院 栄養治療センター
臼井章浩	堺市立総合医療センター 救命救急センター 救急外科
富永直樹	日本医科大学多摩永山病院 救命救急センター
庄古知久	松戸市立病院 救命救急センター
八木正晴	浦添総合病院 救命救急センター
萩原祥弘	東京都立多摩総合医療センター 救命救急センター
小倉崇以	前橋赤十字病院 高度救命救急センター 集中治療科・救急科 Cambridge University Health Partners Papworth Hospital NHS Foundation Trust
鈴木茂利雄	東京都立多摩総合医療センター 救命救急センター
林　健太郎	旭川医科大学 麻酔蘇生学講座
鈴木昭広	東京慈恵会医科大学 麻酔学講座
工藤大介	東北大学病院 高度救命救急センター
久志本成樹	東北大学病院 高度救命救急センター

◆編者紹介

清水敬樹（Keiki Shimizu）
東京都立多摩総合医療センター 救命救急センター

　1995年に広島大学医学部を卒業．東京大学医学部附属病院で初期研修を行い，公立昭和病院で坂本哲也先生（現：帝京大学医学部救急医学講座・教授）および三宅康史先生（現：昭和大学医学部救急医学・教授）に出会い，頭部外傷手術，胸腹部外傷手術のトレーニングを受けて救命救急の道を歩み始めた．
　さいたま赤十字病院救命救急センターを経て，2013年から東京都立多摩総合医療センター 救命救急センター 部長/センター長として若手救急医の指導・教育にとり組んでいる．
　現在は広範囲熱傷，ECMO管理，伊豆諸島におけるヘリ搬送などにも積極的にとり組んでいる．隣接する小児総合医療センターの清水直樹部長とともに外傷診療やECMO診療に関する協力体制を構築している．特にECMOに関しては共同施設としてELSOに登録することで多くの症例を世界に発信し，また勉強会，カンファレンスを定期的に開催することで西東京におけるECMOセンターとしての機能を果たしたいと考えている．
　「ICU実践ハンドブック」，「ER実践ハンドブック」（いずれも羊土社），その他多数の編著書がある．
　時には三次救命対応を迅速に行う救命救急医として，また，時にはICUへの入室患者に対して時間をかけて腰を落ち着けて治療する集中治療医として，という両者の対応をチーム医療も構築しながら提供する体制となっている．救命救急および集中治療をともに目指したい若手レジデントや上級医の皆さん，圧倒的な症例数を誇る当センターで黒術衣をまとった熱いスタッフがお待ちしています．
　e-mail: tm_kenshui@tmhp.jp

Surviving ICU シリーズ

外傷の術後管理のスタンダードはこれだ！
損傷別管理の申し送りからICU退室まで

2016年3月1日　第1刷発行

編　集	清水敬樹
発行人	一戸裕子
発行所	株式会社 羊 土 社
	〒101-0052
	東京都千代田区神田小川町2-5-1
	TEL　03（5282）1211
	FAX　03（5282）1212
	E-mail　eigyo@yodosha.co.jp
	URL　http://www.yodosha.co.jp/
装　幀	関原直子
印刷所	日経印刷株式会社

© YODOSHA CO., LTD. 2016
Printed in Japan

ISBN978-4-7581-1206-2

本書に掲載する著作物の複製権，上映権，譲渡権，公衆送信権（送信可能化権を含む）は（株）羊土社が保有します．
本書を無断で複製する行為（コピー，スキャン，デジタルデータ化など）は，著作権法上での限られた例外（「私的使用のための複製」など）を除き禁じられています．研究活動，診療を含み業務上使用する目的で上記の行為を行うことは大学，病院，企業などにおける内部的な利用であっても，私的使用には該当せず，違法です．また私的使用のためであっても，代行業者等の第三者に依頼して上記の行為を行うことは違法となります．

[JCOPY] ＜（社）出版者著作権管理機構　委託出版物＞
本書の無断複写は著作権法上での例外を除き禁じられています．複写される場合は，そのつど事前に，（社）出版者著作権管理機構（TEL 03-3513-6969，FAX 03-3513-6979，e-mail：info@jcopy.or.jp）の許諾を得てください．

羊土社のオススメ書籍

手術動画とシェーマでわかる 外傷外科手術スタンダード

日本Acute Care Surgery学会／編,
真弓俊彦, 大友康裕, 北野光秀, 益子邦洋, 山下裕一／編集委員

救急医, 外科医必携！外傷外科手術の戦略と手技がわかるテキスト. カラー写真約180点, シェーマ約200点, 手術動画約180分, 他に類を見ない充実したビジュアル決定版で, 手術手技がしっかり理解できる！

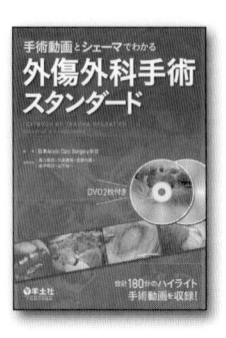

- 定価（本体14,000円＋税）　■ A4判
- 291頁　■ ISBN 978-4-7581-1727-2

ER実践ハンドブック
現場で活きる初期対応の手順と判断の指針

樫山鉄矢, 清水敬樹／編

救急初期診療に欠かせない知識を網羅した決定版. 初療からDispositionまでの対応手順と考え方を明解に示し「いつ何をすべきか」がわかる. 役立つ知恵とテクニックも満載. 知りたい情報をサッと探せる, 頼りになる1冊

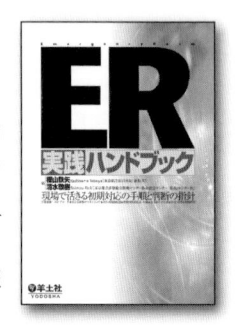

- 定価（本体5,900円＋税）　■ A5判
- 620頁　■ ISBN 978-4-7581-1781-4

主訴から攻める心電図
異常波形を予測し、緊急症例の診断に迫る！

渡瀬剛人／編
EM Alliance教育班／著

どのような主訴・症状の患者さんに心電図をとるべきか？どのような所見を予想して心電図を読むのか？患者さんを前にした医師に必要な思考プロセスを解説. 豊富な症例で, 多様なパターンの心電図を読む力が身につく！

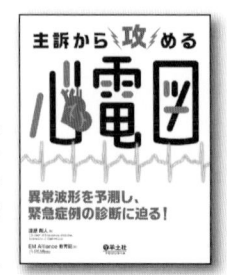

- 定価（本体3,800円＋税）　■ A4変型判
- 198頁　■ ISBN 978-4-7581-0755-6

救急ICU薬剤ノート
希釈まで早わかり！

清水敬樹／編

救急・ICUで頻用する180の薬剤が使いこなせる！「何で溶かして何分で投与する？」といった超具体的な希釈・投与方法がわかり, 計算なしでも投与ができます. エキスパートからのアドバイスも盛りだくさん！

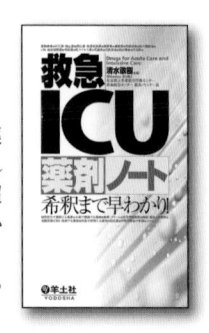

- 定価（本体4,500円＋税）　■ B6変型判
- 375頁　■ ISBN 978-4-7581-1764-7

発行　羊土社 YODOSHA

〒101-0052　東京都千代田区神田小川町2-5-1　TEL 03(5282)1211　FAX 03(5282)1212
E-mail：eigyo@yodosha.co.jp
URL：http://www.yodosha.co.jp/

ご注文は最寄りの書店, または小社営業部まで

羊土社のオススメ書籍

Dr.竜馬の やさしくわかる 集中治療 循環・呼吸編

内科疾患の重症化対応に自信がつく！

田中竜馬／著

敗血症，肺炎，COPDなど，病棟や外来でよくみる内科疾患が重症化したときの考え方を，病態生理に基づいて解説．集中治療の基本が面白いほどよくわかり，重症化への適切な対応が身につく！

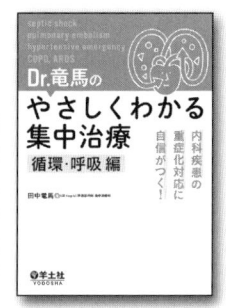

- ■ 定価（本体3,800円＋税） ■ A5判
- ■ 351頁 ■ ISBN 978-4-7581-1784-5

Dr.竜馬の 病態で考える 人工呼吸管理

人工呼吸器設定の根拠を病態から理解し、ケーススタディで実践力をアップ！

田中竜馬／著

「患者にやさしい人工呼吸管理」を行いたい方は必読！病態に応じた人工呼吸器の設定や調節，トラブルの対処が根拠から身につきます．軽妙な語り口でスラスラ読めて，専門書では難しい…という初学者にもオススメ！

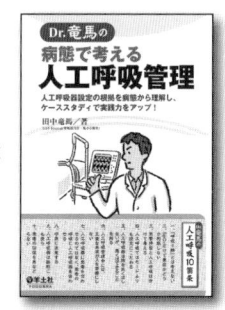

- ■ 定価（本体5,000円＋税） ■ B5判
- ■ 380頁 ■ ISBN 978-4-7581-1756-2

救急・ICUの体液管理に強くなる

病態生理から理解する輸液、利尿薬、循環作動薬の考え方、使い方

小林修三，土井研人／編

急性期の体液管理について，各病態ごとに，病態生理をふまえながらしっかり解説！輸液のほか，利尿薬や循環作動薬の解説も充実！病態に応じた使い分けや処方例も掲載．呼吸・循環を中心とした全身管理に役立つ！

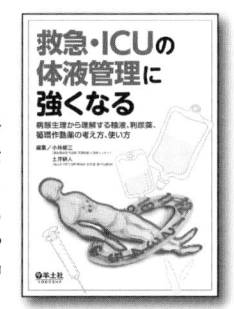

- ■ 定価（本体4,600円＋税） ■ B5判
- ■ 367頁 ■ ISBN 978-4-7581-1777-7

M&Mで改善する！ ICUの重症患者管理

何が起きたか？なぜ起きたか？今後どうすべきか？ 同じエラーをくり返さないために

讃井將満／編

重大事例検討会"M&Mカンファレンス"を誌上に再現！ICUで出会う重大なトラブルを網羅し，原因の究明と再発防止，適切な治療・管理のポイントが身につきます．また，M&Mの概要，進め方，導入法も学べます．

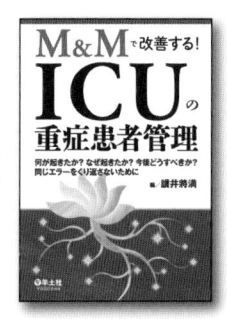

- ■ 定価（本体4,300円＋税） ■ B5判
- ■ 181頁 ■ ISBN 978-4-7581-1744-9

発行 羊土社 YODOSHA
〒101-0052 東京都千代田区神田小川町2-5-1　TEL 03(5282)1211　FAX 03(5282)1212
E-mail：eigyo@yodosha.co.jp
URL：http://www.yodosha.co.jp/

ご注文は最寄りの書店，または小社営業部まで

Surviving ICU シリーズ

外傷の術後管理のスタンダードはこれだ！
損傷別管理の申し送りからICU退室まで

清水敬樹／編　□定価（本体4,900円＋税）　□B5判　□269頁　□ISBN 978-4-7581-1206-2

ICUから始める早期リハビリテーション
病態にあわせて安全に進めるための考え方と現場のコツ

中村俊介／編　□定価（本体4,600円＋税）　□B5判　□255頁　□ISBN 978-4-7581-1205-5

ICU合併症の予防策と発症時の戦い方
真剣に向き合う！現場の知恵とエビデンス

萩原祥弘, 清水敬樹／編　□定価（本体4,800円＋税）　□B5判　□309頁　□ISBN 978-4-7581-1204-8

重症患者の痛み・不穏・せん妄 実際どうする？
使えるエビデンスと現場からのアドバイス

布宮 伸／編　□定価（本体4,600円＋税）　□B5判　□190頁　□ISBN 978-4-7581-1203-1

重症患者の治療の本質は栄養管理にあった！
きちんと学びたいエビデンスと実践法

真弓俊彦／編　□定価（本体4,600円＋税）　□B5判　□294頁　□ISBN 978-4-7581-1202-4

敗血症治療
一刻を争う現場での疑問に答える

真弓俊彦／編　□定価（本体4,600円＋税）　□B5判　□246頁　□ISBN 978-4-7581-1201-7

ARDSの治療戦略
「知りたい」に答える、現場の知恵とエビデンス

志馬伸朗／編　□定価（本体4,600円＋税）　□B5判　□238頁　□ISBN 978-4-7581-1200-0

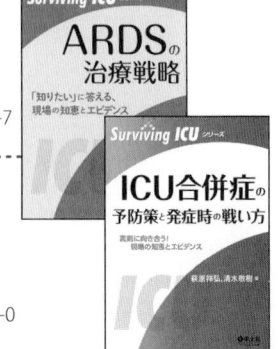

発行　羊土社 YODOSHA　〒101-0052 東京都千代田区神田小川町2-5-1　TEL 03(5282)1211　FAX 03(5282)1212
E-mail：eigyo@yodosha.co.jp
URL：http://www.yodosha.co.jp/

ご注文は最寄りの書店、または小社営業部まで